《运动医学影像诊断学》丛书

运动医学影像诊断学
足踝关节分册

丛书主编　程敬亮　袁慧书　程晓光
主　　编　李绍林　郎　宁

科学出版社

北　京

内 容 简 介

本书分八章，详细介绍了解剖与影像学检查方法、韧带损伤、肌腱损伤、踝关节损伤、足踝软骨损伤等；着重强调了MRI的应用价值，并配以典型的病例图片，便于读者直观理解；增加了临床诊断和治疗、读片项目列表板块，使读者在掌握影像诊断知识的同时也掌握了临床查体和治疗方法、不同方位上需要观察的解剖结构。本书紧密联系临床实践，图片、病例资料丰富，先进性和实用性并重。

本书可为影像科、骨科、运动医学科、康复科、疼痛科等专业的医生能更好地掌握足踝关节损伤影像诊断提供有价值的帮助。

图书在版编目（CIP）数据

运动医学影像诊断学 . 足踝关节分册 / 李绍林，郎宁主编 . —北京：科学出版社，2021.3
ISBN 978-7-03-068251-2

Ⅰ . ①运… Ⅱ . ①李… ②郎… Ⅲ . ①踝关节－关节疾病－影像诊疗 Ⅳ . ① R870.4

中国版本图书馆 CIP 数据核字（2021）第 039510 号

责任编辑：高玉婷 / 责任校对：郭瑞芝
责任印制：李 彤 / 封面设计：吴朝洪

科 学 出 版 社 出版

北京东黄城根北街 16 号
邮政编码：100717
http://www.sciencep.com

北京建宏印刷有限公司 印刷

科学出版社发行 各地新华书店经销

*

2021 年 3 月第 一 版 开本：889×1194 1/16
2021 年 8 月第二次印刷 印张：17
字数：530 000

定价：158.00 元
（如有印装质量问题，我社负责调换）

丛书编者名单

丛 书 主 编　程敬亮　郑州大学第一附属医院

　　　　　　　　袁慧书　北京大学第三医院

　　　　　　　　程晓光　北京积水潭医院

丛书副主编　（按姓氏笔画排序）

　　　　　　　　于爱红　北京积水潭医院

　　　　　　　　李绍林　中山大学附属第五医院

　　　　　　　　何　波　昆明医科大学第一附属医院

　　　　　　　　郎　宁　北京大学第三医院

　　　　　　　　姚伟武　上海交通大学医学院附属同仁医院

　　　　　　　　龚向阳　浙江省人民医院

　　　　　　　　曾献军　南昌大学第一附属医院

主　编　李绍林　郎　宁
副主编　陈　爽　常晓丹　洪国斌　刘树学　任　翠
编　者　（按姓氏笔画排序）

王　帅　大连大学附属中山医院
王　建　南方医科大学南方医院
王　娟　佛山市中医院
王　植　天津市天津医院
方义杰　中山大学附属第五医院
史占军　南方医科大学南方医院
任　翠　北京大学第三医院
刘文飞　大连大学附属中山医院
刘树学　中山市中医院
李　葳　中山大学附属第五医院
李绍林　中山大学附属第五医院
张　珂　中山大学附属第五医院
陆　勇　上海交通大学医学院附属瑞金医院
陈　伟　陆军军医大学第一附属医院（重庆西南医院）
陈　爽　复旦大学附属华山医院
郎　宁　北京大学第三医院
洪国斌　中山大学附属第五医院
姚　琳　中山大学附属第五医院
高丽香　北京大学第三医院
郭永飞　中山市中医院
常晓丹　大连大学附属中山医院

随着广大人民生活水平的提高，热衷于体育运动的人越来越多，由此产生的运动损伤也相应增多，与此同时，人们对生活质量的要求也不断变高，更加关注生活中的急性或慢性累积性损伤，多方面的因素造成了由于运动创伤来就诊的患者不断增多的现象，运动创伤影像诊断就显得尤为重要。中华医学会放射学分会和中国医师协会放射医师分会的骨关节影像专家在全国进行运动创伤的学术交流和病例分享时受到了国内众多影像同道的肯定，很多同道热切期盼能把这些临床经验在全国范围内分享，这也是我们决定撰写这套丛书的最初的动力。经过一年多的筹划、撰写、审稿，《运动医学影像诊断学》丛书终于跟读者见面了，本书的编者主要是中华医学会放射学分会骨关节学组和中国医师协会放射医师分会肌骨学组的专家，他们多年从事骨关节系统影像诊断工作，有着丰富的理论知识和临床经验，所在的医院也都有大量的运动创伤病例，为本书的编写奠定了坚实基础。各位专家将这些经验进行总结，病例资料汇集成册，奉献给读者，力求通过这套丛书使读者对运动医学相关的影像诊断有更深入的认识，对日后的生活和工作有所帮助。

丛书分为肩肘关节、髋关节、膝关节、踝关节四个分册，内容涉及解剖与影像学检查方法、关节各附属结构损伤等，分别阐述疾病的病因、临床表现、分类和分级、影像学表现及临床治疗等。本书一大特色是加入了临床查体部分，有助于影像医师更深入地了解运动创伤，影像诊断阐述得非常详细，辅以清晰病例图像，对于临床医师来说，具有一定的参考作用。各分册既与丛书保持体例上的一致性，也有分册各自的特色。本书可为影像科、骨科、运动医学科、康复科、疼痛科等专业的医师提供帮助，具有较高的医学价值。

感谢所有编者的辛勤付出，认真查阅文献、撰写书稿、确定适合病例，并结合自身积累的丰富临床经验，以饱满的热情投入写书工作。丛书编写期间正值新型冠状病毒肺炎疫情期间，各位编者在抗击疫情繁重的临床工作之余，按时保质地完成撰写工作，实属不易。还要感谢科学出版社的编辑，感谢所有愿意提供本书内病例图片的患者们。

尽管编者们竭尽全力进行编写，并经过数次讨论修订，但水平有限，不当之处在所难免，敬请同道们批评指正。

程敬亮　郑州大学第一附属医院
袁慧书　北京大学第三医院
程晓光　北京积水潭医院
2020年12月

随着全民健身运动和竞技体育的蓬勃发展，运动损伤已成为常见病和多发病。运动损伤的精准术前影像学诊断至关重要，临床上急需一套系统、全面和实用的运动损伤影像诊断丛书。

为此，由中华医学会放射学分会骨关节学组和中国医师协会放射学分会骨关节学组共同发起并编写了《运动医学影像诊断学》丛书，旨在提高放射科医师和骨科医师对运动损伤的诊断能力。本丛书共包括肩肘关节、髋关节、膝关节及足踝关节四个分册。本册为足踝关节分册，通过讲解踝关节的大体和影像解剖、踝关节运动损伤的特点及临床诊断与治疗方法，提高放射科医师对踝关节运动损伤的认识。

本书以解剖部位为基础，系统讲解了足踝关节运动损伤的类型和特点及相应解剖部位常见运动损伤的影像表现，着重强调MRI的应用价值，配以典型病例图片，便于读者直观理解；增加了临床诊断和治疗章节，扩展知识面，使读者在掌握影像诊断知识的同时掌握临床查体和治疗方法，有助于影像和临床的沟通和交流；以踝关节大体及影像解剖为基础，增加了读片项目列表版块，使读者能够掌握不同解剖位置及方位上需重点观察的解剖结构。

本书的编写得到了中华医学会放射学会骨关节学组和中国医师协会放射学分会骨关节学组的大力支持，书中的病例是全体编著者多年来积累的精华，凝聚着每位编者的心血，我谨在此对他们表示诚挚的感谢！

本书力求反映足踝关节运动损伤国内外发展现状及进展，由于水平有限，疏漏之处在所难免，敬请各位专家和通道批评指正！

李绍林　中山大学附属第五医院

2020年8月5日

目 录

第一章

解剖与影像学检查方法

第一节　足踝关节解剖

一、概述

足踝关节是指足踝部骨与骨之间的间接连接而形成的人体结构，包括距小腿关节（踝关节）、跗骨间关节、跗关节、跖骨间关节、跖趾关节和趾关节。足踝关节有主动与被动稳定的复杂解剖结构，以适应站立、行走及跑步的不同运动状态。

二、足踝关节的骨骼解剖结构

足踝关节的骨骼包括胫骨、腓骨和足骨。足以骨骼为支架，包括7块跗骨、5块跖骨、14块趾骨，彼此间借关节和韧带相连接，足踝的X线平片及CT三维重建能够很好地清晰地显示其解剖关系（图1-1-1，图1-1-2）。

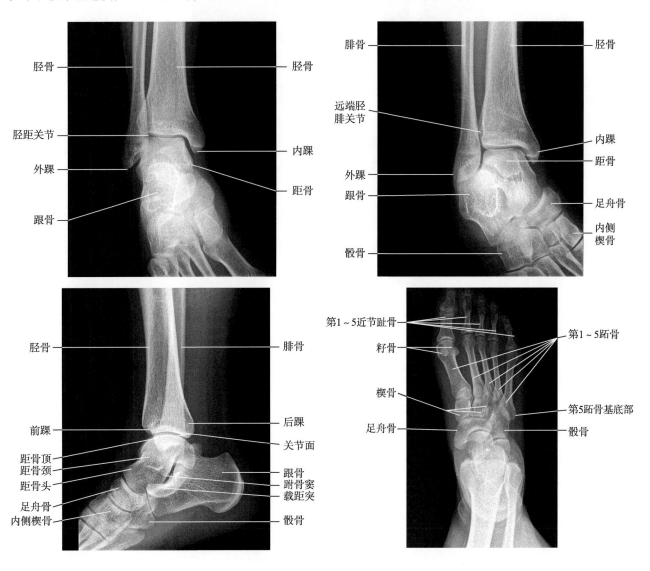

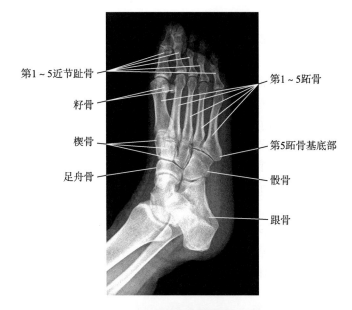

第1～5近节趾骨

籽骨

楔骨

足舟骨

第1～5跖骨

第5跖骨基底部

骰骨

跟骨

图1-1-1　踝关节正位、踝穴位、侧位及足正位、斜位

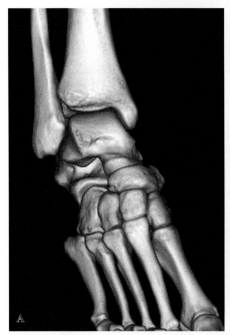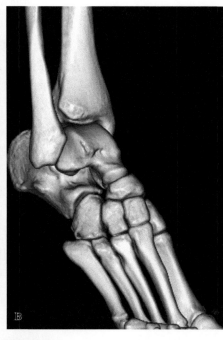

图1-1-2　足踝三维重建

（一）远端胫骨

胫骨为长骨，分为近侧端、胫骨体和远侧端，其中远侧端参与踝关节的构成。胫骨远侧端稍膨大，向下延伸为内踝。远端胫骨与跗骨形成关节。内踝短而厚，有一光滑的新月形面与跗骨体的内侧面形成关节。

（二）远端腓骨

腓骨下端膨大，形成外踝，其内侧有外踝关节面与距骨形成关节。外踝后面有一明显的沟，即踝沟；前面与胫骨的前下部形成远端胫腓关节；内侧面与距骨外侧面形成关节，关节面后方的外踝窝内布满血管孔，其后面有胫腓后韧带附着，其下方有距腓韧带附着。外踝前面有距腓前韧带附着，外踝尖前方的切迹有跟腓韧带附着。腓骨短肌腱和腓骨长肌腱将其后面压出一条沟。腓骨长肌腱位于浅面，并被腓骨肌腱上支持带覆盖。

（三）跗骨

跗骨有7块，属短骨，分为前、中、后三列。后列有上方的距骨和下方的跟骨，中列为位于距骨前方的足舟骨，前列为内侧楔骨、中间楔骨、外侧楔骨及跟骨前方的骰骨。跗骨的数量几乎占据全足的一半，与下肢支持和负重功能相适应。

1.距骨　上方有前宽后窄的关节面，称距骨滑车，与内、外踝和胫骨的下关节面相关节。距骨下方与跟骨相关节。距骨分头、颈、体3部。距骨无肌肉附着，仅有滑膜和关节囊与相邻骨连接，表面60%有软骨附着，因参与了踝关节、距下关节和距跟舟关节的构成，有许多韧带附着。与跟骨相关节时形成跗骨窦的顶。距腓前韧带附着于距骨颈外侧，紧邻外侧面的前界；距骨体与胫骨的下关节面相关节。距骨体的外侧面与腓骨外踝相关节。内侧面与内踝相关节，距骨内侧突有踝关节三角韧带附着。距腓后韧带附着于距骨体内侧面。远侧面粗糙，有许多血管孔。距骨体的上面、内侧面和外踝面共同构成距骨滑车。距骨后突被长屈肌腱沟分为内侧结节和外侧结节，三角韧带最后部的浅纤维附着于内侧结节的上方，而三角韧带的深纤维附着于距骨内侧的弧形关节之下。距骨体下面的后跟关节面与跟骨后距关节面相关节。在距骨体下方有自后内斜向前外的距骨沟，与跟骨沟合成骨性隧道——跗骨窦。

2. 跟骨　是最大的跗骨，近似长方形，位于距骨的下方，向后突至胫骨、腓骨的后方，有腓肠肌附着，可分为上下、前后和内外6个面。跟骨后端隆凸，为跟骨结节。跟骨前接足舟骨，其内下方隆起为舟骨粗隆，是重要的体表标志。跟骨下面粗糙，为足底长韧带和足底方肌附着处。前端的圆形隆起为跟骨小结节，有跟骰足底韧带附着；后端凸出，称跟骨结节。跟骨内侧面凹陷，在载距突的下方，有自后上斜向前下的踇长屈肌腱沟，有同名肌腱通过。跟骨外侧面宽广而平滑，前部有一结节，称腓骨肌滑车，滑车后下方的斜沟，为腓骨长肌腱沟，腓骨长肌腱经此沟至足底。滑车前上方的浅沟内有腓骨短肌腱通过，腓骨肌滑车后上方约1cm处有一骨隆起，为跟腓韧带附着部。跟骨后面隆凸，借跟腱囊和脂肪组织与跟腱相隔；中部宽广粗糙，是跟腱的止点；跟骨结节为踇展肌和趾屈肌附着处；外侧突较小，有小趾展肌附着。跟骨前面有鞍形的骰关节面，与骰骨形成关节。

3. 足舟骨　呈舟形，近端与距骨头、远端与楔骨相关节。舟骨后面有凹陷的关节面与距骨头相关节。前面凸，有3个关节面，分别与3个楔骨相关节。舟骨粗隆为胫骨后肌腱的附着处。足底侧及外侧面粗糙。距舟韧带、楔舟韧带和骰舟韧带均附着于舟骨背侧面。

4. 骰骨　是远排跗骨中最外侧的骨，与第4、第5跖骨底相关节。后面与跟骨相关节。内侧面与外侧楔骨相关节。内侧面为骨间韧带附着处。外侧面有腓骨长肌腱沟绕过。跖面有骨嵴，为足底长韧带附着处，嵴的前方为续于外侧面的腓骨长肌腱沟，有同名肌腱通过。

5. 楔骨　呈楔形，有3块，位于足舟骨的前方，近侧与舟骨相关节，远侧与第1～3跖骨底相关节。由内向外依次为内侧楔骨、中间楔骨和外侧楔骨，内侧楔骨最大，中间楔骨最小，外侧楔骨形成楔形的底。内侧楔骨是足横弓的主要组成部分，也是胫骨前肌腱的主要附着点。内侧楔骨的远侧和足底侧为部分腓骨长肌腱的附着点。中间楔骨有胫骨后肌腱附着。外侧楔骨有胫骨后肌腱附着，外侧楔骨内、外侧面的非关节面部分有连接中间楔骨、骰骨的韧带，这对维持足横弓极为重要。

6. 跗骨联合　是指2个或2个以上的跗骨通过韧带、软骨或骨性连接联合在一起，具有遗传性。距跟联合和跟舟联合是两种常见的跗骨联合。距舟联合较为罕见，一旦出现，常伴球凹踝关节，切除联合可缓解疼痛，但无助于关节活动。

（四）跖骨

跖骨为短管状骨，有5块，均分为底、体和头3部。5个跖骨位于足的远侧，连接跗骨、趾骨。跖骨与近节趾骨相关节。头的周围为跖趾关节囊和韧带附着处。第5跖骨粗隆，为腓骨短肌腱的附着处，也是足部的重要骨性标志。

（五）趾骨

趾骨共有14节。除踇趾为2节外，其余各趾均为3节，由近到远分别为近节、中节和远节趾骨，小趾或其他各趾少一趾节的变异极少出现。近节和中节趾骨分为膨大的底、较细的体和具有双凸的滑车。远节趾骨末端较宽广，趾面粗糙，称为远节趾骨粗隆。

（六）籽骨

足关节各处的籽骨较多，多数籽骨的直径仅为几毫米，形态各异，有的籽骨出现的部位较恒定，有的籽骨的存在部位变异很大。多数籽骨出现在关节附近的肌腱内，但籽骨出现的意义尚不清楚，通常认为它能改变肌肉牵拉的应力方向、降低摩擦和缓解压力。有部分籽骨会固化，有的一直保持软骨状态。

第1跖趾关节内、外的籽骨是足部恒定存在的2块籽骨。踇趾背屈时，内侧籽骨位于第1跖骨头之下，避免将第1跖骨头的足底面直接显露，起到保护作用。

位于姆短屈肌腱内的2块籽骨的背侧面与第1跖骨头的足底关节面相关节，这2块籽骨被一骨嵴或籽骨间嵴分隔，形成稳定的复合体。此二籽骨通过跖肌板（为姆短屈肌腱蔓延而成）与近节趾骨底的足底面相连；此二籽骨的足底面均覆盖有一层薄薄的姆短屈肌腱，而背侧面为透明软骨所覆盖。双侧第1跖趾关节韧带和每一籽骨关节两侧的韧带形成悬吊样结构，将籽骨悬于屈肌腱内。

在一些足部承重面的部位有不恒定的籽骨，但多见于第2～5趾骨头，籽骨的大小不一，出现的概率也不一。

三、关节

踝关节，即距小腿关节，由胫骨、腓骨下端和距骨构成，能做背屈（伸）和跖屈（伸）运动。距骨滑车前宽后窄，当背屈时较宽的滑车前部嵌入关节窝内，关节较稳定；但在跖屈时，由于较窄的滑车后部进入关节窝内，此时关节不稳定，只能做轻微的足侧方运动，故踝关节扭伤多发生在跖屈的情况下。

足部是多关节的部位，多达30余个关节，主要运动关节包括距下关节、距跟舟关节、跟骰关节、跗跖关节、跖趾关节和趾骨间关节。各关节在足背、跖底面都有众多而强韧的韧带连接和加固，以保持其稳定性。距跟舟关节和跟骰关节又称为跗横关节。

（一）远端胫腓关节

远端胫腓关节常被视作韧带联合，包括四条韧带构成，分别为下胫腓前韧带（anterior inferior tibiofibular ligament，AITFL）、下胫腓后韧带（posterior inferior tibiofibular ligament，PITFL）、下胫腓横韧带（transverse tibiofibular ligament，TTFL）和骨间韧带（tibiofibular interosseous ligament，TFIL）。下胫腓前韧带起自远端胫骨前结节，止于外踝前方，约成45°向外下走行，平均宽度约20mm，韧带通常分3束，其中有腓动脉穿支经过，是四条韧带中最易损伤的韧带，偶尔可见异常分支（Bassett韧带）止于腓骨远端，此韧带可与距骨前外侧发生撞击。下胫腓后韧带起自远端胫骨后结节向下外侧，止于外踝后缘，韧带与水平面约成20°，平均宽度约17mm，它很少发生单独损伤，多伴骨折或其他韧带损伤。下胫腓横韧带，又称下胫腓后韧带深层，通常起自踝窝筋膜近端，止于胫骨后部，几乎呈水平走行，韧带前方与距骨后外侧形成唇样结构，这有效地加深了胫距关节接触面。胫腓骨间韧带为骨间膜延续、增厚，形成多条纤维束在胫骨平台上方5～20mm处连接胫腓骨，由胫骨至腓骨向前外下方走行，它是胫腓两骨间坚韧的短纤维连接，在下胫腓间隙骨间韧带下方存在一胫腓间隙隐窝，内附滑膜，与踝关节腔相通。随着解剖学的进展，有部分学者认为存在髁间韧带（intermalleolar ligament，IML），且在19%的MR检查中和82%的尸体解剖中可发现此韧带，且此韧带可能与后踝撞击综合征相关，尤其是在芭蕾舞表演者当中。

（二）踝关节

踝关节的骨性部分由胫骨下关节面、踝关节面和腓骨的踝关节面围成的踝穴，与距骨的上面和内、外踝关节面构成。在背屈时，因腓骨轻微外旋，导致踝关节间隙增大。踝关节一般背屈约为20°，跖屈为45°。关节囊包绕在关节的周围，其前、后壁较薄而松弛，两侧壁则紧张，并有坚韧的侧副韧带加强，有利于稳定关节。关节囊近侧附着于胫骨远端和踝关节，远端附着于邻近距骨滑车边缘处，但前方的关节囊远端附着于距骨颈背侧。关节囊后部多位横向纤维，与下横韧带及厚实的腓侧纤维一起，附着于外踝窝。

1.踝内侧副韧带　即内侧韧带复合体又称三角韧带，是踝关节内侧主要的稳定结构，分为深、浅两层，韧带深层位于关节内，行程相对较短，仅跨过踝关节，包括胫距前韧带和胫距后韧带，分别从内踝的前、后延伸至距骨前后两侧，其中胫距后韧带较粗大，走行水平，能够限制距骨侧向移位，而胫距前韧带较细小。韧带浅层行程较长，跨越2个关节，即踝关节和距下关节，从前向后包括胫舟韧带、胫弹簧韧带（又称胫韧带）、胫跟韧带及浅表胫距韧带，均起于内踝的前丘部，分别止于舟骨结节、弹簧韧带、跟骨载距突、距骨内侧结节。

经典的解剖观点描述了内侧副韧带包括上述多条韧带结构，但其各部分的起止点邻近，彼此间不易分开，具体韧带数目也存在变异。后期解剖研究发现，深层的胫距后韧带、浅层的胫弹簧韧带和胫跟韧带相对恒定存在，胫弹簧韧带和胫跟韧带紧密相连，二者只能从止点不同加以区分（胫弹簧韧带止于弹簧韧带，胫跟韧带止于跟骨载距突），而其他韧带是否存在有较大变异，缺如常见，也有学者把胫舟韧带认为是踝关节囊前部分的增厚纤维，而不是独立的韧带结构。

足踝内侧副韧带是踝关节周围韧带中最坚强的组织，对踝关节稳定起着十分重要的作用，是确保足踝部负重及运动功能正常发挥的关键。目前公认的观点是，内侧副韧带深层对踝关节的稳定作用远大于浅层，浅层主要作用是避免距骨过度外展倾斜，而深层主要通过限制距骨过度旋前，起维持关节稳定的作用。有研究表明，三角韧带浅层损伤时，距骨常无明显移位，而三角韧带深、浅层同时损伤时，内踝稳定性极差。

2.踝外侧韧带　位于踝关节的外侧，韧带不连续，按纤维附着部位的不同分为3个部分。①距腓前韧带：起自外踝的前缘，向前内放，止于距骨外踝关节面的前方和距骨颈的外侧面。足跖屈和内翻时，容易损伤此韧带。②距腓后韧带：位置较深，强韧，起自外踝后缘，水平向内，止于距骨后突。该韧带有防止腓骨向前拖尾的作用。足内翻运动时容易扭伤踝外侧韧带，但不宜伤及距腓后韧带。③跟腓韧带较长，为一强韧的圆形纤维束，起自外踝尖部的前下方，行向后下方，与腓骨长肌腱、腓骨短肌腱交叉，止于跟骨外侧面中部的小结节。当足过度内翻时，容易损伤此韧带。内踝前方为胫骨前肌、姆长伸肌、胫前血管、腓深神经、趾长伸肌和第三腓骨肌；内踝后方有胫骨后肌、趾长屈肌、胫后血管、胫神经和姆长屈肌，外踝后方的浅沟内有腓骨长肌腱和腓骨短肌腱，在此处，腓骨短肌腱位于腓骨长肌腱的前方。大隐静脉于隐神经的前方穿过踝关节，行至内踝的胫骨前肌腱。

CT三维重建能够显示踝关节的组成结构及肌腱与骨骼的关系（图1-1-3，图1-1-4）。踝关节的韧带有

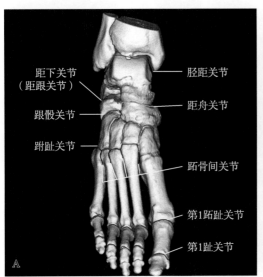

距下关节
（距跟关节）
胫距关节
跟骰关节
距舟关节
蹠趾关节
距骨间关节
第1蹠趾关节
第1趾关节

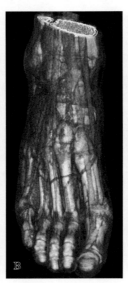

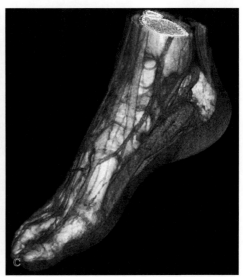

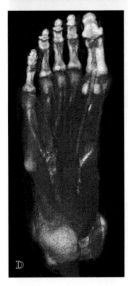

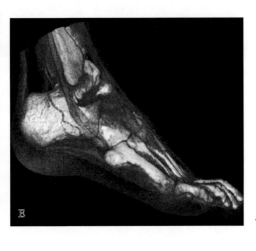

图1-1-3　足踝CT三维重建

A.VR显示足踝关节的骨骼；B～E.VR显示肌腱与骨骼的关系，足底腱膜及部分肌肉类似于肌腱

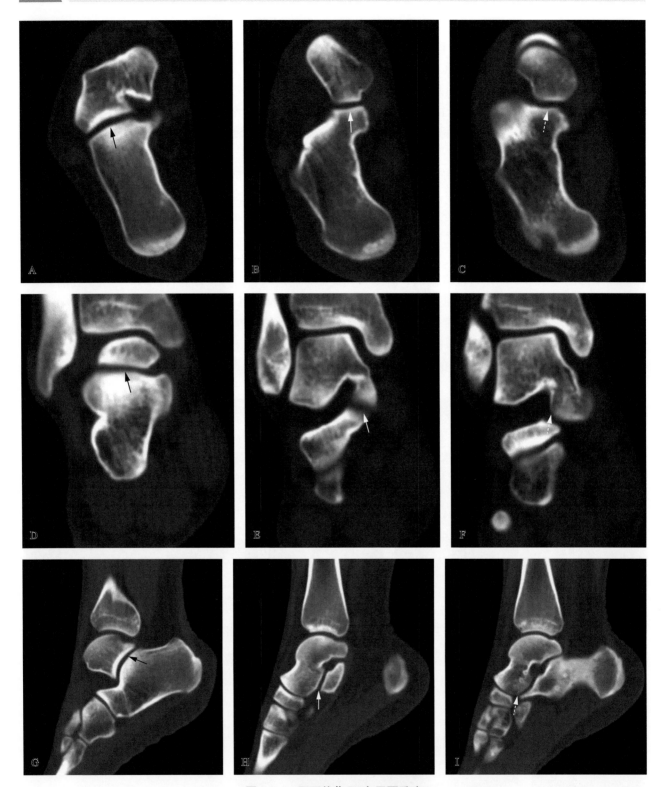

图1-1-4　距下关节CT多平面重建

A ~ C.多平面横断位重建显示后距下关节面（黑箭），中距下关节面（白箭）和前距下关节面（虚箭）。D ~ F.冠状位重建显示后距下关节（图D中的黑箭），中距下关节面（图E中的白箭）和前距下关节面（图F中的虚箭）；G ~ I.矢状位重建显示后距下关节面（图G中的黑箭）、中距下关节面（图H中的白箭）、前距下关节面（图I中的虚箭）

踝内侧副韧带和踝外侧副韧带（图1-1-5），在MRI上能够清晰显示踝关节的内外侧韧带起止点和走行方向，韧带呈薄、线样低信号结构连接相邻骨，常常被周围的脂肪衬托，脂肪可致韧带的信号不均匀（图1-1-6，图1-1-7）。MR横断位上跟腓韧带表现为位于跟骨外侧的带状低信号影，冠状位上呈圆形低信号影。MR的横断位及冠状位能够观察内外侧韧带连续性。

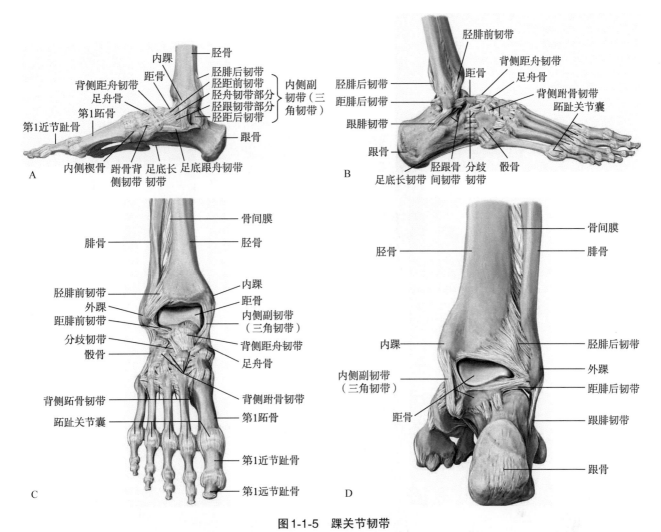

图1-1-5　踝关节韧带

A～D.踝关节韧带内侧面观、外侧面观、前面观及后面观。踝内侧副韧带复合体（三角韧带）包括浅表和深部纤维，深层包括胫距前韧带和胫距后韧带。踝外侧韧带复合体包括三条突出的韧带：距腓前韧带、跟腓韧带和距腓后韧带。胫腓联合韧带包括胫腓前韧带、胫腓后韧带和骨间膜

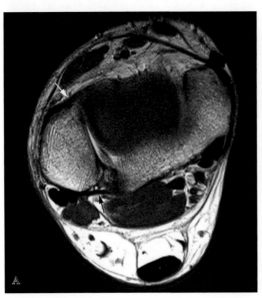
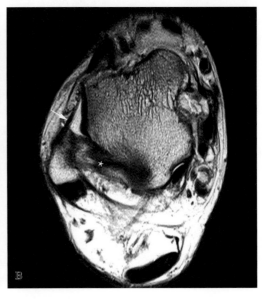

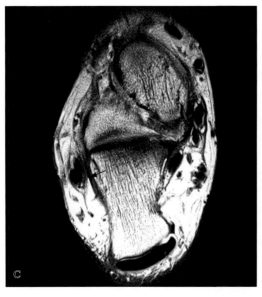
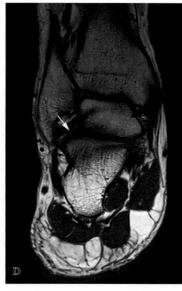
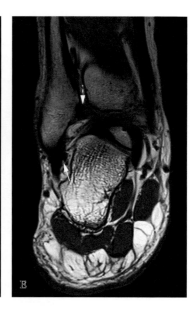

图 1-1-6　踝外侧副韧带复合体 MR 解剖

A.横断位显示胫腓前韧带（白箭）及胫腓后韧带（黑箭）；B.横断位显示距腓前韧带（白箭）及距腓后韧带（＊）、腓骨上支持带（虚黑箭）；C.横断位显示跟腓韧带（黑箭）；D.冠状位显示距腓后韧带（白箭）；E.冠状位显示胫腓后韧带（虚白箭）及跟腓韧带（白箭）

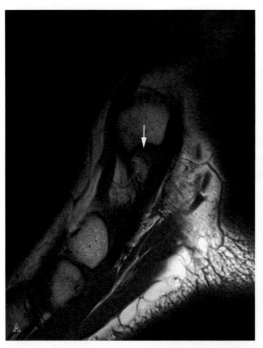
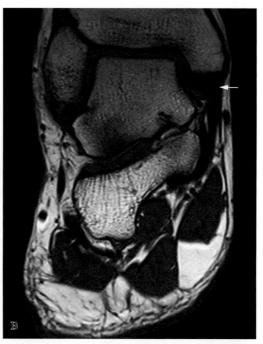

图 1-1-7　踝内侧副韧带（三角韧带）MR 解剖

矢状位及冠状位显示踝内侧韧带复合体，包括深浅层纤维。三角韧带浅层纤维由胫距前浅韧带、胫舟韧带纤维、胫韧带纤维和胫距后浅韧带，三角韧带深层纤维包括小的胫距前韧带和坚固的胫距后韧带

（三）足部关节

1.跗骨间关节　包括距跟、距跟舟、跟骰、楔舟、楔骨间、舟骰及楔骰等关节。

其中重要的是距跟、距跟舟、跟骰关节。①距跟关节又名距下关节，由距骨与跟骨后关节面构成，包含前、中、后三个关节；②距跟舟关节主要由距骨头前方的关节面接舟骨，下方的关节面接跟骨构成；③跟骰关节由跟骨与骰骨相对的关节面构成。此外，还有跟骨与距骨下面之间的跟骰足底韧带（足底短韧带）和位于浅面的足底长韧带（后方附于跟结节，前方大部分纤维附于骰骨，小部分附于2～4跖骨底）。

跗横关节又名Chopart关节，是距跟舟关节与跟骰关节的总称。其关节线呈"～"形，内侧段凸向前，外侧段凸向后；内侧端在舟骨粗隆后方，外侧端在第4跖骨底后方1cm处。跗骨各关节只允许少量的滑动。稳定跗横关节的韧带包括背侧的距舟背侧韧带、跟舟韧带、跟骰背侧韧带、足底长短韧带、跳跃韧带（又名弹簧韧带）。分歧韧带起于跟骨的背侧，呈"V"形，止于舟骨和骰骨。跖侧的韧带有足底长、短韧带和跟舟足底韧带（又称跳跃韧带，弹簧韧带，即弹簧韧带复合体）。足底短韧带起于跟骨底面，呈扇形，止于骰骨，足底长韧带覆盖大部分的足底短韧带，止于骰骨和第2～4跖骨底。弹簧韧带起于跟骨的载距突，由上内跟舟韧带、内下斜行跟舟韧带和下跟舟韧带3部分组成，分别止于舟骨的上内侧面、舟骨粗隆下和舟骨喙突。足外翻、足内翻运动是距跟关节与距跟舟关节的联合活动，其运动轴相当于从跟骨后面斜向前上，至距骨颈上面与外面相交处的连线。运动时，跟骨与舟骨联合其他足骨作为关节窝，距骨作为关节头。足内侧缘提高，足底面转向内侧，称为内翻；相反的运动称为外翻。内翻约为35°，比外翻大10°；强大的三角韧带对足外翻运动有限制作用。跗骨窦内有距跟骨间韧带、距跟关节滑膜，并常见跗骨窦滑膜。距跟骨间韧带前外侧部强韧，可防止足过度内翻。窦的后部狭小，为跗骨管。

X线平片及CT三维重建能够观察相应的关节面及跗骨间关节的关系（图1-1-8，图1-1-9），MRI能够清晰显示关节软骨，由于走行变异，MRI难以完整显示相应的韧带结构（图1-1-10）。

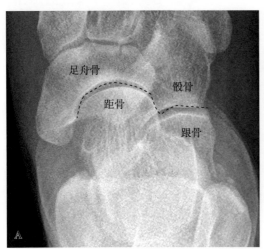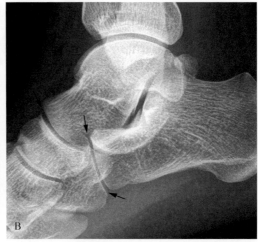

图1-1-8　正常跗横关节X线正位及侧位解剖

正位显示跗横关节复合体（虚线），侧位显示距舟关节面（黑箭）及跟骰关节面

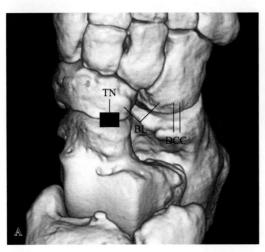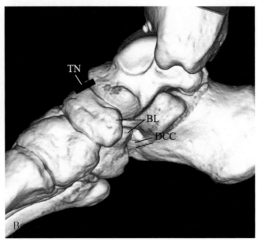

图1-1-9　跗横关节（Chopart）韧带解剖

　　背侧距舟韧带（dorsal talonavicular ligament，DTN）位于距舟关节背侧，背侧跟舟韧带（dorsal calcaneonavicular ligament，DCC）位于跟舟关节的背侧，相应地，分歧韧带（bifurcated ligament，BL）由两束韧带（跟舟韧带和跟骰韧带）构成。弹簧韧带起于跟骨的载距突，由上内跟舟韧带、内下斜行跟舟韧带和下跟舟韧带3部分组成，分别止于舟骨的上内侧面、舟骨粗隆下和舟骨喙突。弹簧韧带复合体稳定足底内侧，而足底长韧带及短韧带稳定足底内侧。

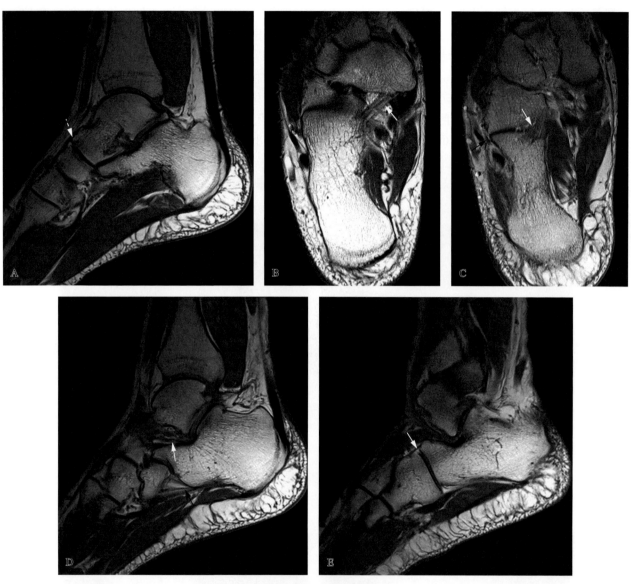

图1-1-10　跗横关节韧带MR解剖

　　A.矢状位T$_1$WI显示背侧距舟韧带（虚白箭）；B.横断位T$_1$WI显示足底跟舟韧带（白箭）；C.横断位T$_1$WI显示足底短韧带（足底跟骰韧带）（白箭）起于跟骨底面呈扇形，止于骰骨，跟骰关节的背侧显示背侧跟骰韧带（黑箭）；D.矢状位T$_1$WI显示跗骨窦内跟距骨间韧带（白箭），足底跟骰韧带（黑箭）；E.矢状位T$_1$WI显示背侧跟骰韧带（白箭）

　　2.跗跖关节（tarsometatarsal joints）　是中足和前足的关节，又名Lisfranc关节（Lisfranc's joint），包括5个跖骨与相应的中足部跗骨，其中第1～3跖骨基底部与相应的楔骨相连，第4、5跖骨基底部与骰骨相连，形成"S"形关节面，第2跖骨基底部嵌入内、外侧楔骨之间构成榫卯结构，是Lisfranc关节甚至整个足稳定的重要骨性因素。Lisfranc关节根据解剖及功能特点可分为内、中、外3柱。Lisfranc关节属于平面滑膜关节，能做小量滑动及屈伸活动。第2跖骨基底部深入到3个楔骨间形成的马蹄形凹槽，构成卯榫关节，形成稳定结构。Lisfranc关节包含广义和狭义的Lisfranc关节，其中狭义Lisfranc关节仅包含第1跖骨、内侧楔骨、第2跖骨、中间楔骨间关节。

3.跖骨间关节　有3个，位于由第2～5跖骨底之间，属平面关节，第1、2跖骨间无关节和韧带。

4.跖趾关节　由圆形的跖骨头与近节趾骨底毗邻面构成，属于椭圆关节，能做少许屈、伸、展、收活动。关节囊两侧各有副韧带，跗跖关节背侧的韧带扁而薄，相邻骨骼间呈纵行，横行或斜行分布。内侧楔骨跖侧与第1跖骨间有强壮的Lisfranc韧带，足底面有连接各跖骨头的跖骨深横韧带及足底跖侧副韧带。（图1-1-11）

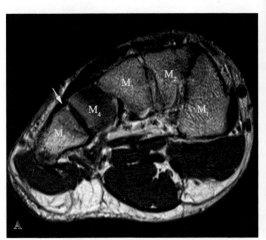
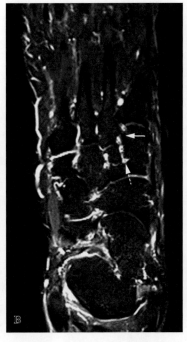
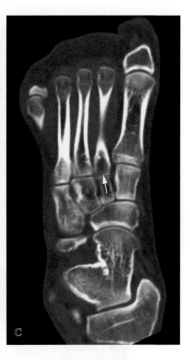

图1-1-11　正常跖趾关节MR及CT解剖

A.通过中足的短轴位的第1～5跖骨（$M_1 \sim M_5$），显示背侧骨间韧带（白箭）和跖侧骨间韧带；B.横断位脂肪抑制长轴位显示Lisfranc韧带（白箭），内侧楔骨与中间楔骨韧带（虚箭）呈条纹状；C.中轴的CT长轴重建显示跖骨与楔骨的关系，M_2与内外楔骨形成卯榫关系（白箭）

5.趾骨间关节　共有9个，除踇趾由近节趾骨滑车与远节趾骨底构成外。其余各趾骨间关节则由近节趾骨与中节趾骨或中节趾骨与远节趾骨之间的关节面构成，属于屈成关节，因受屈肌腱和足底韧带的限制，屈的运动幅度大于伸，趾的展收以第2趾为准。每一个趾骨间关节均有独立的关节囊和2条侧副韧带，关节囊的足底面有厚实的纤维板，类似跖趾足底韧带。

6.足弓　跗骨和跖骨借其连接形成凸向上的弓，称为足弓（图1-1-12）。在灵长目动物中，只有人类的足是基于骨骼的形态而形成明显的弓形。足弓是动态的，它与肌肉、韧带构成了功能上不可分割的复合体。足弓可分为前后方向的内侧纵弓、外侧纵弓，以及内外方向的一个横弓。在X线片上可以测量足弓（图1-1-13）。

（1）内侧纵弓：足内侧缘的跟骨和第1跖趾关节之间形成的弓为内侧纵弓，由跟骨、距骨、舟骨、3块楔骨和内侧的3块跖骨连接构成，弓的最高点为距骨头。内侧纵弓比外侧纵弓高，活动性大，更具有弹性。内侧纵弓前端的承重点在第1跖骨头，后端的承重点是跟骨的跟结节，其稳定性主要依赖于韧带，骨骼本身对稳定足弓的贡献很小。首先是足底腱膜，是最重要的韧带样结构，它将相邻支撑点连接在一起，背屈同时牵拉2个支撑点。其次是跟舟足底韧带，支持距骨头，如受到损伤，舟骨与跟骨分离，导致足弓的最高点降低。最后是连于胫骨、舟骨之间的距跟韧带和三角韧带的前部纤维，也对维持足弓具有一定作用。

胫骨后肌、胫骨前肌通过足翻转和足内收，对维持内侧纵弓的稳定性和升高其内侧界具有重要意义。其他肌肉也在维持着内侧纵弓的稳定。踇长屈肌便是其中之一，起到类似"弓弦"的作用；趾长屈肌、踇展肌和趾短屈肌内侧半也参与其中，但作用不是很大。

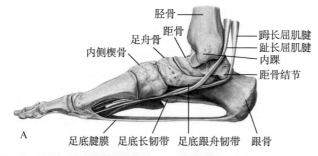

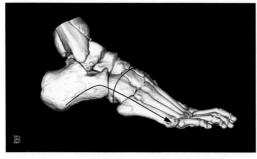

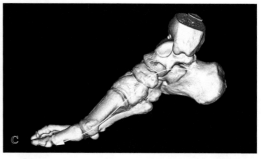

图1-1-12 足弓正常解剖

A.内侧纵弓被动稳定结构，包括足底腱膜（最重要），足底长韧带和足底跟舟韧带（最弱成分）；B.足CT三维重建显示外侧纵弓（长弯箭）、横弓（短弯箭）及C.内侧纵弓（弯箭）的形态

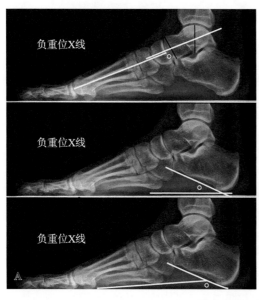

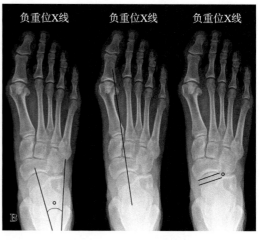

图1-1-13 足弓X线测量

A.足侧位X线测量内侧足弓。正常情况下，测量距骨第1跖骨角（Meary角）。距骨轴与第1跖骨轴平行或重叠，形成连续线，是诊断平足最敏感的方法。跟骨倾斜角、跟骨与第5跖骨夹角反映跟骨的倾斜程度。B.足正位X线前后跟距角（Kite角），评价足外翻。距跟线评价距骨与跟骨关系，距舟覆盖角评价舟骨与距骨关系

（2）外侧纵弓：由跟骨、骰骨和外侧的2块跖骨连接构成。弓的最高点在骰骨，跟骨和2个跖骨头是其支撑点。外侧纵弓的稳定性主要依赖于韧带，最主要是足底腱膜的外侧部和足底长韧带、足底短韧带，其次是腓骨长肌腱。外侧2条趾长屈肌腱、足底方肌、趾短屈肌外侧半和小趾展肌也起协助作用，以防止外侧纵弓的支撑点分离。外侧纵弓的运动幅度非常有限，活动度较小，适于传递重力和推力，而不是吸收这些力。

（3）横弓：由5个跖骨底、骰骨、楔骨构成，弓的最高点在中间楔骨。横弓呈半穹隆形，其足底的凹陷朝内，当两足并拢时，则形成一个完整的穹隆。韧带将楔骨、跖骨底连在一起，是维持横弓的主要力

量。另外，腓骨长肌腱亦绷于足的内外侧界，对维持横弓亦有重要作用。

足弓增加了足的弹性，使足称为具有弹性的"三脚架"。人体的重力从踝关节经距骨向前、后传递到跖骨头和跟骨结节，从而保证直立时足底着地支撑的稳固性，在行走和跳跃时发挥弹性和缓冲震荡的作用。足弓还可保护足底的血管、神经免受压迫，减少地面对身体的冲击，以保护体内器官，特别是大脑免受震荡。

足弓的维持除了各骨的连接外，足底的韧带及足底的长、短肌腱的牵引对维持足弓也起到了重要作用。这些韧带虽然十分坚韧，但缺乏主动收缩能力，一旦被拉长或受损，足弓便有可能塌陷，称为扁平足。

四、足踝关节的软组织

穿过踝关节的肌腱都在一定程度上偏离了直线，由支持带固定并包裹在滑膜鞘中以确保各结构发挥正常的功能。

（一）踝关节的支持带

在踝关节附近，腿部肌肉的肌腱被支持带所束缚，支持带由局部带状增厚的深筋膜形成，这些深筋膜共同起到防止其下肌腱弯曲的作用。这些支持带包括伸肌上支持带、伸肌下支持带、屈肌支持带和腓骨肌支持带。在邻近胫距关节处，小腿肌肉的肌腱皆被各支持带紧紧包裹，联合成束，以防止单束绷直（图1-1-14）。

1.伸肌支持带

（1）伸肌上支持带：包绕胫骨前肌、姆长伸肌、趾长伸肌和第3腓骨肌，并紧紧约束在胫距关节的前上方。伸肌上支持带外侧系于腓骨远端前缘，内侧附着于胫骨前缘，近侧为小腿筋膜的延续，远侧由致密结缔组织延续至伸肌下支持带。胫前血管和腓深神经行经支持带的深面，腓浅神经则从其浅面穿过，仅胫骨前肌腱在此处具有滑膜鞘。

（2）伸肌下支持带：位于胫距关节前方，也称小腿十字韧带，呈横向的"Y"形，主干外侧短于跟骨沟前方，系于跟骨的上表面，行向内侧，形成坚韧的"环"，包绕第3腓骨肌腱和趾长伸肌腱。在"环"的深面，一条分支自距跟骨间韧带和颈韧带的后面行向外侧，连于跟骨沟。在此"环"的内侧端，"Y"形支持带分成远侧支和近侧支，并行向内侧。近侧支分浅、深两层，深层穿过胫骨前肌腱和姆长伸肌腱的后

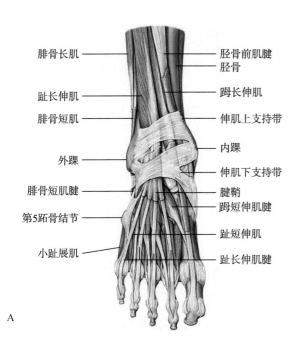

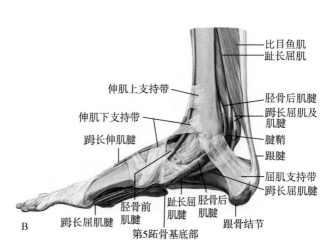

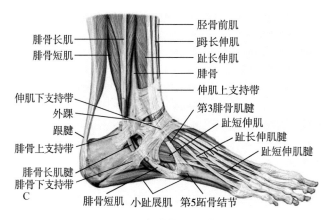

图 1-1-14　支持带和肌腱外侧观

A.伸肌上支持带附着于胫腓骨前方远侧，腓骨、胫骨前肌腱内侧。"Y"形的伸肌下支持带附着于跟骨前外侧部（茎），延伸至内踝（上肢）和足底内侧筋膜（下肢）上。胫骨前肌腱、蹈长伸肌腱、趾长伸肌腱和腓骨第3肌腱将支持带上肢分成浅层和深层。腓骨上支持带自外踝向后下延伸至跟骨外侧面，束缚在腓骨长、短肌腱上。腓骨下支持带在腓肌腱的上下方，附着于腓骨滑车和跟骨上。B.屈肌支持带自内踝自下后向后延伸至跟骨内侧面。小腿深部肌肉的肌腱（趾长屈肌腱、蹈长屈肌腱和胫骨后肌腱）和后腔隙的神经血管结构在进入足内之前，通过屈肌支持带的下面。C."Y"形的伸肌下支持带在及胫距关节水平，胫骨前肌腱、蹈长伸肌腱和趾长伸肌腱经过足背时将其束缚。腓骨第3肌腱附着于第5跖骨基底部的背侧面

方，而浅层则经胫前血管和腓深神经之前行至内踝，从蹈长伸肌腱的前方穿过，与深层融合。有时浅层穿过胫骨前肌腱的浅面至胫骨。远侧支行于蹈长伸肌腱、胫骨前肌腱、足背动脉和腓深神经末支的浅面，向下、内止于足底腱膜。

2.屈肌支持带　系于内踝前上方，由踝内侧的深筋膜在内踝与跟骨结节间增厚形成，呈四方形，亦称分裂韧带。远侧延续为足背深筋膜，至跟腱膜和足底腱膜后侧，许多蹈展肌纤维起于此处；近侧与下肢深筋膜，特别是深横筋膜，以及小腿后面的浅、深两组肌肉间的筋膜隔相续，之间无明显的界线。屈肌支持带与胫骨、跟骨间形成的骨纤维管道称为踝管，是胫后血管、胫神经和屈肌腱进入足底的通道。此处的结构自内侧到外侧分别有胫骨后肌腱、趾长屈肌腱、胫骨后血管、胫神经和蹈长屈肌腱。

3.腓骨肌支持带　为一纤维状结构，将腓骨长肌腱、腓骨短肌腱约束在外踝的外侧，包含腓骨肌上支持带和腓骨肌下支持带。腓骨肌上支持带为一条短带，由小腿和跟骨外侧面的深横筋膜自外踝延续而来，该支持带受损可导致腓侧的肌腱不稳定。腓骨肌下支持带附着于跟骨的后外方，前方续于伸肌下支持带，部分纤维融入跟骨的腓骨肌滑车骨膜，形成腓骨长肌腱和腓骨短肌腱之间的隔膜。

（二）踝部的腱滑膜鞘

肌腱经过踝关节后，应力角度会发生一定的变化，这就需要借助支持带和滑膜鞘。

1.足背的腱滑膜鞘　足背有3个独立的腱滑膜鞘，位于伸肌上、下支持带的深面，分别包绕各伸肌腱的周围，从内向外分别为胫骨前肌腱鞘、蹈长伸肌腱鞘和趾长伸肌腱鞘。胫骨前肌腱鞘上端可达伸肌上支持带的上缘，下端至其止端的稍上方。蹈长伸肌腱鞘从伸肌上支持带稍上方向下至第1跖趾关节。趾长伸肌腱鞘位于深肌下支持带的深面，包绕趾长伸肌腱和第3腓骨肌腱，从伸肌上支持带的下缘向下至外侧楔骨中点。

2.足内侧面的腱滑膜鞘　在踝关节内侧，各屈肌腱在踝部分别有一腱鞘。胫骨后肌腱鞘起自内踝上方4cm处，止于肌腱附着的舟骨粗隆的近侧；蹈长屈肌腱鞘起自内踝近侧，止于第1跖骨底远端；趾长屈肌腱鞘自内踝稍上方，止于舟骨水平；在分裂韧带下缘以下，各腱鞘之间可能有交通。

3.足外侧面的腱滑膜鞘　腓骨长肌腱和腓骨短肌腱被包裹在同一腱鞘内，其近侧为一条，而远侧分为两条，延伸至外踝尖部上、下方各4.0cm处。腱鞘的上端分开，包绕于腓骨长肌腱的腱鞘突出约2.5cm，包绕腓骨短肌腱的部分长约1.0cm。腱鞘的下段于腓骨肌滑车下方即随肌腱分开而分叉，包绕腓骨短肌腱的部分延伸至距肌腱止点2.5cm以内，包绕腓骨长肌腱的部分下端位置较低，浅面至腓骨滑车下方1.0cm以下，深面达肌腱绕过骰骨的外面肌下面处。在骰骨下面，腓骨长肌腱的踝部腱鞘可能与中底部腱鞘相通。

4.足底的腱滑膜鞘 胫骨后肌腱鞘随肌腱由踝部延伸至舟骨粗隆。趾长屈肌腱鞘由踝部肌腱延伸至足底中部，踇长屈肌腱鞘由踝部随肌腱延伸至第1跖骨中部。腓骨长肌腱足底鞘包绕腓骨长肌腱足底段，位于骰骨趾面的腓骨长肌腱沟与足底长韧带所围成的骨纤维管内。

5.趾腱鞘 包括趾腱纤维鞘和趾腱滑膜鞘。趾腱鞘为纤维管，由趾深筋膜增厚形成。腱纤维鞘包绕相应的趾长、短屈肌腱和踇长、短屈肌腱。趾腱滑膜鞘位于腱纤维鞘内，从跖趾关节的近侧延伸至中节趾骨平面，为一双层圆管状结构。

6.跟腱鞘 在踝关节后部，跟腱有腱鞘，由靠近肌腱止点处向上延伸约7.5cm。跟腱与跟骨后面上部常有一滑囊。

7.踝管 屈肌支持带与跟骨内面之间的骨性纤维管为踝管。屈肌支持带向深面发出显微隔，将踝管分为4格，从管内通过的结构由前向后依次为：第1格中通过胫骨后肌腱；第2格中通过趾长屈肌腱；第3格中通过胫后血管和神经；第4格中通过踇长屈肌腱。胫后血管和神经在踝管内或踝管下方分为足底内、外侧血管和足底内、外侧神经，行向足底。

（三）足部筋膜

1.足底筋膜 足底筋膜或腱膜由致密的胶原纤维组成，大多呈纵向排列。但亦有横向的纤维，其内、外侧分别覆盖在踇趾和第5趾的内在肌上，中央部分致密，覆盖在趾长屈肌、趾短屈肌之上。足底筋膜的中部坚韧而厚实，起始部较窄，起自跟骨结节内侧突，趾短屈肌的近端，在平跖骨头处变薄、变宽，并分为5支，分别延伸至各趾。在跖骨干的下方，相邻的足底筋膜分支的分叉处有横行的纤维束相连。足底腱膜外侧部纤维为位于跟骨结节外侧突与第5跖骨底之间的强有力的带状结构，覆盖小趾展肌，近端厚，而远端薄，有时包含有肌纤维。该部纤维向内与足底腱膜中部纤维相连，向外与足背筋膜相连。MRI矢状位显示足底筋膜呈低信号表现。

2.足背深筋膜 足背深筋膜与伸肌下支持带相连，仅有一薄层，覆盖足背的伸肌腱。

3.肌间隔 外侧肌间隔的近端不完整，其远端附着于腓骨长肌腱鞘和第5跖骨。内侧肌间隔也不完整，分为近侧段、中间段和远侧段，各段可根据其与深层的连接划分为内、外两区。

（四）足底的间隙

1.筋膜间隙 足底的筋膜间隙主要包含4个部分，包括内侧间隙、中间间隙、外侧间隙、骨间间隙。内侧间隙包含踇展肌和踇短肌；中间间隔包含趾短屈肌、蚓状肌、足底方肌和踇展肌；外侧间隙包含小趾展肌和小趾短屈肌；骨间间隙有7个，分别包含1块骨间肌，其边界为骨间筋膜和跖骨。

2.脂肪垫 足内部分区域填充了厚薄不均的特化脂肪组织，称为脂肪垫。跟垫平均厚18mm，可缓冲垂直压力，跟垫由富含弹性的脂肪组织构成，置于跟骨与皮肤之间。足前部的皮肤和足底腱膜间有垂直的纤维相连，纤维间充填有脂肪组织，尤其在跖趾关节处，脂肪垫特别厚，类似跟垫，该结构能够承载重力和缓冲压力，任何脂肪垫的萎缩都将导致持续的疼痛。

五、足肌及肌腱

按位置和功能将足踝部的肌肉（肌腱）分为内在肌（局限于足部的肌肉）和外在肌（如趾长伸肌）。内在肌分布局限，外在肌的肌腱穿过踝关节，行向远端，止于足骨，使跨过的关节产生运动，并稳定关节。

（一）外在肌

外在肌肌腹在小腿，来自小腿前侧、前外侧的肌肉经过踝前的伸肌支持带，以单腱或多腱止于趾背、足的内侧缘；外在肌按位置分为前群、外侧群、后群三个部分（表1-1-1、表1-1-2）。前群包含胫骨前肌、踇长伸肌、趾长伸肌和第3腓骨肌，外侧群有腓骨长肌和腓骨短肌，后群浅层有小腿三头肌，后群深层有腘肌（参与膝关节运动）、踇长屈肌、趾长屈肌和胫骨后肌。MRI显示肌肉呈中等信号影，肌腱呈低信号影，横断上肌腱呈扁平状或稍内凹。CT三维重建显示肌腱的走形与止点（图1-1-15）。

表1-1-1 前及外侧间隙肌群

肌肉	起点	止点
胫骨前肌	胫骨外侧面的上2/3、邻近骨间膜和小腿筋膜	内侧楔骨和第1跖骨的内侧面
踇长伸肌	腓骨内侧面中份及邻近的骨间膜前面	踇趾末节趾骨底的背面
趾长伸肌	胫骨外侧髁、腓骨近侧上2/3、小腿骨间膜前面、小腿深筋膜深面	第2～5趾中节趾远节趾骨底的背面
第3腓骨肌	腓骨前面的下1/4肌近小腿骨肌间膜	第5跖骨底背面及趾长伸肌腱
腓骨长肌	腓骨干上2/3的外侧面及小腿深筋膜	内侧楔骨和第1跖骨底跖面的外侧
腓骨短肌	腓骨干下2/3的外侧面及小腿前、后肌间隔	第3跖骨粗隆

表1-1-2 后侧间隙肌群

肌肉	起点	止点
腓肠肌	内侧头起于股骨内侧髁上方踇面，外侧头起于股骨外侧髁的外侧面	跟结节（跟腱）
比目鱼肌	腓骨头和腓骨体近侧1/4的后面的比目鱼肌线、胫骨内侧缘中1/3、腓骨的上1/4	跟结节（跟腱）
跖肌	股骨外上髁和膝关节囊	跟结节（跟腱）
趾长屈肌	胫骨后面内侧中1/3肌小腿筋膜深层	第2～5趾末节趾骨底
踇长屈肌	腓骨后面下2/3及邻近的骨间膜	踇末节趾骨底
胫骨后肌	骨间膜后面的上2/3及邻近的胫、腓骨面	舟骨粗隆、3块楔骨的跖面及第2～4跖骨底

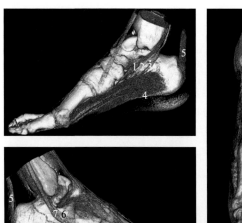
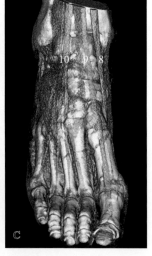

图1-1-15 CT三维重建显示足踝肌腱

A.VR内后观显示胫骨后肌腱（1）、趾长屈肌腱（2）、踇长屈肌腱（3）及足底腱膜（4）；B.VR外侧观显示跟腱（5）、腓骨短肌腱（6）和腓骨长肌腱（7）；C.VR背侧观显示胫骨前肌腱（8），踇长伸肌腱（9）和趾长伸肌腱（10）

（二）内在肌

足的内在肌主要对足运动起协调作用，主要分为足背肌和足底肌。足背肌有趾短伸肌和踇短伸肌。足底肌分为内侧群、外侧群和中间群三部分。内侧群的肌肉主要踇展肌、踇短屈肌、踇收肌；外侧群的肌肉主要有小趾展肌、小趾短屈肌；中间群的肌肉主要有趾短屈肌、足底方肌、蚓状肌和骨间肌。按浅深层次来分，足底肌可分为4层。足底肌最浅层包括踇展肌、小趾展肌和趾短屈肌；足底肌第2层有足底方肌、蚓状肌，以及密切相关的踇长屈肌腱和趾长屈肌腱的终末前部分；足底肌第3层有踇短屈肌、踇收肌（横头和斜头）和小趾短屈肌；足底肌第4层最深，有骨间足底肌和骨间背侧肌（图1-1-16～图1-1-17）。

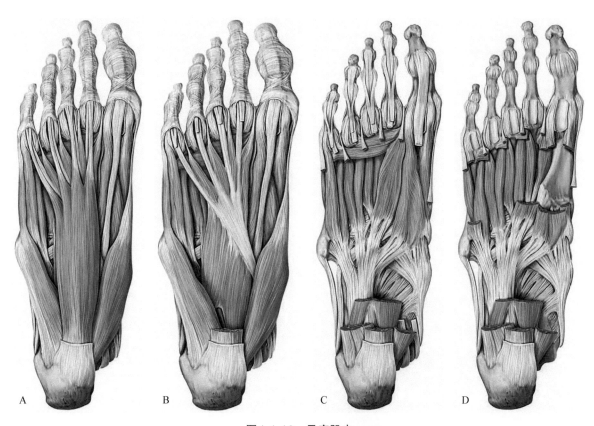

图1-1-16 足底肌肉

A.足底肌肉第一层，包括踇展肌、趾短屈肌和小趾伸肌腱；B.足底肌肉第二层，包括足底方肌、蚓状肌、趾长屈肌腱和踇长屈肌腱；C.足底第三层，包括踇短屈肌、踇收肌和小趾短屈肌，踇收肌有横头和斜头；D.足底肌肉第四层由骨间肌组成

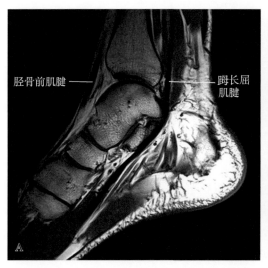

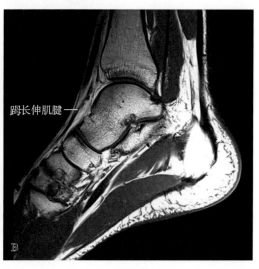

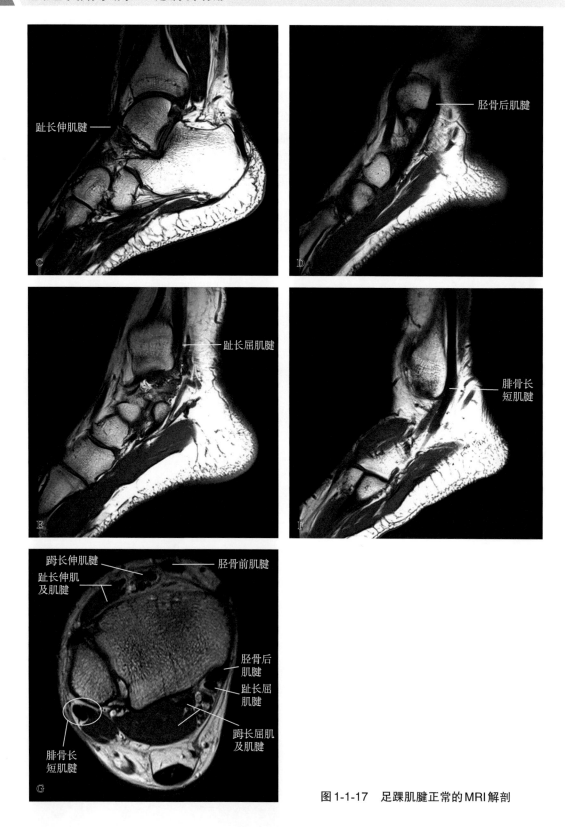

图 1-1-17 足踝肌腱正常的 MRI 解剖

（三）跟腱

跟腱是人体内最强大的肌腱，它由比目鱼肌和腓肠肌的肌腱组成，起于小腿中部后方，两种腱纤维借腱膜相连，并有不同程度的旋转，最后止于跟骨结节后面的中点。跟腱没有像其他肌腱有腱鞘，而是被一层薄的、富有弹性的、疏松纤维组织围绕，称为腱周组织。跟腱由下向上逐渐变薄变宽，最窄位于踝关节后部，但较厚，至止点上方4cm处向下逐渐展阔，止点上方前后各有一滑囊衬垫，后方滑囊位于跟腱与皮肤之间，前方跟腱滑囊位于脂肪垫与跟腱之间。跟腱由跟腱肌肉结合部、跟腱部和跟腱跟骨结合部组成，分为上、中、下3段，撕裂常见于上、中段。

跟腱在人体运动中具有十分重要的作用。跟腱损伤最常见的外部原因是跟腱遭受过度应力和反复的微小损伤后引起腱周组织炎症及跟腱本身的退变和部分断裂，包括跟腱撕裂、跟腱变性、跟腱周围炎、伴或不伴Haglund畸形的跟腱止点炎等。明确损伤的部位和程度对临床治疗具有极其重要的指导价值。跟腱完全断裂及损伤范围广泛或肌腱碎片相隔较远的不完全断裂，均须手术治疗；而损伤范围小，肌腱碎片相邻时可行保守治疗。因此早期确诊对患者的治疗和康复十分重要。对于闭合的跟腱损伤，因急性期肿胀、疼痛等因素，单纯临床检查不易明确诊断并判断损伤程度，所以影像学检查非常重要，可为临床诊治方案提供必要的参考信息。

六、足部的血管、神经

足部的血管主要来源与胫前动脉和胫后动脉，腓动脉及其穿支也参与足部的血液供应。胫后动脉经踝管至足底分为足底内、外侧动脉。其中足底外侧动脉至第1跖骨间隙近端与足背动脉的足底深支吻合成足底弓。胫前动脉经踝关节移行为足背动脉，其各分支在足的内、外侧相互吻合，腓动脉穿支的降支参与吻合网。足背静脉有浅、深两组，浅组在足背形成静脉弓，深组与足背动脉伴行，浅深组静脉间有交通支，形成从浅、深静脉间的互通关系。足底静脉浅层无知名静脉，深组与足底内、外侧动脉伴行。浅淋巴管起于足趾背侧和趾侧淋巴丛，多沿浅静脉上行，汇入腹股沟浅淋巴结群。深淋巴管伴深血管神经束上行，汇入腹股沟深淋巴结群。支配足的运动神经来自骶丛的坐骨神经，分为胫神经和腓总神经。足底肌和皮肤的感觉神经纤维来自胫神经的足底内、外神经。足背皮神经有4个来源：一是腓浅神经至足背分为足背内侧皮神经和足背中间皮神经；二是腓深神经，分布于第1趾蹼相对缘皮肤肌邻近关节；三是来自腓肠神经的终支，即足背外侧皮神经，分布于足背外侧缘；四是隐神经，分布于足背内侧缘。

七、足踝关节的MR断面解剖

（一）足踝横断面解剖（图1-1-18，图1-1-19）

1. 经胫腓骨下份断面 胫骨位于内侧，髓腔较大。腓骨位于外侧，骨皮质较厚。前骨筋膜鞘内有趾

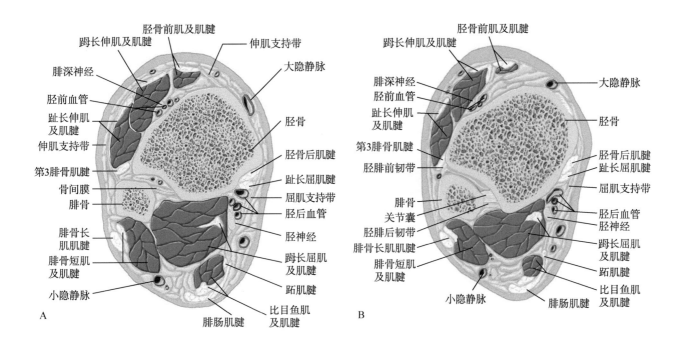

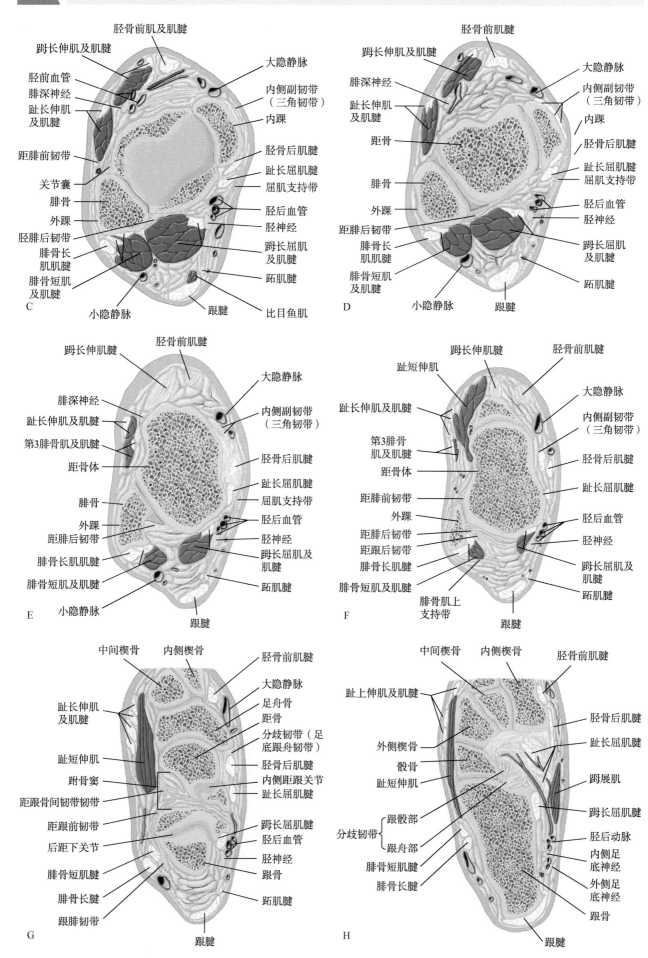

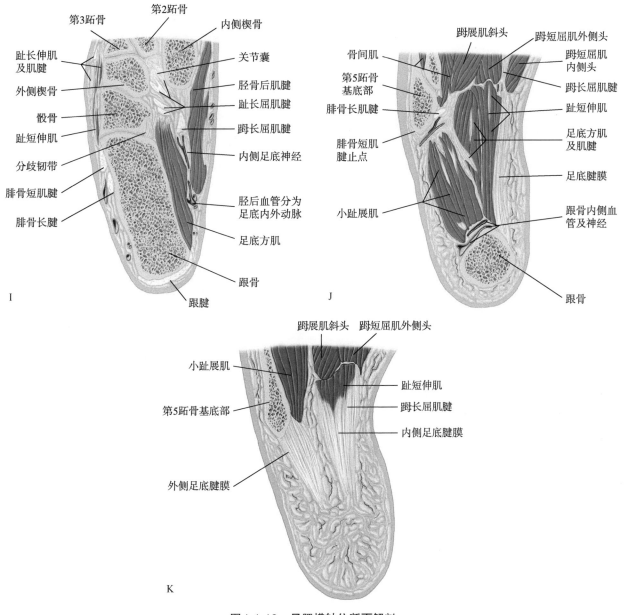

图 1-1-18 足踝横轴位断面解剖

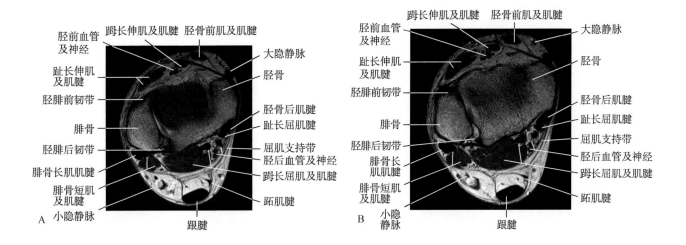

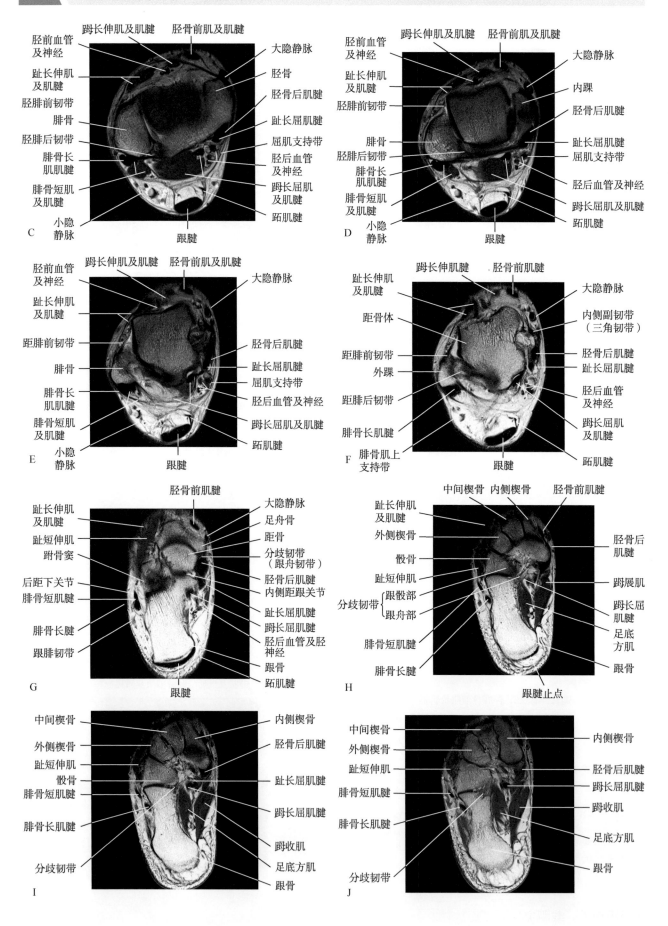

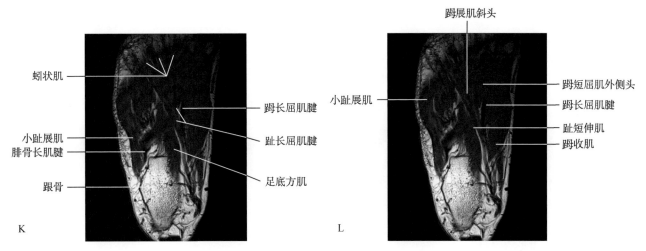

图1-1-19 足踝横轴位MRI

长伸肌及肌腱、蹈长伸肌及肌腱，外侧为第3腓骨肌，胫骨前肌已经移行为肌腱，位于胫骨前。胫前血管和腓深神经向内侧异位，紧贴于胫骨的前外侧面。后骨筋膜鞘分浅、深两层，浅层的腓肠肌、跖肌和比目鱼肌移行为跟腱，跟腱呈后面凸起、前面平坦的厚实结构，跟腱前方为脂肪。深层内侧为胫骨后肌腱、趾长屈肌腱，蹈长屈肌及肌腱，外侧骨筋膜鞘内表浅已成为肌腱的腓骨长肌腱、紧贴的腓骨短肌及肌腱。胫后的血管及胫神经位于胫骨后肌腱与趾长屈肌腱之间，腓侧血管则紧贴于小腿骨间膜的后面。

2.经远端胫腓关节断面 在远端胫腓关节面的前后份显示胫腓前韧带和胫腓后韧带。伸肌下支持带位于内踝前缘并附着于内踝，它形成了深筋膜"Y"形纤维的上支。通过胫距关节的横断面中，内外侧前份肌腱分别是胫骨前肌腱、蹈长伸肌腱、趾长伸肌腱和第3腓骨肌腱。腓骨短肌及其肌腱和更外侧的腓骨长肌腱位于外踝后侧，浅层为腓骨上支持带。内踝后部从内前向后外显示的肌腱为胫骨后肌腱、趾长屈肌腱和蹈长屈肌及肌腱。通过外踝水平可显示距腓前、后韧带，相应水平显示踝内侧副韧带的胫舟部和胫跟部。胫前动脉、胫前静脉和腓深神经组成的神经血管束位于蹈长伸肌腱与趾长伸肌腱之间的后方，而胫后血管和胫神经位于趾长屈肌腱和蹈长屈肌腱的后侧。

3.踝关节水平断面 断面的中间为矩形的距骨体，其内外侧分别与内踝、外踝的骨间膜相对，距骨与内踝之间前后的踝内侧副韧带（三角韧带）相连，距骨与外踝的前后通过距腓前韧带和距腓后韧带相连。

断面的前部可见小腿前群肌腱，由内向外依次排列，分别为胫骨前肌腱、蹈长伸肌腱、趾长伸肌腱和第3腓骨肌腱。蹈长伸肌腱与趾长伸肌腱之间的后方可见胫前血管和腓深神经。内踝前方的皮下可见大隐静脉。

内踝与距骨之间的后方为踝管，是足底与小腿后部的通道，内容为小腿后群深层肌腱、胫后的血管和胫神经等。从前内向后外显示的肌腱为胫骨后肌腱、趾长屈肌腱和蹈长屈肌及肌腱。趾长屈肌腱与蹈长屈肌腱之间为胫神经和胫后血管。

距跟骨间韧带位于跟骨前部和距骨头部的后外侧之间，跟舟足底韧带位于外踝下方的距骨外侧和胫骨后肌腱之间。

关节后方的外侧份，腓骨后方可见腓骨长短肌腱，后方皮下组织内有小隐静脉。断面的最后方为厚实的跟腱，其后面凸起、前面平坦。

4.经跟距舟骨断面 断面从后向前显示跟骨、距骨及舟骨，载距突是典型的标记，其外侧浅层为屈肌支持带，深面是趾长屈肌腱，其前方的肌腱为胫骨后肌腱，肌腱的深层为踝内侧副韧带的跟舟韧带和胫跟韧带。载距突后方为蹈长屈肌腱，位于蹈长屈肌腱浅层的为胫后血管和胫神经。跟骨外侧为腓骨长短肌腱和跟腓韧带。跟骨与距骨之间的跗骨窦内可见距跟骨间韧带及周围脂肪。后份仍然是厚实的跟腱。

　　5.经跟骰舟骨断面　断面显示跟骨与骰骨关节面和骰骨与舟骨的关节面。内侧面从前向后依次排列胫骨后肌腱、趾长屈肌腱、跨长屈肌腱、胫后血管和胫神经。跟骨外侧为腓骨长短肌腱及跟腓韧带，骰骨外侧为趾短伸肌。跟骨与舟骨之间可见跟舟韧带。后方显示跟腱止于跟骨粗隆。

　　6.足部斜水平断面　断面以Lisfranc关节和Chopart关节为界将足部自前向后分为3部分，即前足、中足和后足。

　　前足位于Lisfranc关节前方，包括跖骨和趾骨部分。前足的前份为趾骨部分，主要显示趾骨、部分趾骨间关节和个跖趾关节。后份为跖骨区，第1～5跖骨由内向外侧依次排列，跖骨间有骨间肌。

　　中足界于Lisfranc关节和Chopart关节之间，从内向外依次排列内侧楔骨、中间楔骨和外侧楔骨及骰骨。中足前面与第1～5跖骨底构成Lisfranc关节。由于中间楔骨较短，第2跖骨则深嵌于内外楔骨之间，使Lisfranc关节呈非直线，Lisfranc韧带连接内侧楔骨外侧面与第2跖骨底的内侧面。足舟骨位于3块楔骨后方，与楔骨构成楔舟关节。

　　后足位于Chopart关节后方，包括距骨和跟骨。距骨位于断面内侧，距骨与跟骨之间可见跗骨窦，其内可见距跟骨间韧带。距跟舟关节的距舟部（内侧）和跟骰关节（外侧）构成Chopart关节，此关节腔呈横向的"S"形，位于中、后足之间。临床上常沿此线行畸形足的离断手术。

　　（二）足踝矢状位断面解剖（图1-1-20，图1-1-21）

　　1.经内侧矢状位断面　在内踝断面上，胫骨后肌腱和趾长屈肌腱位于内踝后侧。胫骨后肌腱经过屈肌

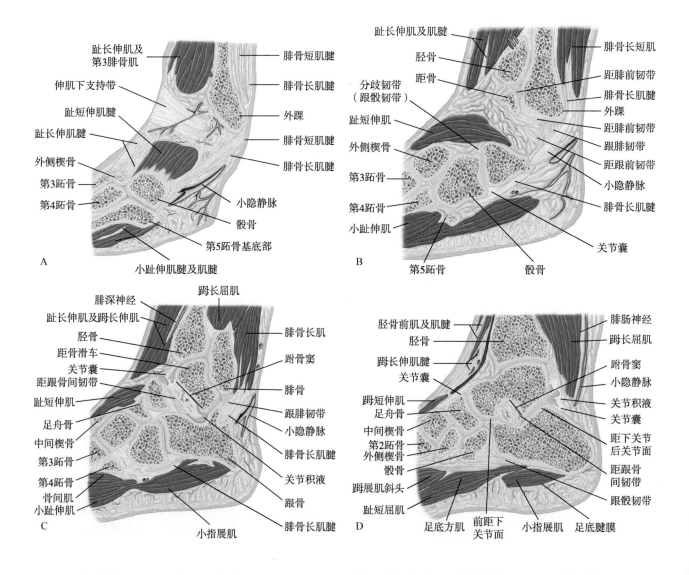

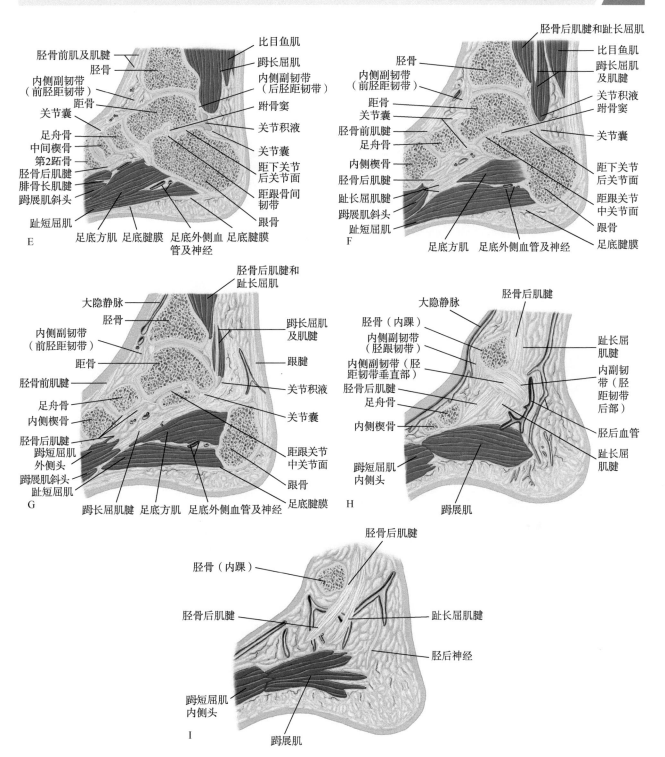

图1-1-20　足踝矢状位断面解剖

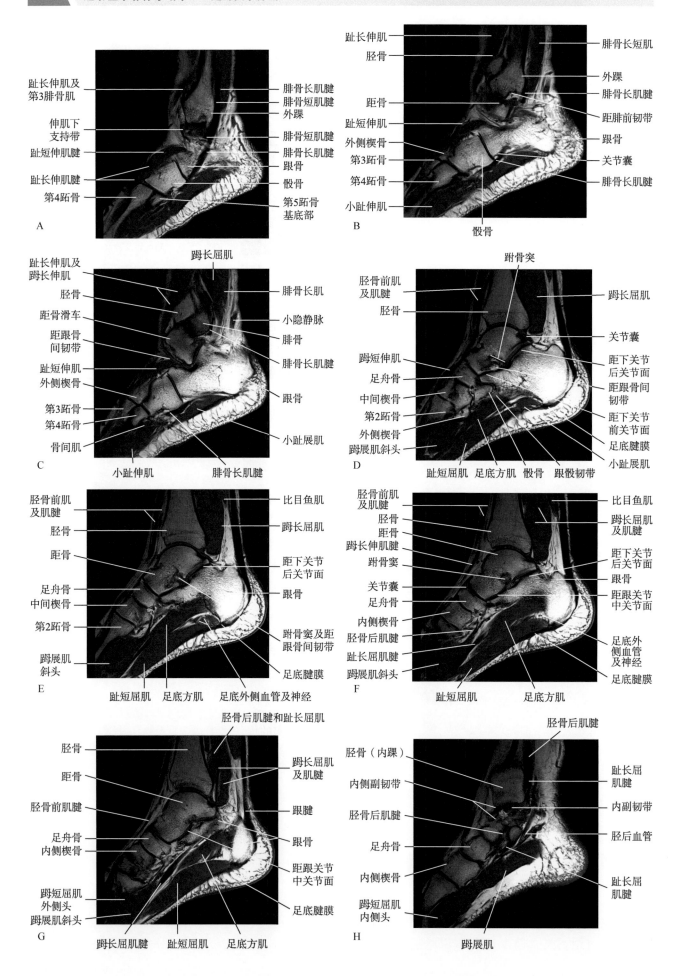

趾长伸肌及
第3腓骨肌
伸肌下
支持带
趾短伸肌腱
趾长伸肌腱
第4跖骨

腓骨长肌腱
腓骨短肌腱
外踝
腓骨短肌腱
腓骨长肌腱
跟骨
骰骨
第5跖骨
基底部

A

趾长伸肌
胫骨
距骨
趾短伸肌
外侧楔骨
第3跖骨
第4跖骨
小趾伸肌

腓骨长短肌
外踝
腓骨长肌腱
距腓前韧带
跟骨
关节囊
腓骨长肌腱

骰骨

B

趾长伸肌及
姆长伸肌
胫骨
距骨滑车
距跟骨
间韧带
趾短伸肌
外侧楔骨
第3跖骨
第4跖骨
骨间肌

姆长屈肌
腓骨长肌
小隐静脉
腓骨
腓骨长肌腱
跟骨
小趾展肌

小趾伸肌   腓骨长肌腱

C

胫骨前肌
及肌腱
胫骨
姆短伸肌
足舟骨
中间楔骨
第2跖骨
外侧楔骨
姆展肌斜头

跗骨突
姆长屈肌
关节囊
距下关节
后关节面
距跟骨间
韧带
距下关节
前关节面
足底腱膜
小趾展肌

趾短屈肌 足底方肌 骰骨 跟骰韧带

D

胫骨前肌
及肌腱
胫骨
距骨
足舟骨
中间楔骨
第2跖骨
姆展肌
斜头

比目鱼肌
姆长屈肌
距下关节
后关节面
跟骨
跗骨窦及距
跟骨间韧带
足底腱膜

趾短屈肌 足底方肌 足底外侧血管及神经

E

胫骨前肌
及肌腱
胫骨
距骨
姆长伸肌腱
跗骨窦
关节囊
足舟骨
内侧楔骨
胫骨后肌腱
趾长屈肌腱
姆展肌斜头

比目鱼肌
姆长屈肌
及肌腱
距下关节
后关节面
跟骨
距跟关节
中关节面
足底外
侧血管
及神经
足底腱膜

趾短屈肌 足底方肌

F

胫骨
距骨
胫骨前肌腱
足舟骨
内侧楔骨
姆短屈肌
外侧头
姆展肌斜头

胫骨后肌腱和趾长屈肌
姆长屈肌
及肌腱
跟腱
跟骨
距跟关节
中关节面
足底腱膜

姆长屈肌腱 趾短屈肌 足底方肌

G

胫骨（内踝）
内侧副韧带
胫骨后肌腱
足舟骨
内侧楔骨
姆短屈肌
内侧头

胫骨后肌腱
趾长屈
肌腱
内副韧带
胫后血管
趾长屈
肌腱

姆展肌

H

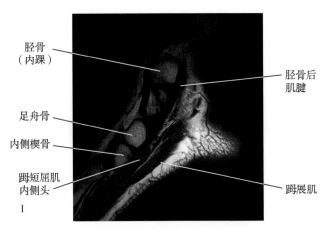

胫骨
（内踝）

胫骨后
肌腱

足舟骨

内侧楔骨

踇短屈肌
内侧头
Ⅰ

踇展肌

图1-1-21　足踝矢状位MRI

支持带的深面和载距突的上方进入足部，止于舟骨粗隆。趾长屈肌腱也经过内踝的后方和屈肌支持带的深面后进入足部，该肌腱越过踇长屈肌腱分为四个节段，各自止于远节趾骨的基底部。踇长屈肌腱的分支加入其内侧的两个部分。足底方肌于趾长屈肌腱分叉处嵌入四条肌腱，每条肌腱的远侧均为蚓状肌的起始部。

　　由胫跟韧带、胫舟韧带、胫距前韧带及胫距后韧带组成的内侧韧带呈一条低信号带，自内踝放射至舟骨粗隆和载距突。踇长屈肌腱位于胫骨后肌腱和趾长屈肌腱的后方，经过内踝的后面、屈肌支持带的深面，其低信号的肌腱紧贴距骨后突和载距突下面走行至踇趾远节趾骨基底部的附着点。

　　足底趾短屈肌和足底方肌可在内侧断面上显示。踇收肌在第1跖骨和第2跖骨间可显示附着于近节趾骨内侧。胫骨前肌腱越过距骨背面而后附着于内侧楔骨和第1跖骨。

　　2.中间矢状断面　显示中距下关节、跗骨窦和后距下关节的内侧。前距下关节在骰骨和跟骰关节可显示。腓骨长肌位于腓骨结节下方，延跟骨外下面向前延伸，于骰骨外下缘进入足部。踇长伸肌腱沿足背走行并附着于踇趾远节的趾骨。距跟骨间韧带及高信号脂肪向后与跟骨前突相邻，向前与距骨外突相邻。跟前脂肪垫位于跟腱前方。

　　3.外侧矢状断面　在腓骨平面，腓骨短肌腱和腓骨长肌腱经过外踝的后方，腓骨短肌腱位于腓骨长肌腱前方并直接与外踝相接触。腓骨短肌腱继续延伸到达第5跖骨基底部的止点。腓骨长肌腱与腓骨短肌腱内侧进入骰骨沟，在外侧矢状位断面上，显得比腓骨短肌腱短。

（三）足踝冠状断层解剖（图1-1-22，图1-1-23）

　　1.经后踝冠状断面　在后冠状位断面跟腱显示清楚，呈厚实的低信号影，跟腱止于跟骨粗隆上。比目鱼肌呈倒“V”形，比目鱼肌、腓肠肌及跖肌纤维并行汇聚成跟腱。腓骨短肌和踇长屈肌位于比目鱼肌外侧。腓骨长肌腱位于腓骨短肌腱外侧，同时显示腓骨长、短肌腱位于外踝下方。跟腓韧带显示位于腓骨长、短肌腱的内侧，止于跟骨。趾长屈肌及其肌腱由内向外从浅面越过小腿后部远端达到胫骨后面。胫骨后肌腱位于内踝后侧。距腓后韧带和胫腓后韧带在后踝和距骨后突水平显示。足底腱膜在趾短屈肌的浅面，而足底方肌位于该肌的深面。

　　2.经踝关节和距下关节近侧冠状断面　为内外踝尖端的冠状断面，显示踝关节和距下关节近侧份。踝关节居于上方，由内踝、外踝和距跟下端下面与距骨滑车构成，距骨体与跟骨构成的距下关节位于踝关节下方，距骨与下方的跟骨共同围成跗骨窦，其内可见连接二骨的低信号骨间韧带，周围有脂肪信号衬托。跟骨的内侧部为载距突，距骨外突作为前外踝在同一断面上显示。中距下关节由载距突和距下内关节面构成，是检查距下关节联合最佳断面。载距突的内侧及内踝下方为踝管，其内通行胫骨后肌腱、趾长屈肌

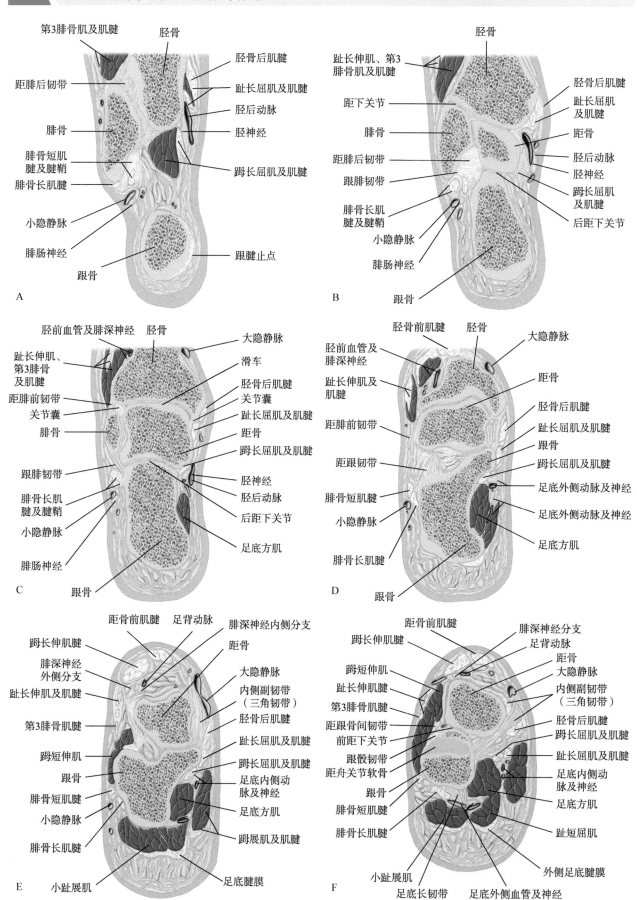

A

第3腓骨肌及肌腱　胫骨
距腓后韧带
腓骨
腓骨短肌腱及腱鞘
腓骨长肌腱
小隐静脉
腓肠神经
跟骨
胫骨后肌腱
趾长屈肌及肌腱
胫后动脉
胫神经
蹞长屈肌及肌腱
跟腱止点

B

胫骨
趾长伸肌、第3腓骨肌及肌腱
距下关节
腓骨
距腓后韧带
跟腓韧带
腓骨长肌腱及腱鞘
小隐静脉
腓肠神经
跟骨
胫骨后肌腱
趾长屈肌及肌腱
距骨
胫后动脉
胫神经
蹞长屈肌及肌腱
后距下关节

C

胫前血管及腓深神经　胫骨
趾长伸肌、第3腓骨及肌腱
距腓前韧带
关节囊
腓骨
跟腓韧带
腓骨长肌腱及腱鞘
小隐静脉
腓肠神经
跟骨
大隐静脉
滑车
胫骨后肌腱
关节囊
趾长屈肌及肌腱
距骨
蹞长屈肌及肌腱
胫神经
胫后动脉
后距下关节
足底方肌

D

胫骨前肌腱　胫骨
胫前血管及腓深神经
趾长伸肌及肌腱
距腓前韧带
距跟韧带
腓骨短肌腱
小隐静脉
腓骨长肌腱
跟骨
大隐静脉
距骨
胫骨后肌腱
趾长屈肌及肌腱
跟骨
蹞长屈肌及肌腱
足底外侧动脉及神经
足底外侧动脉及神经
足底方肌

E

距骨前肌腱　足背动脉
蹞长伸肌腱
腓深神经外侧分支
趾长伸肌及肌腱
第3腓骨肌腱
蹞短伸肌
跟骨
腓骨短肌腱
小隐静脉
腓骨长肌腱
小趾展肌
腓深神经内侧分支
距骨
大隐静脉
内侧副韧带（三角韧带）
胫骨后肌腱
趾长屈肌及肌腱
蹞长屈肌及肌腱
足底内侧动脉及神经
足底方肌
蹞展肌及肌腱
足底腱膜

F

距骨前肌腱
蹞长伸肌腱
蹞短伸肌
趾长伸肌腱
第3腓骨肌腱
距跟骨间韧带
前距下关节
跟骰韧带
距舟关节软骨
跟骨
腓骨短肌腱
腓骨长肌腱
小趾展肌
足底长韧带
腓深神经分支
足背动脉
距骨
大隐静脉
内侧副韧带（三角韧带）
胫骨后肌腱
蹞长屈肌及肌腱
趾长屈肌及肌腱
足底内侧动脉及神经
足底方肌
趾短屈肌
外侧足底腱膜
足底外侧血管及神经

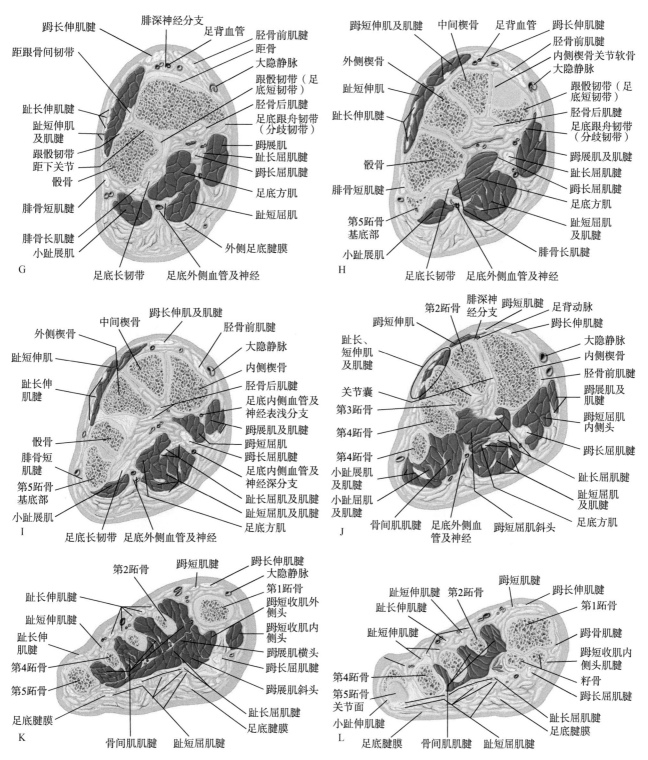

图 1-1-22 足踝冠状位断面解剖

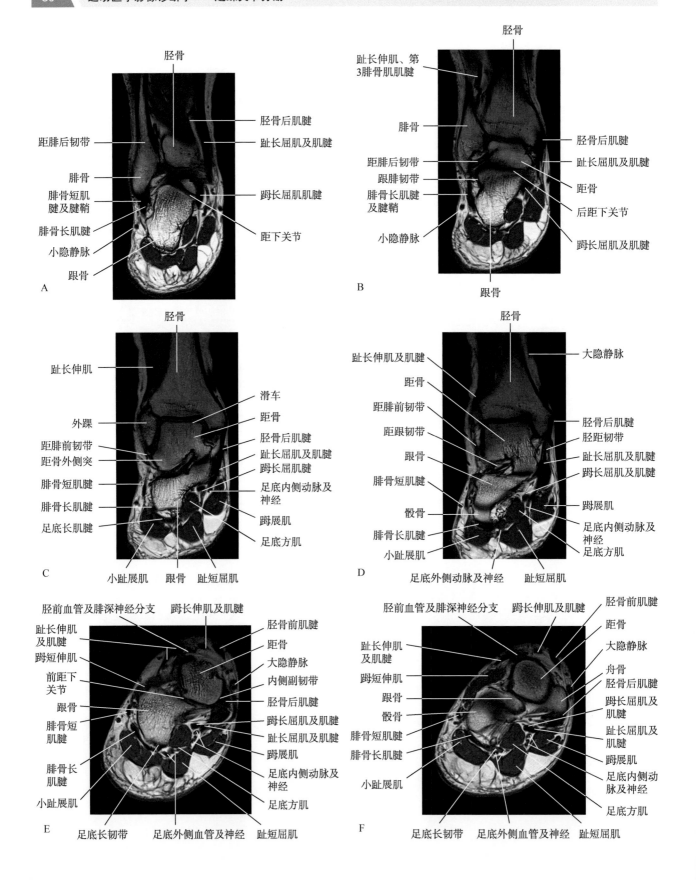

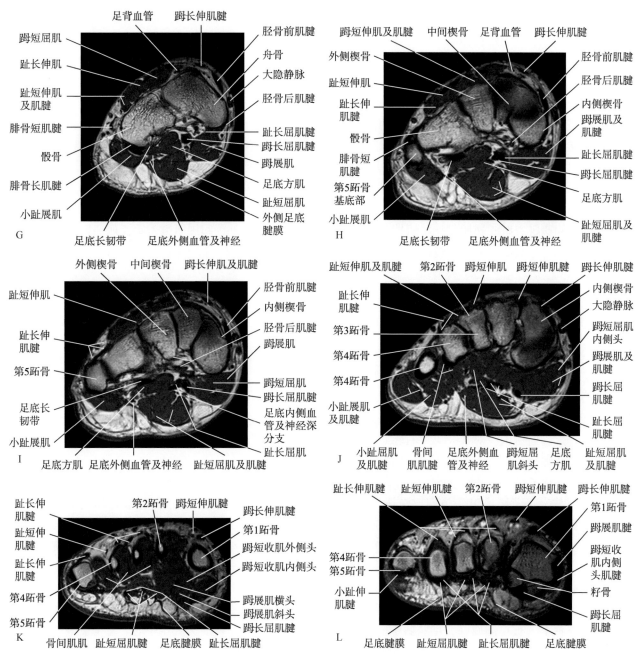

图1-1-23　足踝冠状位MRI

腱、跨长屈肌腱、胫神经及足底内侧血管，它们呈上下排列，肌腱在上，神经、血管在下。跟腓韧带在后距下关节外踝水平显示最佳。

　　跟骨下方为足底，主要结构为足底肌肉、足底血管和足底神经。足底腱膜向深层发出两个肌间隔，将足底分为内侧、外侧和中间3个骨筋膜鞘。足底中间骨筋膜鞘内浅层有趾短屈肌、深层为足底方肌，两层之间有足底外侧血管和神经。足底内侧骨筋膜鞘内有跨展肌。足底外侧骨筋膜鞘内有小趾展肌。腓骨长短肌腱位于跟骨外侧。

　　3.经距下关节远侧份的冠状断面　断面经跟骨载距突骨和距骨的跟骨前关节面。距、跟外侧面之间有距跟外侧韧带连接，其内有距跟骨间韧带连接，周围有脂肪衬托。跟骨的外侧可见腓骨短肌腱、腓骨长肌腱上下排列。跟骨下方，足底肌排列与分布与前一断面类似。跨展肌与跟舟足底韧带之间可见内外侧排列的胫骨后肌腱、趾长屈肌腱和跨长屈肌腱。足底中间部肌群与内外侧肌群之间分别有内、外侧血管和神经。足底肌的浅面可见足底腱膜。

4.经距、骰、舟骨断面　断面显示距舟关节、骰舟关节面。前份的低信号的肌腱从内向外依次为胫骨前肌腱、跨长伸肌腱和趾长伸肌腱。舟骨下方为胫骨后肌腱跨长屈肌腱和趾长屈肌腱，靠内下方走行，足底从浅面到深面为足底腱膜、趾短屈肌腱、足底方肌。骰骨外上方走行的是趾短伸肌及其肌腱，其外下方为腓骨短肌腱，其下方为腓骨长肌腱。

5.经楔间、跗跖和距骨间关节冠状断面　内侧韧带的胫距韧带和胫跟韧带分别斜向延伸至距骨和垂直延伸至载距突。胫骨后肌腱位于内侧韧带的内侧和载距突的上方，可作为界标。趾长屈肌腱由内向外自浅面越过相互平行的的胫骨后肌腱和跨长屈肌腱而进入足部。趾长屈肌腱位于载距突的内侧。前部的肌腱在胫骨浅面的内侧和外侧可显示。内侧韧带的胫距韧带前纤维在胫骨前平面可显示。

6.经中足断面　中足界于Lisfranc关节和Chopart关节之间，包括足舟骨、骰骨及内侧、中间和外形楔骨。中足前部由内向外依次排列为内侧楔骨、中间楔骨、外侧楔骨及骰骨。背侧肌腱从内向外为胫骨前肌腱、跨长伸肌腱、趾长屈肌腱、趾短伸肌腱。足底内侧面从内向外为跨展肌腱、跨长屈肌腱、趾长屈肌腱、足底方肌。足底浅层为足底腱膜。

第二节　足踝影像学检查方法

一、X线

X线是足踝部损伤的首选检查方式，在临床中有广泛的应用。通常可以对诊断踝关节的骨折及脱位提供足够的信息，对不完全骨折、撕脱性骨折及关节内骨折有较好的诊断能力，但对于隐匿性骨折、类型复杂的骨折及因为移位而产生相互重叠的骨折来说，X线片并不能提供全面的诊断信息，并且对韧带、肌腱和关节软骨无诊断价值。对于X线片不能完全排除损伤的患者应结合其他检查方法，可短期内进行复查以提高检查的准确率。X线片具有快捷、简便、经济等优点。

1.足负重位X线片　是标准的足部X线检查，除外伤及术后评估外都应拍摄负重片，如对畸形和退行性病变的评估。①背跖（DP）方向：受检者站立于检查台上，被检侧足的第3跖骨基底部置于探测器中心，X线束中心线通过第3跖骨基底部垂直或偏向头侧15°射入探测器中心。本片适合于前中足有症状的患者、扁平外翻足畸形、跨外翻及跗跖关节病变等。②侧位像：受检者站立于地面，被检侧足的内侧缘紧贴探测器，第5跖骨基底部稍上方置于探测器中心，X线束经从侧方通过第5跖骨基底部稍上方垂直射入探测器中心。本片适用于对弓形足及扁平外翻足畸形的评估。

2.足非负重位X线片　适用于外伤疑似骨折或对术后患者的评估。①背跖（DP）方向：受检者仰卧于或坐于检查台上，被检侧屈膝，足底贴于探测器上，第3跖骨基底部置于探测器中心。X线束中心线通过第3跖骨基底部垂直或偏向头侧15°射入探测器中心。可更好地显示前中足各关节的病变，跗跖关节损伤在负重位上显示更好。②侧位像：受检者侧卧于检查台上，被检侧屈膝，足外缘或内缘置于探测器上，第5跖骨基底部上方置于探测器中心。X线束中心线通过第5跖骨基底部稍上方垂直射入探测器中心。能更好地显示后足各关节的情况。③内斜位像：受检者仰卧或坐于X线检查台上，被检侧稍屈膝，被检侧下肢内旋，足的外侧缘抬高30°～45°，第3跖骨基底部置于探测器中心，X线束中心线通过第3跖骨基底部垂直射入探测器中心。能更好地显示第3～5跖骨基底、外侧跗跖关节及第5跖骨结节。④外斜位像：受检者仰卧或坐于X线检查台上，被检侧稍屈膝，被检侧下肢外旋，足的内缘抬高30°～45°，第3跖骨基底部置于探测器中心，X线束中心线通过第3跖骨基底部垂直射入。能更好地显示第1、2跖骨基底、内侧跗跖关节及副舟骨。

3.趾骨X线片　用来评估足趾的损伤。①背跖（DP）方向：受检者仰卧于检查台上，屈膝将足底放于探测器上，X线束中心线通过第2跖趾关节垂直射入探测器中心。X线束中心线偏向头侧10°射入时，可以清楚地显示趾间关节及跖趾关节腔。②侧位像：拍摄跨趾及第2足趾时，受检者取健侧卧位，用绷带将跨趾及第2足趾分开，X线束中心线垂直于跨趾长轴射入，聚焦于足趾近端。拍摄第2、3、4足趾时，受检者取侧卧位，用绷带将足趾分开，X线束由足趾长轴射入探测器中心，聚焦于足趾近端，可显示趾骨骨折有无错位。

4.籽骨X线片　适用于所有怀疑籽骨病变的患者。后前（PA）方向轴位像：受检者俯卧位，向前屈膝，跖趾关节极度背曲，X线束通过第1跖趾关节垂直射入探测器中心，可以显示姆趾负重状态下的籽骨位置及病变。

5.跟骨X线片　用于评估跟骨骨折及观察复位后情况。①轴位像：受检者站立于探测器上，被检侧膝与踝关节背屈，X线束中心线成45°通过跟骨投照于踝关节后方。可以用来评估跟骨的骨折及内外翻的角度等。②侧位像：受检者侧卧于检查床上，被检侧屈膝，下肢及足部外侧缘紧贴台面，足底垂直于台面，将踝关节置于探测器中心，X线束中心线对准距下关节垂直于探测器中心射入。可显示距下关节间隙、跟骨结节及Haglund畸形。③Broden位像：受检者仰卧于检查床上，被检侧足内旋45°，X线束中心线经下胫腓联合分别偏向头侧10°、20°、30°、40°射入探测器中心。能够清晰地显示后距下关节面的受累情况，并可以提高跟骨骨折的检出率。

6.踝关节负重位X线片　是评价下肢关节病变的标准位片。①前后（AP）方向：受检者站立于地面，足跟贴于探测器，将踝关节置于探测器中心，X线束中心线通过内外踝连线的中点上方1.0cm处垂直于探测器中心射入，照射野包括整个踝关节。本片可对内外侧韧带的情况及关节腔狭窄等进行评估。②侧位像：受检者站立于地面，被检侧外踝贴于探测器，将踝关节置于探测器中心，X线束中心线通过内踝上方1.0cm处垂直于探测器中心射入，照射野包括整个踝关节。本片可用于评价前踝、后踝撞击及距下关节间隙等。③踝穴位：受检者站立于地面，足跟贴于探测器，被检侧下肢内旋20°，将踝关节置于探测器中心，X线束中心线通过内外踝连线中点上方1.0cm处垂直于探测器中心射入，照射野包括整个踝关节。

7.踝关节非负重位X线片　用于外伤后怀疑骨折。①前后（AP）方向：受检者仰卧或坐于检查台上，被检测下肢伸直足稍内旋稍跖屈，足跟贴于探测器，将踝关节置于探测器中心，X线束中心线通过内外踝连线中点上方1.0cm处垂直于探测器中心射入，照射野包括整个踝关节。②侧位像：受检者侧卧于检查台上，被检侧稍屈膝，外踝贴于探测器，将踝关节摆至侧位，将踝关节置于探测器中心，X线束中心线通过内踝上方1.0cm处垂直于探测器中心射入，照射野包括整个踝关节。③踝穴位：受检者仰卧或坐于检查台上，被检侧踝关节背屈至中立位，下肢与足内旋20°，将踝关节置于探测器中心，X线束中心线通过内外踝连线上方1.0cm处垂直于探测器中心射入，照射野包括整个踝关节。如有需要可使用装置对踝关节进行内外翻、背屈、跖屈及前抽屉等应力位拍摄。本片可用于踝关节韧带损伤后评价其稳定性。

二、CT

CT可显示X线片为阴性的隐匿性骨折，对X线显示不清的可疑骨折、脱位及移位有重要的补充作用。对合并跟骨的骨折，重叠部位的骨折及复杂性骨折诊断优势较X线片明显。CT还可以对踝关节炎及神经性关节病进行评估。虽然空间分辨率低于X线片，但可消除部分影像重叠。可通过调节窗位显示不同密度的组织。普通CT平扫因为无法对骨折部位及移位程度进行立体显示，缺乏对踝关节骨折的全面认识，因此仍具有一定的局限性。螺旋CT三维重建技术能够立体直观地显示踝关节，可以准确显示踝关节的骨折类型及移位情况。三维重建技术包括多层面重建技术（MPR）、表面遮盖法重建技术（SSD）、容积重现技术（VR）等，其中MPR对踝关节骨折的骨折线及移位显示最为清楚，VR可以对骨折进行立体的观察，但对一些细小的骨折显示不佳。通常在横断面、矢状面及冠状面三个标准层面上重建图像，可对感兴趣区域放大进行评估。螺旋CT的三维重建可以调整角度进行观察，因此扫描时可以不必摆出标准体位，减少了痛苦，增加了患者的依从性。术前需要明确骨折类型及制定治疗方案时，螺旋CT三维重建技术有一定优势，对术后的检查及随访也有一定价值。CT相对于X线片价格较高，并且对于韧带、肌腱和关节软骨损伤的检查不如MRI。因为CT存在辐射，儿童如有损伤骨折可能，优先进行MRI检查，MRI结果可疑再进行CT检查。

三、MRI

MRI具有较高的组织分辨率和多参数、多平面成像能力，可同时从组织学和病理学两个方面反映病变，在足踝疾病的诊断中具有重要作用。很多外伤可能并未出现骨折脱位等表现，但其损伤了关节软骨、肌腱、关节韧带等，X线并不能对这些病变进行评估，会导致错判甚至延误病情，MRI可以弥补X线及CT这方面的不足。但MRI的缺点是扫描时间长，检查费用昂贵，对于患者有一定的选择性。自旋回波（SE）和快速自旋回波（FSE）序列是扫描踝关节的主要序列，临床上应用SE序列扫描T_1WI，可使用FSE序列进行双回波扫描，同时获取T_2加权像及质子密度加权像，质子密度加权像对纤维软骨和透明软骨的病变有一定诊断价值。使用化学饱和技术Fat Sat（FS）进行脂肪抑制不仅扫描时间短，在踝关节中的脂肪抑制效果也很突出。

（一）踝关节的MRI检查

1.**磁共振成像**　MRI系统场强越高，分辨率越高。3.0T系统有明显优势，可显示细微结构，探究病理学改变可信度高。1.5T系统搭配多通道线圈，分辨率可与3.0T系统相媲美，但扫描花费时间较长。

2.**体位**　临床最常采用的体位是仰卧位，下肢伸直，足部与胫骨保持垂直或呈中立位（10°～30°跖屈），并加海绵垫固定。但这种体位对跟腓韧带的诊断能力差，并且中立位可重复性不佳。因此可采用俯卧位并足部跖屈，与仰卧位相比可相对减少运动伪影，并可防止"魔角"现象的产生，"魔角"现象即踝内外侧肌腱在从小腿转向足底时与主磁场成54.7°时所产生的假象，使得肌腱内信号强度增高。

3.**线圈**　包括关节表面线圈或正交头线圈。一般使用专用的关节表面线圈，图像质量较好，尽可能使扫描部位位于线圈中心。如果特殊情况足踝部不能放入线圈，可选用其他线圈作为代替。如对需要较大扫描野的跟腱损伤进行观察或需要对两侧足踝进行对比，则通常选用正交头线圈。

4.**常规成像层面及序列**　①三平面定位像：三平面定位以踝关节面为中心。②横断面：在矢状面定位像上进行定位，平行于关节面，在冠状面定位像上调整角度，使定位线与关节面平行。扫描范围自胫腓下关节扫描至跟骨下缘，需包括整个病变范围。此层面最为重要，可提示最多的肌腱及韧带信息。观察跟腓韧带及踝管时，可在矢状面定位像上-15°（前上至后下15°倾斜）定位斜横断面。观察距腓前韧带时可在矢状面定位像上20°（前下至后上20°倾斜）定位斜横断面。扫描序列：FS T_2WI，如有需要可加扫T_1WI。③矢状面：在冠状定位像上进行定位，垂直于关节面，横断面定位像上调整角度，使定位线垂直于内外踝连线。扫描需包括整个跟骨、内外踝及整个病变范围。此层面因垂直于关节面，与标准矢状面有一定夹角，故又称斜矢状面。矢状面有利于显示肌腱及软骨病变，要观察肌腱时，可在横断面定位像上调整定位线使之平行于肌腱走行。此层面应注意"魔角"现象，易出现于胫骨后肌腱。扫描序列：T_1WI及FS PDWI。④冠状面：在矢状面定位像上进行定位，垂直于关节面，在横断面定位像上使定位线平行于内外踝连线，扫描范围包括跟骨、内外踝及整个病变。因此层面平行于内外踝连线，与标准冠状面有一定夹角，故又称斜冠状面。冠状面是诊断胫距关节软骨病变的最佳方位，也可对韧带性病变提供帮助。跟腱不需要扫描此层面，帮助不大。扫描序列：T_1WI、FS PDWI或FD-T_2WI。如需增强可分别对横断面、矢状面及冠状面的T_1加权脂肪抑制序列进行增强。慢性过度使用性综合征只有在增强图像上才可显示所累及的纤维血管组织的强化。

5.**序列特点**　①T_1加权像：可显示解剖结构，对骨髓内低信号病变较敏感。去掉上下饱和带，可缩短扫描时间。使用NPW，频率编码方向为左右。对关节软骨可使用较短的TE和短回波链。②FS PDWI：此序列是骨与关节扫描中最常用的序列，可用于评估骨髓损伤、关节软骨、肌腱及韧带。添加上下饱和带，可减轻血管搏动伪影。使用化学饱和法脂肪抑制技术需添加局部匀场，局部匀场以距骨为中心。使用FAT脂肪抑制更完全，FAT CLASSIC脂肪抑制相对较轻，如果FS的脂肪抑制技术效果不佳，可使用短时反转恢复序列（STIR）序列。③FS T_2WI：骨与关节T_2序列一般使用较短的TE和短回波链，频率编码无论方向如何都要加NPW，可改善图像质量。添加上下饱和带，可减轻血管搏动伪影。使用化学饱和法脂肪抑制技术需添加局部匀场，局部匀场以距骨为中心。FS T_2WI相对于FS PDWI，可对"魔角"现象有所抑制。

6.**扫描参数**　FOV 150～200mm，层厚3～4 mm，间隔0.5～1.0 mm，矩阵在256×224以上。

7.**临床应用**　踝关节外伤及退行性病变、跟腱损伤、炎症及肿瘤等。

8.其他序列成像　踝关节的MR三维序列采用容积采集、三维采集的数据，可以进行任意方向的重建，可以准确评价关节韧带、肌腱及软骨。三维成像序列包括3D-FIESTA及3D-FS-SPGR等。3D-FS-SPGR是临床最常用的软骨成像序列，对软骨损伤的显示可媲美关节镜检查，但对肌腱等软组织的显示具有局限性。3D-FIESTA成像速度快，几乎无运动伪影。

（二）足部的MRI检查

足部扫描的线圈选择与踝关节类似，体位取俯卧位，将感兴趣区置于线圈中心。

1.常规成像层面　①横断面：冠状面及矢状面上定位线均垂直于第1跖骨。扫描范围包括整个足或病变范围。横断面上视野（FOV）的中心线平行或垂直于跖骨连线。②矢状面：冠状面上时定位线平行于第1跖骨，横断面上调整定位角度使定位线垂直于跖骨连线。扫描范围包括整个足或病变范围。③冠状面：矢状面上时定位线平行于第1跖骨，横断面上调整定位角度使定位线平行于跖骨连线。扫描范围包括整个足或病变范围。冠状面上FOV的中心线平行或垂直于第1跖骨。

2.成像序列及序列特点　同踝关节。

3.扫描参数　FOV 200 ～ 240 mm，层厚3 ～ 4 mm，间隔0.5 ～ 1.0 mm，矩阵在288×256以上。

4.临床应用　检查足部疼痛及评估软组织等。

四、其他影像学检查

（一）超声

在肌腱、韧带、周围神经、血管、关节等结构的评估中有重要价值，可检出表面异物及腱鞘囊肿。检查具有动态、实时、无创、无辐射等特点，检查方便，性价比高，还可以对诊断性穿刺进行指导。但其主观性较强，检查结果完全取决于检查者。

（二）骨扫描

对于趾骨、跗骨等处的细小骨折，X线片有时难以发现，此时做骨显像有一定的诊断价值。应力性骨折是一种多次的超负荷运动引起的骨折，类似于细微骨折，可能出现不明原因的疼痛，若持续增加负荷，可能使细微骨折加重为明显骨折，由于细微骨折没有明显的骨断裂线，X线片不能发现异常，但在骨延迟显像中可发现疼痛部位的卵圆形或梭形放射性异常浓聚，如未见此类异常浓聚，可基本排除应力性骨折。骨扫描还可用于足踝部炎性病变及肿瘤的诊断与随访。

第三节　足踝部影像读片项目列表

观察目的：骨质（三角骨综合征，骨缺血坏死，距骨软骨损伤等）；关节软骨；肌腱；韧带；关节腔；踝关节周围软组织等。

成像序列：T_1WI，T_2WI，FS PDWI，FS T_2WI，FS $T_1WI + C$。其中T_2WI及压脂序列可观察骨髓水肿，韧带肿胀及关节积液；关节囊增厚时非压脂序列观察较好。FS PDWI及PDWI是观察踝关节韧带损伤最重要的序列；对软骨的意义较小，因为踝关节的软骨薄而小故显示较难。T_1WI可显示骨挫伤，出血性改变。在怀疑滑膜炎、腱鞘炎或肿瘤时，应加扫T_1-FS + C。

读片顺序：矢状位—横断位—冠状位；内—外—后—前—下。结合三个方位全方位观察。

韧带
外侧副韧带：距腓前韧带，距腓后韧带，跟腓韧带。距腓前韧带是踝关节损伤时最常损伤的韧带。

而在严重踝关节扭伤或前抽屉试验阳性时，可加扫斜轴位跟腓韧带的PD-FS或T_2-FS序列。

内侧三角韧带：重点观察胫距前韧带，胫距后韧带，胫跟韧带，胫舟韧带。冠状位观察较好。

胫腓韧带联合：观察胫腓前下韧带，胫腓后下韧带，骨间韧带，胫腓下横韧带。当外旋损伤或创伤后前踝疼痛时，可加扫胫腓韧带联合的斜轴位进行观察。

跳跃韧带（跟周韧带）：与胫后肌腱关系密切。

距跟韧带

肌腱：横断位观察较好。

内侧：胫后肌腱，趾长屈肌腱，姆长屈肌腱。胫后肌腱最常损伤。

外侧：腓骨长、短肌腱。腓骨短肌腱撕裂较常见。腓骨肌腱压痛时，可加扫腓骨斜矢状位的T_2WI或T_2-FS。

前方：胫前肌腱，姆长伸肌腱，趾长伸肌腱，第3腓骨肌腱。伸肌腱损伤少见。

后方：跟腱。怀疑跟腱损伤时重点扫描横断位及矢状位的T_2-FS。

下方：足底筋膜。足底筋膜炎是运动员足跟疼痛最常见的原因。

（陈　伟　李绍林　张　珂　洪国斌）

参 考 文 献

［1］高小玲，宋少辉，韩瑞，等，2015. 踝关节MR三维序列成像［J］. 中国医学影像技术，31（7）：1106-1109.

［2］杨正汉，冯逢，王霄英，2010. 磁共振成像技术指南［M］. 北京：人民军医出版社.

［3］Flores DV，Mejía GC，Fernández HM，et al，2019. Adult acquired flatfoot deformity：Anatomy，biomechanics，staging and imaging findings［J］. Radiographics，39（5）：1437-1460.

［4］Gilroy AM，MacPherson BR，Ross LM，2012. Atlas of anatomy second edition［M］. New York：Thieme.

［5］Hallinan JTPD，Wang W，Pathria MN，et al，2019. The peroneus longus muscle and tendon：A review of its anatomy and pathology［J］. Skeletal Radiol，48（9）：1329-1344.

［6］Kenneth L. Bontrager，等，2009. 放射技术与相关解剖［M］. 第6版. 王继琛，译. 北京：北京大学医学出版社.

［7］Mengiardi B，Pinto C，Zanetti M，2016. Medial collateral ligament complex of the ankle：MR imaging anatomy and findings in medial instability［J］. Semin Musculoskelet Radiol，20（1）：91-103.

［8］Mengiardi B，Pinto C，Zanetti M，2016. Spring ligament complex and posterior tibial tendon：MR anatomy and findings in acquired adult flatfoot deformity［J］. Semin Musculoskelet Radiol，20（1）：104-115.

［9］Rosenberg ZS，Beltran J，Bencardino JT，2000. MR imaging of the ankle and foot［J］. Radio Graphics，20：153-179.

［10］Sharif B，Welck M，Saifuddin A，2020. MRI of the distal tibiofibular joint［J］. Skeletal Radiol，49（1）：1-17.

［11］Susan Standring，2015. Gray's anatomy［M］. 41 edition. London：Elsevier.

［12］Ulrike Szeimies，等，2018. 足踝影像诊断学［M］. 麻增林译. 北京：中国科学技术出版社.

［13］Web WC，Vilensky JA，Carmichael SW，2009. Netter netter's concise：Radiologic anatomy［M］. Philadelphia：Elsevier.

第二章

韧带损伤

踝关节是人体中负重最大的关节（站立时全身重量均落在踝关节上，行走时的负荷值为体重的5倍），也是最易发生损伤的关节，足踝部结构复杂，韧带较多，在足、踝关节损伤中韧带损伤常见，10%～20%的踝关节扭伤最终会发生慢性踝关节不稳（chronic ankle instability，CAI）。

踝关节主要韧带结构包括内侧韧带复合体（三角韧带）、外侧韧带复合体和下胫腓联合韧带复合体，足部主要韧带结构包括连接中、后足的弹簧韧带复合体（跟舟足底韧带），连接跟、距骨的跗骨窦韧带复合体，连接中、前足的跗跖韧带（Lisfranc韧带）复合体及前足跖–趾关节韧带。本章针对以上足踝部主要韧带损伤及慢性踝关节不稳的MRI表现进行描述。

在MRI扫描序列的选择上，为突出显示结构损伤引起的水肿或积液信号，往往会选择脂肪抑制PDWI（为突出水肿信号强度及减少"魔角"效应发生，也常会选择回波时间更长的T$_2$WI）和不压脂的T$_1$WI相对应进行扫描检查。常规扫描方位包括横轴位、冠状位及矢状位，有时针对较小结构的显示可增加专门沿其走行方向进行定位的扫描。本章图片均来自日常工作中常规踝关节MRI检查的序列和扫描方位，并按照常规扫描位置对结构表现进行文字描述，如有特殊扫描（方位及层厚）将在文中注明。

第一节　踝外侧副韧带损伤

踝外侧副韧带（LCL）是踝关节外侧的主要稳定结构，包括三条主要韧带，从前向后分别是距腓前韧带（ATFL）、跟腓韧带（CFL）和距腓后韧带（PTFL）。踝在外侧副韧带中，距腓前韧带最弱，是防止踝内翻的主要韧带，因此在踝关节扭伤时最易（也最先）受损，跟腓韧带对内旋、内翻暴力承受的张力较小，只有当距腓前韧带断裂后，才导致其损伤，距腓后韧带较粗壮，且解剖位置较深，其损伤较少见。

【病因及损伤机制】

踝关节的扭伤是骨科急诊最常见的损伤，可发生于各个年龄段，其中以15～45岁发病最多，多由踝关节跖屈位强制内翻所致（内翻损伤占踝关节扭伤的85%），通常导致距腓前韧带或（和）跟腓韧带损伤，其中单纯距腓前损伤最多见（约占80%），其次为距腓前韧带和跟腓韧带同时损伤（跟腓韧带常因距腓前韧带断裂后代偿性绷紧而发生断裂，约占20%），而单纯跟腓韧带损伤较少见，只有当踝关节受伤处于中立位时跟腓韧带才最先受累，外侧韧带损伤可伴有距骨骨挫伤。

【临床表现】

踝外侧副韧带损伤急性期表现为外踝肿胀，皮肤表面可出现瘀斑，关节疼痛、活动受限（尤其是在内翻、背屈和跖屈位中出现），韧带断裂的患者可出现不能负重。体检可发现足被动内翻时疼痛加重，受损伤韧带上方压痛。可出现较为特异的前抽屉试验和距骨倾斜试验阳性。踝外侧副韧带损伤慢性期多表现为关节无力，部分患者可出现关节僵硬、不稳定感（踝关节外侧不稳）。

【分类和分级】

踝外侧副韧带是踝关节扭伤的主要损伤结构，根据暴力强度不同，可致单纯距腓前韧带损伤、距腓前韧带及跟腓韧带同时损伤及并发关节其他结构（如骨、软骨、肌腱等）损伤。

踝关节韧带损伤按照O'Donoghue分型可分为3级：Ⅰ级，韧带拉伤，无肉眼可见的韧带纤维撕裂；Ⅱ级，韧带部分撕裂；Ⅲ级，韧带完全断裂。Ⅱ级和Ⅲ级踝关节扭伤后如治疗不规范，均可导致慢性踝关节外侧不稳定。

【影像学表现】

踝关节外侧副韧带损伤可通过超声、X线、MRI检查诊断。超声检查最为便捷，成本低廉，有较高的可行性；X线检查通过一些间接征象推断韧带损伤的可能性，一般认为在踝穴位X线片上踝外侧间隙＞4mm，或在内翻应力位X线片上距骨倾斜角达到10°，提示外侧副韧带存在损伤，但并未看到韧带损伤的直接征象，存在假阳性及假阴性；MRI软组织分辨率高，可直接显示外侧副韧带的形态结构，并观察损伤程度，是显示踝关节韧带最佳的影像学方法。

1.正常外侧副韧带的MRI表现

（1）距腓前韧带：最重要显示方位是横轴位，显示在外踝末端层面，3mm层厚扫描一般可在2～3层连续图像上显示（部分层面可存在部分容积效应），常可在单层图像上显示距腓前韧带的全程，正常距腓前韧带MRI横轴位表现为自外踝前缘至距骨颈外侧部线条状平直低信号影，边缘清楚，外侧为皮下疏松的结缔组织，以脂肪信号为主，脂肪内见少许点条状小血管影（图2-1-1）。冠状位显示在外踝前部层面，3mm层厚扫描2～3层看可见，表现为外踝尖部下方短条状或点状低信号，内上方常可见关节腔内液体（图2-1-2），一般较少在冠状位评估距腓前韧带损伤。

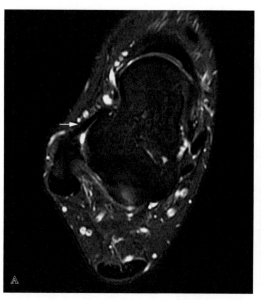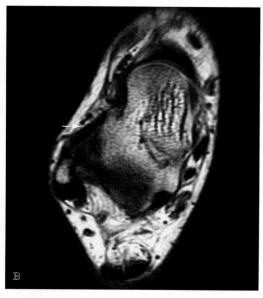

图2-1-1　距腓前韧带（1）

患者，男性，30岁。A.横轴位压脂T₂WI；B.T₁WI。显示距腓前韧带呈边缘清楚平直条状低信号影（箭），外侧为脂肪组织，脂肪组织内见血管断面影

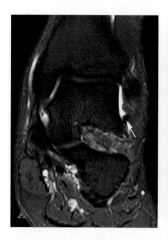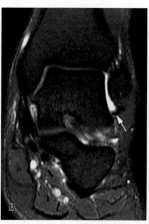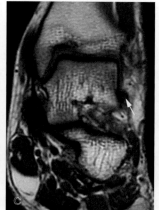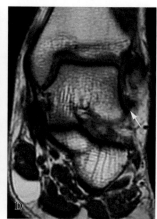

图2-1-2　距腓前韧带（2）

患者，男性，33岁。A、B.外踝前部层面冠状位FS T₂WI；C、D.T₁WI。显示距腓前韧带表现为外踝尖部下方短条状或点状低信号影（箭），FS T₂WI在关节液衬托下显示较清晰

（2）跟腓韧带：主要依靠冠状位和横轴位显示，由于韧带自外踝尖部向后偏下走行，在常规冠状位、横轴位扫描中常不能在同一层面中显示韧带全程（除非针对韧带走行方向进行定位的扫描），须在连续多层图像进行跟踪观察，根据扫描方向与韧带走行角度的不同，3mm层厚扫描可显示在2～4个连续层面，在冠状位跟腓韧带表现为位于外踝下方、腓骨长短肌腱内侧低信号影，向下走行，与腓骨长、短肌腱交叉后，向后止于跟骨外侧（图2-1-3）；在横轴位，表现为夹在腓骨长、短肌腱与跟骨之间、前后走行条状低信号影，与腓骨长、短肌腱交叉后，向后止于跟骨外侧（图2-1-4）。

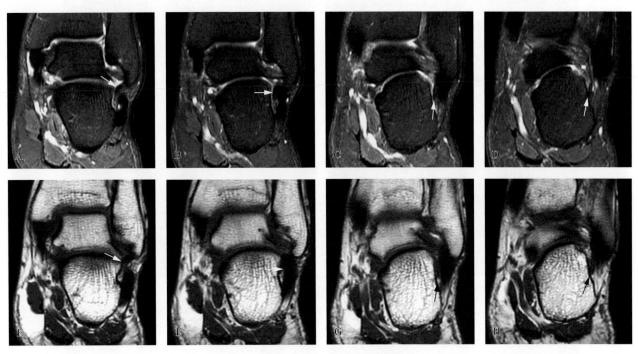

图2-1-3　跟腓韧带（1）

患者，男性，48岁。A～D.冠状位FS T$_2$WI；E～H.T$_1$WI。显示跟腓韧带为外踝下方、腓骨长短肌腱内侧条状低信号影（箭），向下、向后止于跟骨外侧

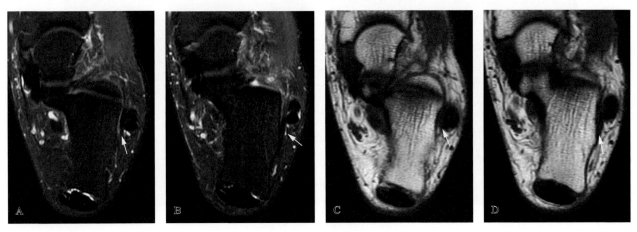

图2-1-4　跟腓韧带（2）

患者，男性，48岁。A、B.横轴位FS T$_2$WI；C、D.T$_1$WI显示跟腓韧带为夹在腓骨长、短肌腱与跟骨之间前后走行条状低信号影，向后止于跟骨外侧（箭）

（3）距腓后韧带：在横轴位和冠状位得到较好的显示，由于距腓后韧带较粗大，韧带内夹杂有脂肪组织，正常距腓后韧带MRI表现为多条低信号纤维束聚集，其内间隔有多条线状高信号，构成"条纹状"外观。横轴位显示在大致与距腓前韧带相同层面（外踝下缘层面），3mm层厚扫描约显示在2个连续层面，

基本可在单层图像上显示韧带的全程，表现为自外踝窝底向内后走行至距骨后突，后方为脂肪组织（图2-1-5）。冠状位显示在外踝中后部层面，3mm层厚扫描约连续3层可见，表现为自外踝窝底向内、略向上走行至距骨后突，因常规横、冠状位与韧带走行存在一定角度，各层面多存在不同程度的部分容积效应（图2-1-6）。

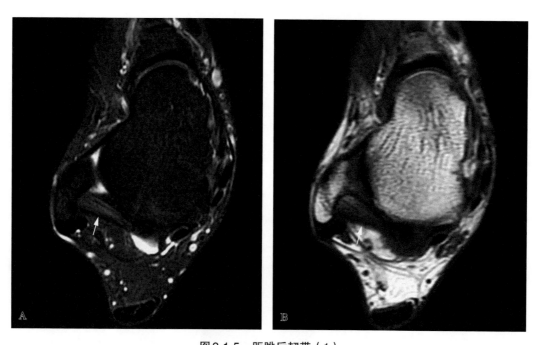

图2-1-5　距腓后韧带（1）

患者，男性，32岁。A.横轴位FS T$_2$WI；B.T$_1$WI。显示距腓后韧带较粗大，呈条纹状外观（箭），后方为脂肪组织

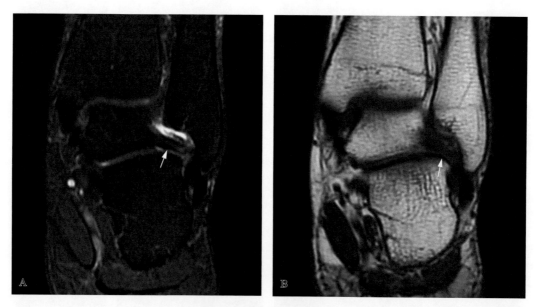

图2-1-6　距腓后韧带（2）

患者，女性，39岁。A.外踝中后部层面冠状位FS T$_2$WI；B.T$_1$WI。显示距腓后韧带，表现为自外踝窝底向内上走行至距骨后突，不均匀低信号影（箭）

2.外侧副韧带损伤的MRI表现　MRI对距腓前韧带损伤具有非常高的诊断敏感性（91%），对跟腓韧带损伤的敏感性则为50%～75%。

外侧副韧带损伤急性期的MRI征象表现在韧带形态改变和韧带信号改变两个方面，MRI分级表现如下。

Ⅰ级为韧带拉伤，主要表现为韧带周围软组织水肿、积液，韧带形态改变不明显，可正常或轻度增

粗，压脂T₂WI韧带信号轻度增高（图2-1-7）。

Ⅱ级为韧带部分撕裂，表现为韧带形态明显增粗、松弛、外形不规则，压脂T₂WI韧带内较明显高信号影，信号不均匀（提示韧带内水肿或出血），伴周围软组织水肿、积液（图2-1-8）。

Ⅲ级为韧带断裂，表现为韧带连续性完全中断、断端游离，压脂T₂WI韧带断裂处呈明显高信号影（液体信号影），断端韧带内信号增高，伴明显周围软组织水肿、积液（图2-1-9，图2-1-10）。

由于跟腓韧带经常断续显示在连续的几个层面上，导致有时MRI不易明确显示韧带的连续性是否中断，因此据跟腓韧带判断损伤的主要征象为跟腓韧带张力下降、韧带肿胀和压脂T₂WI上韧带信号增高，T₁WI主要显示为韧带肿胀、增粗（图2-1-11）。有时可以见到明确的韧带连续性中断征象（图2-1-12）。

距腓后韧带损伤少见，常伴距骨后突外侧结节骨挫伤或撕脱性骨折（图2-1-13）。

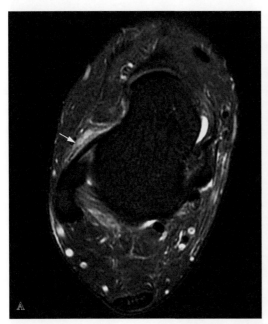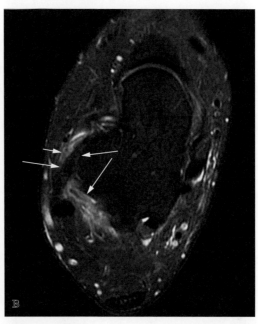

图2-1-7　距腓前韧带Ⅰ级损伤

患者，男性，24岁，右踝扭伤、疼痛。A、B.连续层面横轴位FS T₂WI。显示韧带周围软组织水肿、积液，（短箭），韧带下部形态略增粗，信号稍增高（中箭），并可见胫腓后韧带损伤、水肿（长箭）

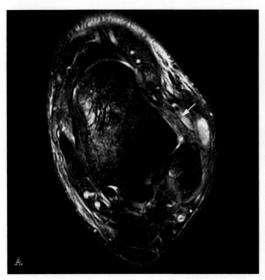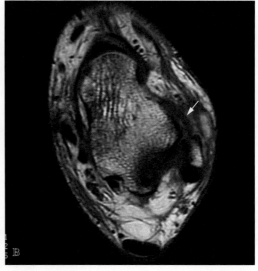

图2-1-8　距腓前韧带Ⅱ级损伤

患者，男性，23岁。A.横轴位FS T₂WI；B.T₁WI。显示距腓前韧带较明显肿胀、增粗，信号增高（箭），周围软组织水肿

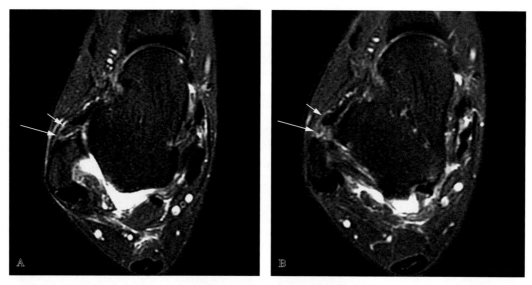

图2-1-9　距腓前韧带Ⅲ级损伤

患者，女性，39岁。A、B.连续层面横轴位FS T₂WI。显示距腓前韧带腓骨端连续性中断（长箭），并韧带断端增粗、信号增高（短箭）

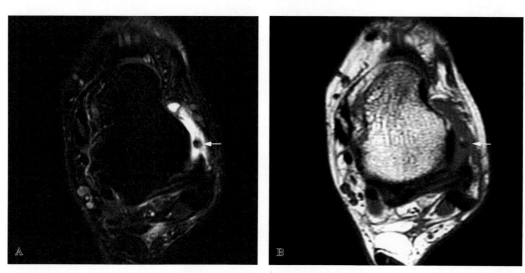

图2-1-10　距腓前韧带Ⅲ级损伤

患者，男性，34岁。A.横轴位FS T₂WI；B.T₁WI。显示距腓前韧带完全断裂、结构消失，局部积液，液体内见韧带残端呈结节状低信号影（箭）

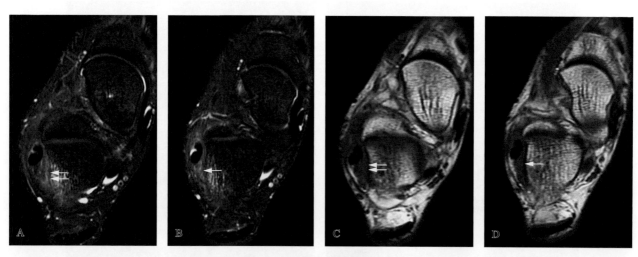

图2-1-11　跟腓韧带撕裂（1）

患者，男性，23岁。A、B.连续层面横轴位FS T₂WI；C、D.T₁WI。显示跟腓韧带肿胀，FS T₂WI腓骨长、短肌腱与跟骨之间跟腓韧带弥漫性信号增高（箭），伴周围水肿、邻近跟骨骨挫伤

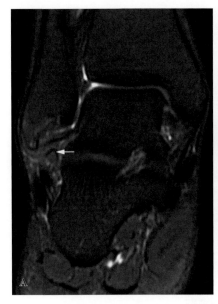
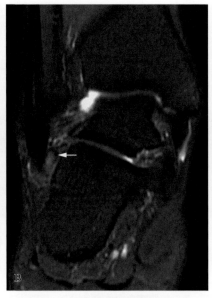
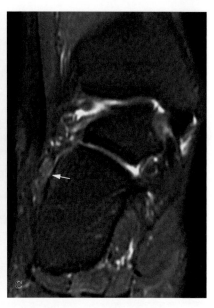

图2-1-12 跟腓韧带撕裂（2）

患者，女性，37岁。A～C.连续层面冠状位FS T₂WI。显示跟腓韧带肿胀，信号不均匀明显增高，近端显示韧带断端征象（箭）

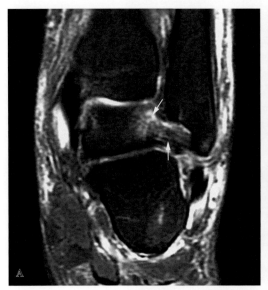
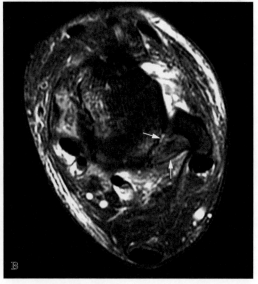

图2-1-13 距腓后韧带距骨附着端Ⅱ级损伤

患者，女性，24岁。A.冠状位；B.横轴位FS T₂WI。显示距腓后韧带信号增高，距骨附着端斑片状明显高信号影（箭），韧带未见短缩，局部距骨骨挫伤

　　某条韧带损伤常不是孤立存在的，常伴有其他韧带及结构（如骨、肌腱）的损伤，并且与损伤机制和损伤程度相关。例如，在踝关节内翻、内旋损伤时，首先损伤的是距腓前韧带，当程度较重时会进一步损伤跟腓韧带，当距腓前韧带和跟腓韧带都断裂时会进一步损伤内踝及下胫腓关节，导致内踝骨折及下胫腓关节分离（下胫腓联合韧带损伤）（图2-1-14），我们在日常工作中要注意其关联性，根据损伤机制依次观察相关结构是否存在损伤，以全面评估关节损伤程度，避免造成诊断不足。

　　外侧副韧带损伤慢性期，韧带及其周围的水肿消退，并可出现瘢痕修复，其MRI征象主要表现为韧带形态的改变，包括韧带增粗、变细、扭曲及结构消失，韧带信号可表现为轻度增高或表现为低信号影（图2-1-15～图2-1-17），部分韧带撕裂慢性期韧带走行区可部分或完全被脂肪取代，在压脂T₂WI可以表现为与韧带一样的低信号，TWI呈脂肪样高信号影（图2-1-18）。

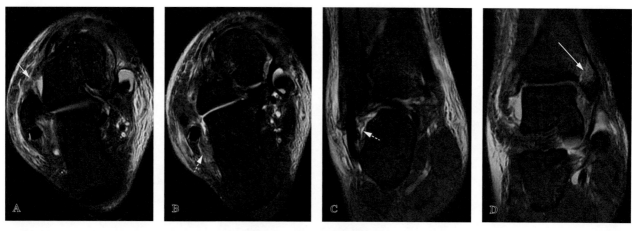

图2-1-14 踝关节复合损伤

患者，女性，16岁，右踝扭伤。A、B.连续层面横轴位FS T$_2$WI；C、D.冠状位FS T$_2$WI。显示距腓前韧带（短箭）和跟腓韧带（虚箭）断裂，并内踝骨折（长箭）

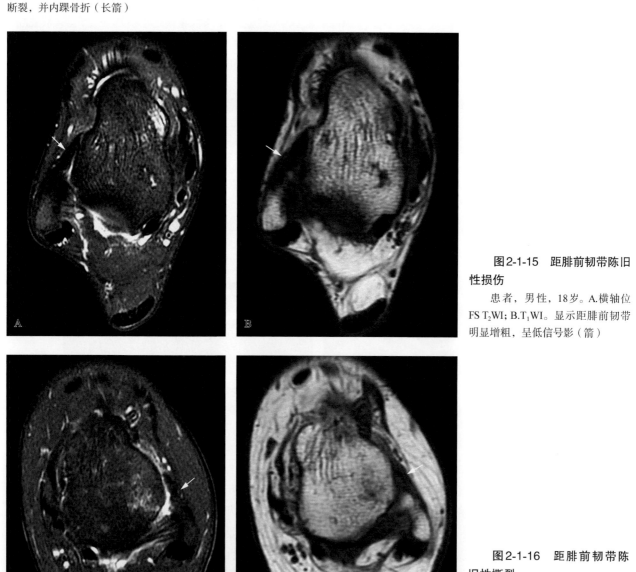

图2-1-15 距腓前韧带陈旧性损伤

患者，男性，18岁。A.横轴位FS T$_2$WI；B.T$_1$WI。显示距腓前韧带明显增粗，呈低信号影（箭）

图2-1-16 距腓前韧带陈旧性撕裂

患者，男性，45岁，踝关节扭伤2年。A.横轴位FS T$_2$WI；B.T$_1$WI。显示距腓前韧带形态增粗，边缘不规则，呈不均匀低信号影（箭），韧带前缘未见与距骨相连

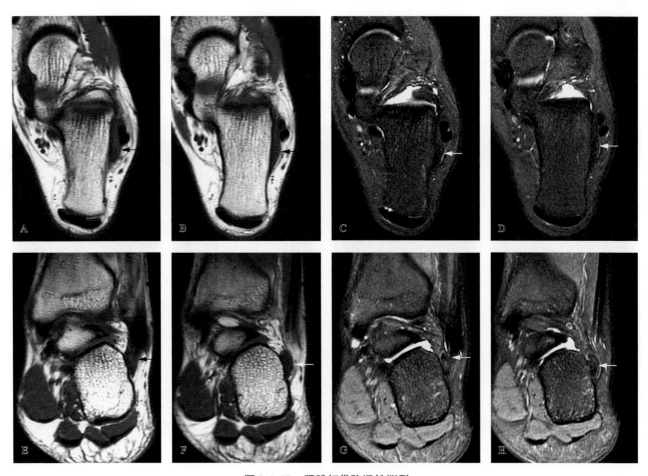

图2-1-17 跟腓韧带陈旧性撕裂

患者，男性，17岁。A、B.横轴位T$_1$WI；C、D.FS T$_2$WI；E、F.冠状位T$_1$WI；G、H.FS T$_2$WI。显示跟腓韧带增粗，压脂T$_2$WI呈等或稍高信号影（箭）

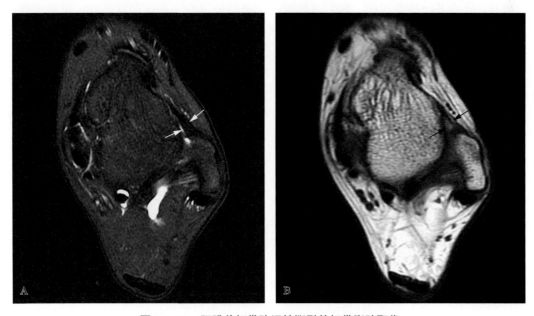

图2-1-18 距腓前韧带陈旧性撕裂并韧带脂肪取代

患者，男性，17岁。A.横轴位FS T$_2$WI显示距腓前韧带走行区似"韧带增粗"（无法分辨脂肪和韧带）（白箭）。B.相同层面T$_1$WI显示该区域大部分为脂肪组织，仅见细线样低信号影（黑箭）

在诊断韧带损伤时需特别强调相同层面压脂T₂（或PD）WI与不压脂T₁WI图像进行对比观察的重要性，因为单独看T₁WI（不压脂）图像时，在韧带走行区所显示的低信号可以是韧带本身，也可以包括韧带和液体，甚至完全是液体（图2-1-19）；而单独看压脂T₂WI图像时，在韧带走行区所显示的低信号可以是韧带本身，也可以包括韧带和脂肪，甚至完全是脂肪（后两种情况见于陈旧性韧带撕裂，图2-1-18），上述情况需加以注意，避免韧带损伤的漏诊及对损伤程度的评估。

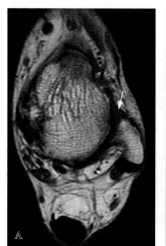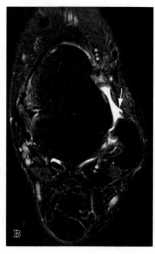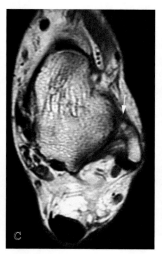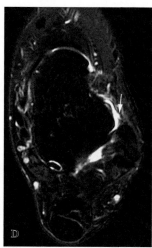

图2-1-19　距腓前韧带撕裂

患者，男性，44岁。A、C.横轴位T₁WI显示距腓前韧带走行区为条状等（低）信号（箭）；B、D.FS T₂WI显示该区域以液体信号为主（箭）

外侧副韧带损伤治疗不当可出现慢性外侧踝关节不稳或踝关节前外侧撞击综合征，详见本章第四节及第五章。

【治疗】

1.保守治疗　Ⅰ、Ⅱ级韧带损伤，如果不影响踝关节的稳定性，首选保守治疗。早期主要遵循RICE原则（休息、冰敷、加压、抬高患肢），可采用石膏绷带固定和使用功能性支具进行治疗。

石膏绷带固定：踝关节保持中立位或轻度背屈位，足部轻度外旋位，应用下肢短腿石膏绷带固定3～4周。受伤后1～2周可不负重行走，疼痛减轻后可在石膏绷带上增加橡胶制的后跟进行负重步行，之后可进行关节可活动范围的锻炼，肌力增强锻炼。

功能性治疗：使用功能位支具制动，原则上受伤后的炎症期需要局部制动，过后可以开始早期的运动疗法，以期能让患者早期恢复正常生活、重返社会和开展体育运动。

2.手术治疗　适用于Ⅲ级韧带损伤，特别是距腓前韧带和跟腓韧带复合损伤伴踝关节不稳的病例，主要进行韧带修复（缝合、固定），必要时需进行韧带重建，术后适时进行关节功能锻炼。

（刘树学）

第二节　踝内侧副韧带损伤

踝内侧副韧带，又称三角韧带，是踝关节内侧主要的稳定结构，分为深、浅两层，韧带深层位于关节内，行程相对较短，仅跨过踝关节，包括胫距前韧带和胫距后韧带。韧带浅层行程较长，跨越2个关节，即踝关节和距下关节，从前向后包括胫舟韧带、胫弹簧韧带（又称胫韧带）、胫跟韧带及浅表胫距韧带。

尽管经典解剖观点描述了内侧副韧带包括上述多条韧带结构，但其各部分的起止点邻近，彼此间不易分开，具体韧带数目也存在变异，后期解剖研究发现，深层的胫距后韧带、浅层的胫弹簧韧带和胫跟韧带相对恒定存在，胫弹簧韧带和胫跟韧带紧密相连，二者只能从止点不同加以区分（胫弹簧韧带止于弹簧韧带、胫跟韧带止于跟骨载距突），而其他韧带是否存在有较大变异，缺如常见（可达30%～45%），也有学者把胫舟韧带认为是踝关节囊前部分的增厚纤维，而不是独立的韧带结构。

【病因及损伤机制】

在急性踝关节损伤中内侧副韧带损伤的概率明显小于外侧副韧带。内侧副韧带急性损伤多见于中青年人，以运动损伤为主要原因，多为外翻应力所致，在舞蹈训练、下台阶或在高低不平的路上行走、踝关节处于跖屈位时遭受外翻或外旋暴力，使踝部韧带过度牵拉，导致韧带部分损伤或完全断裂。

内侧副韧带断裂时常合并外踝骨折、外侧副韧带损伤和下胫腓韧带损伤，可导致踝关节半脱位、全脱位，或下胫腓关节分离。

内侧副韧带慢性损伤主要发生于内侧副韧带浅层，是指由于足踝关节慢性劳损所致的韧带变性，严重情况可发生韧带撕裂，常伴发于足弹簧韧带慢性损伤，主要是由于胫骨后肌腱病变可引起足踝部力学环境改变，致距骨头长期施压于弹簧韧带，使其过度负荷并最终导致其不同程度损伤，此类患者常伴有扁平足畸形。

【临床表现】

急性期患者可有踝关节内侧撕裂感，并同时出现关节肿胀和疼痛、活动受限，常表现为内踝前房肿胀、压痛，被动外翻时疼痛加重，当内侧副韧带完全撕裂时，常合并腓骨下端骨折及下胫腓关节分离，此时外踝区出现肿胀、压痛。体检除内侧韧带损伤检查外，还需要确定下胫腓联合、外侧副韧带损伤、腓骨骨折等情况，体检时可出现外翻应力试验阳性。慢性期内侧副韧带表现与外侧副韧带损伤类似，主要是出现关节无力、僵硬、不稳定感（踝关节内侧不稳）。

【分类和分级】

急性内侧副韧带损伤根据损伤程度可表现为韧带浅层损伤、韧带深层损伤及韧带浅、深层同时损伤。与其他韧带损伤相同，急性期韧带损伤可分为3级：Ⅰ级，韧带拉伤；Ⅱ级，韧带部分撕裂；Ⅲ级，韧带完全断裂。

【影像学表现】

踝关节内侧副韧带损伤可通过超声、X线、MRI检查诊断。超声检查最为便捷，成本低廉，有较高的可行性，但准确性受操作者经验及主观影响较大；X线检查通过间接征象推断韧带损伤，一般认为在踝穴位X线片上踝内侧间隙＞4 mm，或在外翻应力位X线片上距骨倾斜角超过10°，提示三角韧带存在损伤，但无法看到韧带损伤的直接征象，存在较高的假阳性及假阴性；MRI软组织分辨率高，可直接显示踝关节韧带损伤，并观察损伤程度。

1.正常内侧副韧带的MRI表现　内侧副韧带结构复杂（包括6条韧带），部分结构较恒定存在，部分结构变异较大，在MRI图像上不像外侧副韧带那么容易把每条结构区分出来，在MRI冠状面和横断面图像上内侧副韧带可以区分深层及浅层结构，深层以胫距后韧带为主，浅层以胫舟韧带、胫弹簧韧带和胫跟韧带为主（其紧密相连），深浅层韧带之间存在脂肪间隙。

（1）内侧副韧带深层：胫距后韧带形态较粗大，与距腓后韧带相同，其内夹杂有脂肪组织，表现为条纹状外观，在冠状位显示于内踝偏后部层面、内踝下方，3mm层厚扫描连续3～4层可见，韧带自外上略向内下走行，多数韧带上部以低信号为主，下部为条纹状高低混杂信号（图2-2-1），少数条纹状范围较大（图2-2-2），韧带下方见低信号胫骨后肌腱及趾长屈肌腱断面；横轴位显示于内踝下缘层面，3mm层厚扫描连续2层可见，自前外略向后内走行，呈宽带状，多以低信号为主（图2-2-1），少数韧带大部分呈条纹状高低混杂信号（图2-2-2），其后外侧紧贴胫骨后肌腱及趾长屈肌腱；胫距前韧带较细小，MRI显示率并不高，有时可在冠状位内踝靠前层面显示为短线状低信号影，自内踝向内下连于距骨（图2-2-3），45%～66%的正常人胫距前韧带缺如，故不能因MRI未显示而做出撕裂诊断。

（2）内侧副韧带浅层：形态相对较薄，范围较大，呈扇形，在冠状位显示于内踝偏前部层面，3mm层厚扫描一般连续5～6层可见（与身材有关），显示为与内踝外缘骨皮质相连续的线条状低信号影，向下走

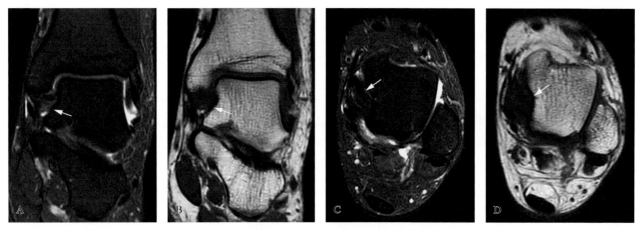

图2-2-1　胫距后韧带（1）

患者，男性，30岁。A.冠状位FS T_2WI；B.T_1WI。显示胫距后韧带位于内踝下方，较粗大，多以上部低信号为主，偏下部呈条纹状外观。C.横轴位FS T_2WI；D.T_1WI。显示胫距后韧带（箭）呈宽带状，自前外略向后内走行，后方见胫骨后肌腱及趾屈肌腱断面

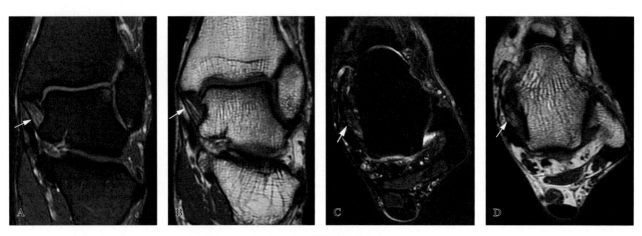

图2-2-2　胫距后韧带（2）

患者，男性，33岁。A.冠状位FS T_2WI；B.T_1WI；C.横轴位FS T_2WI；D.T_1WI。显示胫距后韧带表现为韧带大部分呈条纹状高低混杂信号影（箭）

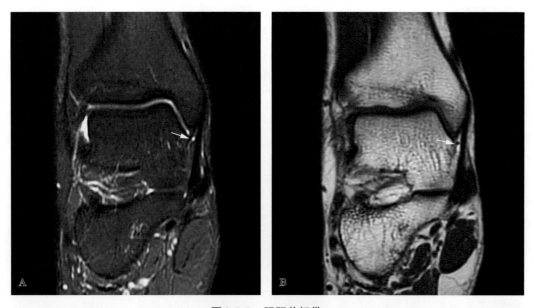

图2-2-3　胫距前韧带

患者，男性，25岁。A.冠状位FS T_2WI；B.T_1WI。于内踝靠前层面显示胫距前韧带，呈短线状低信号影，自内踝向内下连于距骨（箭）

行，止于弹簧韧带（弹簧韧带与胫弹簧韧带相连续）及跟骨载距突，止点可向前延续至舟骨内侧面（胫舟韧带），韧带内、外侧均可见脂肪间隙（图2-2-4）；横轴位显示于内踝下缘及以下层面，3mm层厚扫描一般连续3～4层可见（与身材有关），呈前后方向条状低信号影，下部层面中前部延续为弹簧韧带（图2-2-5），韧带外侧偏后部脂肪间隙内可见胫骨后肌腱及趾长屈肌腱的断面。内侧副韧带浅层呈连续状，无论在冠状位还是横断位均无法明确分界胫舟韧带、胫弹簧韧带及胫跟韧带，可根据远端止点位置进行判断（由前向后依次为上述3条韧带）。

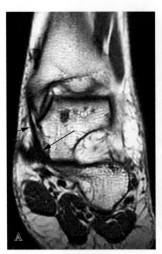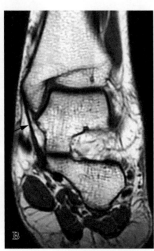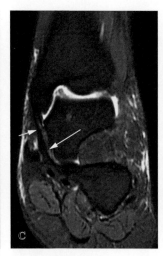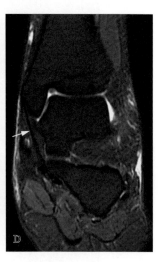

图2-2-4 内侧副韧带浅层（1）

患者，女性，17岁。A、B.冠状位T$_1$WI；C、D.FS T$_2$WI。显示内侧副韧带浅层（短箭）呈线条状低信号自内踝向下分别止于弹簧韧带（长箭）及跟骨载距突

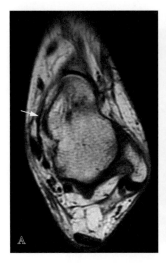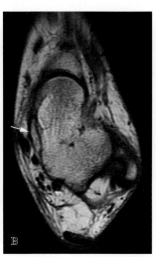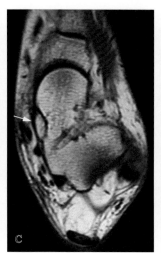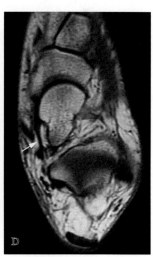

图2-2-5 内侧副韧带浅层（2）

患者，女性，17岁。A～D.连续层面横轴位T$_1$WI显示内侧副韧带浅层呈前后方向线条状低信号影（箭），最下层包含部分弹簧韧带（内侧副韧带浅层下方与弹簧韧带相连）

2. 内侧副韧带急性损伤的MRI表现

（1）内侧副韧带深层损伤：内侧副韧带深层位置深、行程短、形态宽大、较为牢固，发生Ⅰ级损伤的概率不大，尽管理论上韧带轻度损伤可表现为韧带周围水肿及韧带轻度信号增高，但由于正常内侧副韧带深层可表现为条纹状信号，因此MRI诊断Ⅰ级损伤时征象并不明确，压脂T$_2$WI显示韧带周围水肿或韧带信号增高征象，但需结合病史及体格检查做出诊断。MRI诊断内侧副韧带深层损伤主要是发现Ⅱ、Ⅲ级损伤，Ⅱ级损伤：表现为压脂T$_2$WI显示韧带信号增高、韧带条纹状纤维束不规则、部分中断，中断处呈明

显高信号（图2-2-6，图2-2-7）；Ⅲ级损伤：表现为压脂T₂WI显示韧带弥漫性高信号影，条纹状结构消失，韧带中断，韧带断裂处明显高信号影（液体信号影）（图2-2-8）。

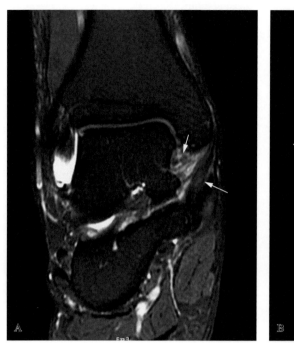
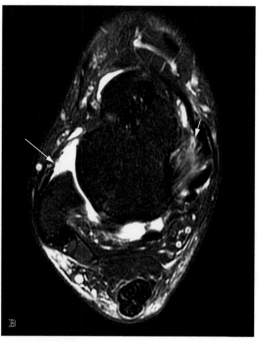

图2-2-6 内侧副韧带深层Ⅱ级损伤（1）

患者，男性，38岁。A.冠状位；B.横轴位FS T₂WI。显示内侧副韧带深层水肿，条纹状纤维束不规则，横轴位近腓骨侧见横贯纤维束的高信号（提示部分纤维束中断，短箭）影；并可见胫跟韧带Ⅱ级损伤（中箭）、距腓前韧带撕裂（长箭）、关节囊积液

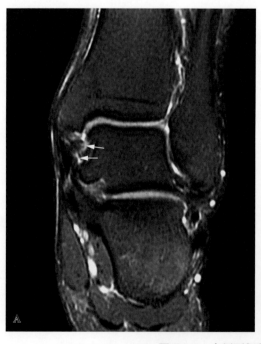
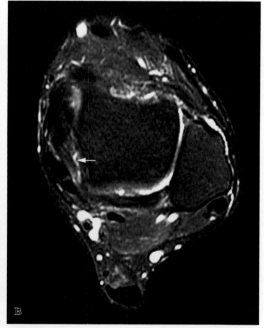

图2-2-7 内侧副韧带深层Ⅱ级损伤（2）

患者，男性，27岁。A.冠状位；B.横轴位FS T₂WI。显示内侧副韧带深层距骨端部分纤维不连续，见横贯韧带纤维的线样明显高信号影（箭）

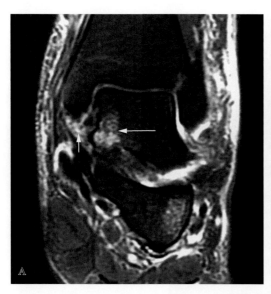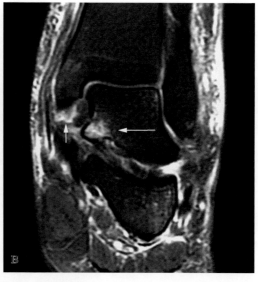

图2-2-8 内侧副韧带深层Ⅲ级损伤（3）

患者，女性，24岁。A、B.连续层面冠状位FS T$_2$WI显示韧带胫骨侧断裂，表现为韧带与胫骨分离，之间呈明显长 T$_2$信号（液体信号，短箭）影，并伴距骨挫伤（长箭）

（2）内侧副韧带浅层损伤：与深层比较，内侧副韧带浅层面积较大，行程较长，厚度较薄，容易损伤。Ⅰ级损伤：MRI表现为韧带周围水肿，韧带形态轻度增粗，压脂T$_2$WI显示韧带信号轻度增高（图2-2-9）；Ⅱ级损伤：MRI表现为韧带形态增厚明显，压脂T$_2$WI显示韧带内高信号影，部分区域呈局灶性明显高信号影（图2-2-10）；Ⅲ级损伤：MRI表现为韧带连续性中断，韧带形态松弛，呈波浪状、飘带状等（图2-2-11），也可表现为韧带断端挛缩、增粗（图2-2-12），韧带Ⅲ级损伤多发生在韧带近端。

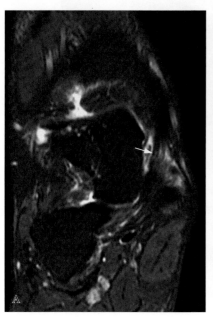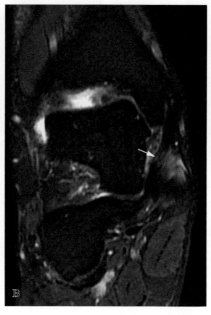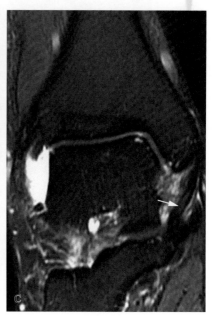

图2-2-9 内侧副韧带浅层Ⅰ级损伤

患者，男性，38岁。冠状位连续层面FS T$_2$WI显示韧带周围水肿，韧带略增粗，韧带内显片状稍高信号影（箭）

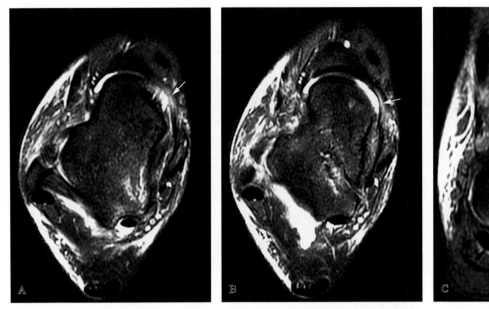
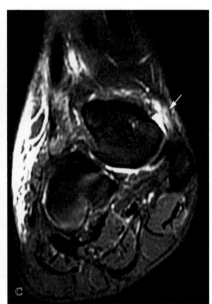

图 2-2-10　内侧副韧带浅层损伤 II 级

患者，女性，12 岁。A、B.横轴位 FS T$_2$WI 显示韧带周围及皮下水肿，韧带较明显肿胀，内见明显高信号影（箭）

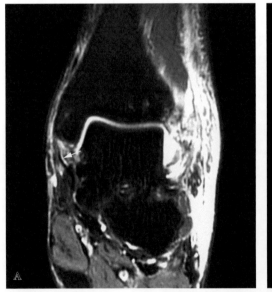
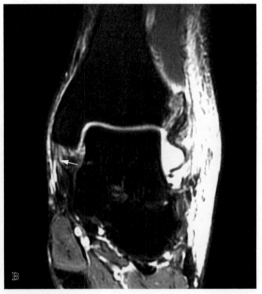

图 2-2-11　内侧副韧带浅层 III 级损伤（1）

患者，男性，43 岁。A、B.冠状位 FS T$_2$WI 显示内侧副韧带浅层上端连续性中断，断端弯曲，呈飘带状（箭）

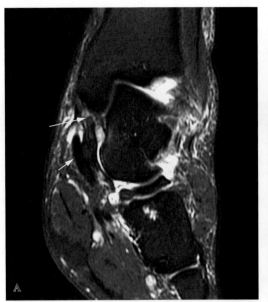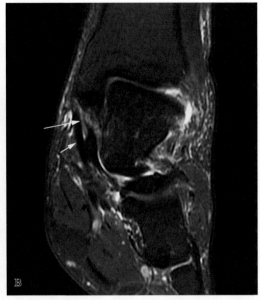

图2-2-12 内侧副韧带浅层Ⅲ级损伤（2）

患者，男性，55岁。A、B.冠状位FS T₂WI显示内侧副韧带浅层上端连续性中断，断端挛缩、增粗（长箭），外侧可见胫骨后肌腱（短箭）

临床上单纯踝关节内侧副韧带损伤并不多见（约占15%），外翻暴力除导致内侧副韧带损伤外，常导致其他关联结构共同受损，如内踝骨挫伤或撕脱性骨折等，当强烈外翻暴力导致三角韧带断裂时，常可见因过度外翻导致腓骨下段骨折，或（和）胫腓远端关节分离、踝关节外侧脱位，且多伴有外侧副韧带、胫腓远端联合韧带损伤（图2-2-13）。

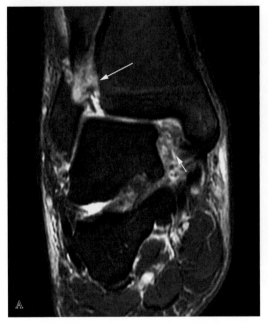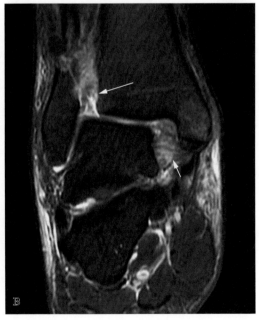

图2-2-13 踝关节复合损伤

患者，男性，30岁。A、B.冠状位FS T₂WI显示内侧副韧带断裂（短箭），并内踝骨挫伤、腓骨下段骨折、下胫腓联合韧带复合体撕裂、下胫腓关节分离（长箭），踝关节外侧脱位

（3）内侧副韧带急性损伤慢性期：随着水肿的吸收，压脂T_2WI韧带及周围高信号消失，韧带瘢痕修复可表现为韧带形态增厚，韧带信号多正常或稍高，可遗留松弛、扭曲等其他形态学异常征象（图2-2-14）；三角韧带深层部分撕裂可遗留裂区高信号灶（图2-2-15）。

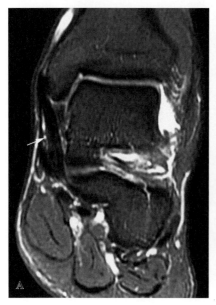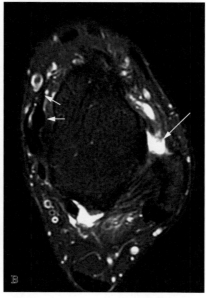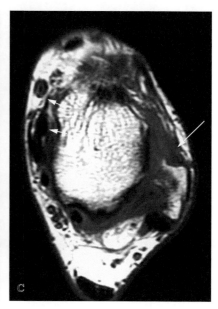

图2-2-14　内侧副韧带浅层陈旧性损伤

患者，男性，28岁，左踝扭伤多次。A.冠状位FS T_2WI。显示内侧副韧带浅层明显增粗，呈低信号影（箭）。B.横轴位FS T_2WI；C.T_1WI。显示韧带局限性增厚，呈椭圆形低信号影，前部明显变细（短箭）；同时显示距腓前韧带腓骨端撕裂（长箭）

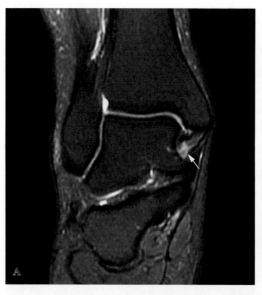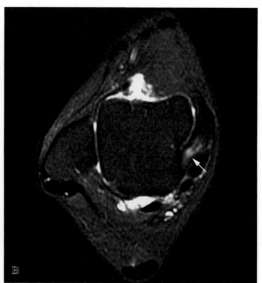

图2-2-15　内侧副韧带深层损伤慢性期

患者，女性，22岁，右踝关节内侧副韧带深层损伤5个月，仍有疼痛不适。A.冠状位；B.横轴位FS T_2WI显示韧带周围水肿已吸收，韧带深层近距骨侧遗留斑片状明显高信号影（箭）

　　3.内侧副韧带慢性损伤　内侧副韧带慢性损伤主要是韧带浅层（胫舟韧带及胫弹簧韧带）变性，与足弹簧韧带损伤相延续（共同损伤机制，详见本章第五节），MRI征象主要包括：韧带周围水肿、韧带形态增粗或变细、韧带内高信号，少数严重病例可见韧带连续性部分中断（图2-2-16）。

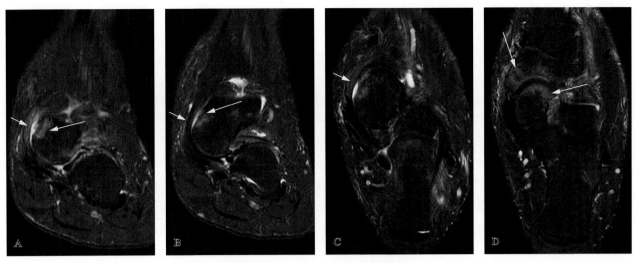

图2-2-16 内侧副韧带慢性损伤

患者，男性，34岁，扁平足患者，足内侧疼痛。A、B.冠状位FS T₂WI；C、D.横轴位FS T₂WI。显示三角韧带浅层变性，表现为韧带轻度增厚、韧带内信号增高（短箭），并见距、舟骨骨髓水肿（长箭）

【治疗】

1.保守治疗　对于Ⅰ、Ⅱ级韧带损伤，不影响踝关节的稳定性的患者，同外侧副韧带损伤一样首选保守治疗，早期主要遵循RICE原则（休息、冰敷、加压、抬高患肢），包括使用石膏绷带固定和功能性支具固定进行治疗（见本章第一节）。

2.手术治疗　适用于Ⅲ级韧带损伤合并关节不稳的病例和部分Ⅱ级韧带损伤合并关节不稳的病例，主要进行韧带修复（缝合），必要时需进行韧带重建，并及时进行术后功能锻炼。

（刘树学）

第三节　胫腓联合韧带损伤

下胫腓联合为微动关节，其正常解剖关系依靠下胫腓联合韧带复合体（distal tibiofibular syndesmosis）维持。下胫腓联合韧带复合体通常由四条韧带构成，分别为下胫腓前韧带（anterior inferior tibiofibular ligament, AITFL）、下胫腓后韧带（posterior inferior tibiofibular ligament, PITFL）、下胫腓横韧带（transverse tibiofibular ligament, TTFL）和骨间韧带（tibiofibular interosseous ligament, TFIL）。下胫腓前韧带，起自远端胫骨前结节，止于外踝前方，约成45°向外下走行，平均宽度约20mm，韧带通常分3束，其中有腓动脉穿支经过，是四条韧带中最易损伤的韧带，偶尔可见异常分支（Bassett's韧带）止于腓骨远端，此韧带可与距骨前外侧发生撞击；下胫腓后韧带起自远端胫骨后结节向下外侧，止于外踝后缘，韧带与水平面约成20°，平均宽度约17mm，它很少发生单独损伤，多伴骨折或其他韧带损伤；下胫腓横韧带（又称下胫腓后韧带深层），通常起自踝窝筋膜近端，止于胫骨后部，几乎呈水平走行，韧带前方与距骨后外侧形成唇样结构，这有效的加深了胫距关节接触面；胫腓骨间韧带为骨间膜延续、增厚，形成多条纤维束在胫骨平台上方5～20mm处连接胫腓骨，由胫骨至腓骨向前外下方走行，它是胫腓两骨间坚韧的短纤维连接，在下胫腓间隙骨间韧带下方存在一胫腓间隙隐窝，内附滑膜，与踝关节腔相通。

踝关节正常的运动功能包括背屈、跖屈、旋转、平移及腓骨的边缘运动，上述运动与踝穴内梯形的距骨顶结构相适应，当踝关节背屈时，腓骨向近侧移位，向后外侧横移并外旋；当踝关节跖屈时，腓骨朝远侧移位，向前内侧横移并内旋；外旋足部可以导致腓骨向内横移，向后移位并外旋。下胫腓联合韧带复合体通过抵抗轴向、旋转和平移力来维持胫腓骨远端的正常解剖关系，同时对踝关节的稳定性具有重要作用，下胫腓前韧带主要功能是抵抗外旋和后移，可提供胫腓关节约35%的关节稳定性，下胫腓后韧带可提供约33%的稳定性，下胫腓横韧带及骨间韧带分别可提供9%和22%的稳定性。

【病因及损伤机制】

约85%的踝部损伤为扭伤，以外侧韧带损伤最常见。下胫腓韧带损伤在踝部扭伤中的发生率为1%～11%，但在特定运动中，这一比例会提高至17%～74%，如滑雪、足球及曲棍球等。研究认为，距骨在踝穴中外旋是造成下胫腓联合韧带损伤的主要原因。首先，下胫腓前韧带是抵抗外旋应力的主要结构，故也是损伤最常见的部分；其次，外展暴力和过度背屈同样也可以造成下胫腓联合韧带损伤。当足向外向后旋转时，应力首先作用到下胫腓前韧带，如果韧带张力和弹力强过外作用力，则韧带不会撕裂，胫骨前结节可能发生撕脱性骨折，如果作用外力大于下胫腓前韧带的张力和弹性，韧带将发生撕裂，应力继续作用则骨间韧带和骨间膜依次损伤，而下胫腓后韧带通常保存完整；外展位损伤时，应力首先作用于足内侧，可造成三角韧带破裂和内踝横行骨折，连续外力作用导致下胫腓前韧带和下胫腓后韧带破裂或其骨附着点撕脱，同时在踝穴或踝穴平面以上发生腓骨骨折。足过度背屈时，距骨的宽大部分挤入踝穴，胫骨内旋、距骨外旋并推挤外踝，使其向外、后旋转，下胫腓前韧带被拉紧，外力继续存在时，则发生下胫腓前韧带撕裂，同时伴有不同程度骨间韧带撕裂以致下胫腓联合不同程度的分离。下胫腓联合韧带损伤常伴骨折，基于腓骨骨折的位置与韧带联合创伤的类型分为WeberA、WeberB、WeberC三型。WeberA型：踝关节水平或以下的腓骨横断性撕脱性骨折，下胫腓联合韧带、骨间膜及三角韧带均完整；WeberB型：始于下胫腓联合韧带水平腓骨远端螺旋骨折，主要伴下胫腓后韧带部分撕裂；WeberC型：踝关节水平以上腓骨骨折，伴下胫腓韧带撕裂，致距骨外侧不稳定。有极少一部分情况下胫腓分离不合并踝部的骨折。

【临床表现】

胫腓联合韧带损伤是外伤致慢性踝关节功能紊乱的第一位病因，临床症状多不典型，除因明显外伤（高能量）就诊外，较多患者因慢性踝关节外伤反复出现疼痛就诊，或者出现关节不稳定、无力感，部分患者会出现较典型的韧带体表投影区的瘀斑。体格检查方面，在排除腓骨骨折、挫伤、小腿骨筋膜隔室综合征等情况下，胫腓关节挤压试验阳性可提示其损伤；足外旋应力试验时下胫腓联合处出现疼痛也可提示下胫腓联合损伤；此外Cotton试验、腓骨横移试验和侧向试验也可用于检查下胫腓联合的损伤；还有部分学者用胫腓前韧带处压痛点，踝背屈、跖屈活动减少等体征协助判断。

【影像学表现】

下胫腓联合损伤可以使用超声、X线、CT、MRI及核医学等检查手段。超声检查便捷，且随着设备技术的不断发展，也越来越多地被引入骨肌检查中。一项研究发现，踝关节处于外旋且轻微背屈动力位（10°～15°）时，超声诊断下胫腓联合前韧带损伤敏感性和特异性可达100%，但其可操作性受医师本人经验及患者本身对疼痛耐受程度的影响较大。核医学也可用于胫腓联合韧带损伤的诊断。有研究认为，骨扫描可用于急性骨折和不能耐受应力X线检查的患者。

（一）下胫腓联合韧带损伤X线、CT表现

X线及CT主要通过下胫腓联合分离的程度来间接判断韧带损伤。下胫腓联合损伤程度分为3型，Ⅰ型为单纯扭伤无下胫腓分离，Ⅱ型为潜在性分离（latent diastasis），即常规X线片显示正常但应力下X线片显示下胫腓分离，此表现可能多为部分韧带未损伤（如骨间韧带等尚保持完整），Ⅲ型为明显的分离（frank diastasis），即常规X线片即可诊断下胫腓分离。X线常规检查踝关节包括正、侧位和踝穴位，必要时加摄应力位片。前后位踝关节面上10mm处测量，正常情况下下胫腓间隙<6mm、下胫腓重叠>6mm，测量方法如图2-3-1A，当下胫腓间隙>6mm、下胫腓重叠<6mm时，考虑下胫腓关节分离。其中以下胫腓联合间隙>6mm最为敏感，是判定下胫腓分离的可靠指标。踝穴位片上下胫腓重叠<1mm，距小腿角<8°或>15°，提示下胫腓联合分离。下胫腓间隙即胫骨远端后外侧缘与腓骨远端内侧缘之间的距离。下胫腓重叠即胫骨前结节外侧缘与腓骨内侧缘之间的水平距离。距小腿角为胫骨轴线的胫骨关节面夹角和踝关节真正轴线与胫骨关节面垂线夹角的差值，正常值介于8°～15°。判断困难时，可与健侧比较。在CT横轴位上，消除了踝关节位置改变及旋转造成的评估不利因素，所以测量较

X线准确，CT轴位测量方法为选取胫骨远端关节面上10.0 mm处水平面图像，测量腓骨内侧壁和胫骨外侧面切迹前、中、后3处距离（图2-3-1B），测量3次，取其平均值，下胫腓间隙均值＞6mm作为下胫腓联合分离的诊断标准。同时CT可以观察腓骨相对胫骨移位、旋转的情况，根据腓骨内侧壁和胫骨外侧面切迹前、中、后3处距离不同，下胫腓联合分离又可进一步细分为旋前外旋型、旋后外旋型和外展型3种。下胫腓联合分离多以腓骨外旋、外展移位分离为主，CT横轴位显示下胫腓联合距离呈前宽后窄表现（图2-3-1C），此外CT还可以通过骨三维重建，更直观、全面地展示踝关节各组成骨的结构及损伤程度。

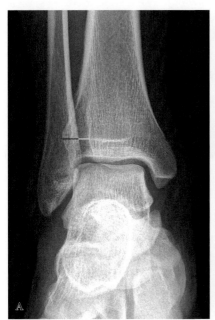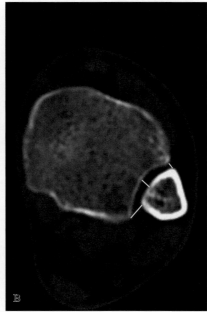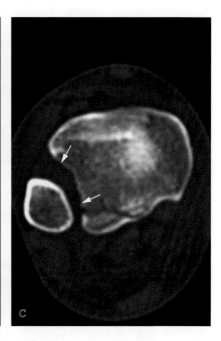

图2-3-1　下胫腓间隙测量

患者，男性，28岁。A.前后位X线片示下胫腓间隙（黑短线）及下胫腓重叠（白短线）。B.CT横轴位示测量下胫腓间隙（白短线）。C.患者，男性，42岁。CT横断位示下胫腓联合分离，胫腓骨间距离前宽后窄（箭）

（二）下胫腓联合韧带损伤MR表现

MRI因其优越的软组织分辨力，可以直接显示下胫腓联合韧带的损伤情况。同时可以发现骨挫伤、骨折，其他韧带肌腱复合损伤；MR诊断下胫腓联合韧带损伤总体敏感性及特异性约分别为93%及87%。

1.正常下胫腓联合韧带MRI表现

（1）下胫腓前韧带：主要靠横轴位显示，由于韧带自前上向外下（胫骨前结节至外踝前方）斜行走行并分束，因此在踝关节横轴位上显示的是韧带斜断面的图像，3mm层厚扫描可在4～5层连续图像上显示，其中下部层面（无胫骨显示）仅可显示韧带腓骨侧（即不能显示连接至胫骨），并且由于韧带纤维内夹杂脂肪组织，因此韧带常显示为不连续的高低混杂信号影（图2-3-2）；冠状位胫腓前韧带显示在外踝前部层面，3mm层厚扫描仅1层或2层可见，韧带呈条纹状（内含脂肪）、四边形结构，由内上向外下走行（图2-3-3）。

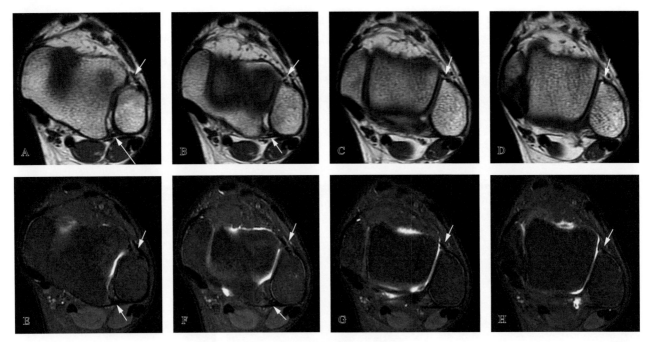

图2-3-2　下胫腓前、后韧带

　　患者，男性，15岁。A～D.横轴位T₁WI；E～H.FS T₂WI。显示下胫腓前韧带（短箭）内夹杂脂肪，显示为不均匀信号，可不连续，D、H图仅显示腓骨侧部分韧带结构；下胫腓后韧带（长箭）也呈不均匀信号

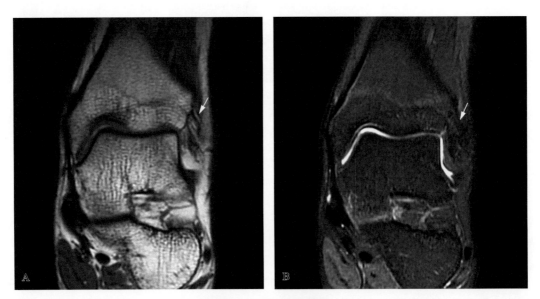

图2-3-3　下胫腓前韧带

　　患者，女性，39岁。A.外踝前方层面冠状位T₁WI；B.FS T₂WI。胫腓联合前部层面显示下胫腓前韧带（箭）由内上向外下走行，四边形结构，内含脂肪（呈条纹状信号影）

　　（2）下胫腓后韧带：结构、信号基本与下胫腓前韧带相同，主要在横轴位显示，大致与下胫腓前韧带在相同层面观察，3mm层厚扫描大约连续3层显示（图2-3-3）；冠状位显示在胫腓联合后部层面，3mm层厚扫描仅1层或2层可见，韧带呈宽带条纹状，自内上向外下走行（图2-3-4）。

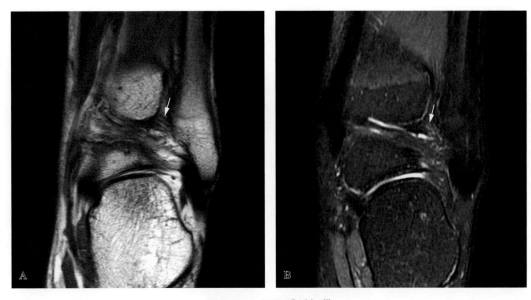

图2-3-4 下胫腓后韧带

患者，男性，15岁。A.冠状位T₁WI；B.FS T₂WI。胫腓联合后部层面显示下胫腓后韧带呈宽带状，自内上向外下走行，内含脂肪，呈信号不均匀条纹状外观（箭）

（3）下胫腓横韧带：主要在横轴位显示，出现在下胫腓后韧带下方深面，3mm层厚扫描约1层或2层可见，表现为左右水平走行的条带状低信号（图2-3-5），冠状位3mm层厚扫描显示率不高，有时可显示为斜行条状低信号连接至胫骨远端后缘偏内侧（图2-3-4）。

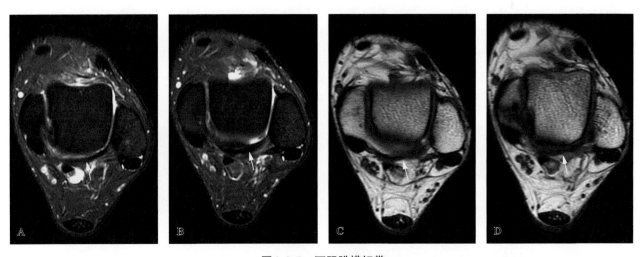

图2-3-5 下胫腓横韧带

患者，男性，48岁。A、B.横轴位连续层面FS T₂WI；C、D.T₁WI。显示下胫腓横韧带呈左右水平走行的条带状低信号影（箭）

（4）胫腓骨间韧带：主要在冠状、横轴位上显示，冠状位上表现为胫、腓骨脂肪间隙内多条自内上向外下斜行条状低信号影，3mm层厚可显示在连续2～3层，韧带下方为胫腓联合隐窝，隐窝内为胫距关节滑膜皱襞，与踝关节腔相通。横轴位表现为胫、腓骨间多发点、条状低信号，多层面可见（图2-3-6）。

2.胫腓联合韧带损伤MRI表现 MRI对于急性期下胫腓前韧带损伤的准确性可高达97%，下胫腓后韧带损伤的准确性可高达100%。下胫腓韧带损伤可以参照其他韧带损伤的分级方法分为韧带拉伤（Ⅰ级）、部分撕裂（Ⅱ级）和完全断裂（Ⅲ级），但正常下胫腓前、后韧带及骨间韧带均掺杂脂肪，信号不均匀，

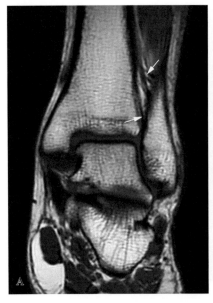
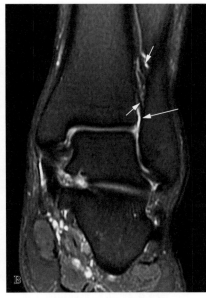
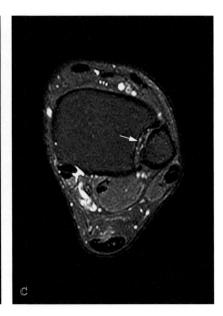

图2-3-6　胫腓骨间韧带

　　患者，男性，48岁。A.冠状位T₁WI；B.FS T₂WI。显示胫腓骨间韧带表现为胫、腓骨脂肪间隙内多条自内上向外下斜行的条状低信号影（短箭），下胫腓联合隐窝（长箭）呈高信号影，与关节腔相通。C.横轴位FS T₂WI显示胫腓骨间韧带表现为胫、腓骨间多发点、条状低信号影（短箭）

　　有时轻度损伤并不能明确界定，需结合病史及临床体检（图2-3-7），轻度损伤在治疗上一般也无须特殊处理。

　　下胫腓联合韧带损伤由轻到重依次可表现出以下MRI征象。Ⅰ级损伤：韧带周围水肿，表现为压脂T₂WI韧带周围软组织片状高信号影，韧带本身可正常，或轻度信号增高（图2-3-7）；Ⅱ级损伤：韧带形态肿胀增厚、压脂T₂WI韧带不同程度信号增高（高信号范围可为韧带的部分区域，甚至累及全部韧带），胫腓骨无分离（图2-3-8）；Ⅲ级损伤：显示韧带完全断裂、胫腓骨分离（图2-3-9，图2-3-10）；下胫腓骨间韧带很少单独损伤，多伴下胫腓联合分离（图2-3-10）。

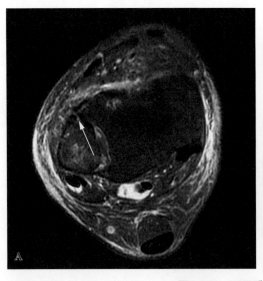
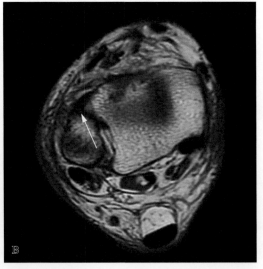

图2-3-7　下胫腓前韧带Ⅰ级损伤

　　患者，女性，65岁，外伤。A.横轴位FS T₂WI；B.T₁WI。显示下胫腓前韧带周围水肿、外踝骨髓水肿，韧带本身改变不明显，腓骨侧似见短线样高信号影（箭，单纯靠此征象不能判断韧带撕裂）

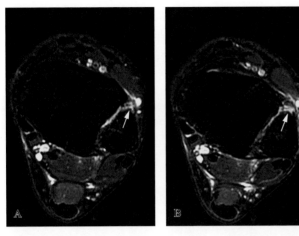
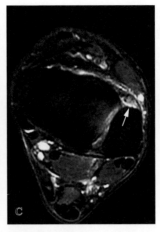
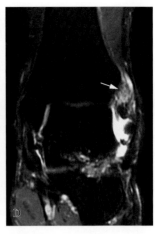

图2-3-8 下胫腓前韧带Ⅱ级损伤

患者，男性，34岁。A～C.横轴位FS T₂WI显示下胫腓前韧带（箭）增粗，内见明显高信号影，韧带周围水肿。D.冠状位FS T₂WI显示韧带条纹状结构消失，呈弥漫性高信号影（箭）

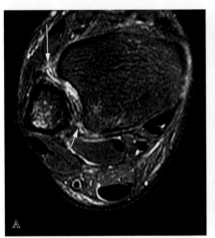
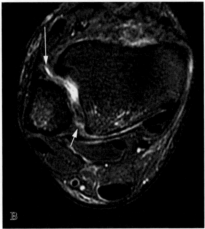
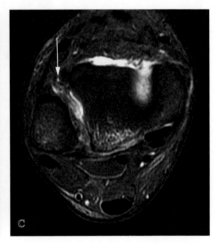

图2-3-9 下胫腓前韧带Ⅲ级损伤

患者，男性，25岁。A～C横轴位FS T₂WI显示下胫腓前韧带连续性中断，断裂处呈高信号影（液体信号，长箭），并见下胫腓后韧带胫骨侧撕裂（短箭），胫腓骨距离增宽，合并后踝骨挫伤

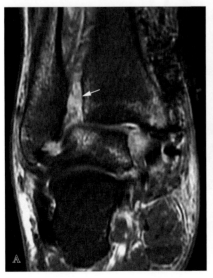
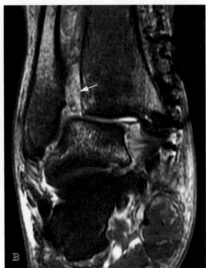
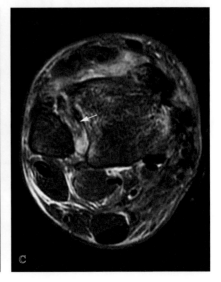

图2-3-10 下胫腓联合分离

患者，女性，50岁。A、B.冠状位FS T₂WI；C.横轴位FS T₂WI。显示下胫腓联合分离，下胫腓前、后韧带及骨间韧带均撕裂，胫腓间隙内呈弥漫性高信号影，骨间韧带结构不可见（箭）

　　下胫腓联合韧带单独损伤并不多见，常为复合损伤，常伴发胫、腓骨远端骨挫伤，骨折，软骨损伤，内、外侧副韧带损伤等，如较常见的因严重外翻损伤所导致的踝关节内侧副韧带断裂（或内踝骨折）、下胫腓联合韧带复合体撕裂、胫腓骨分离（骨间膜撕裂）、腓骨下段骨折等（图2-2-13，图2-3-11）。

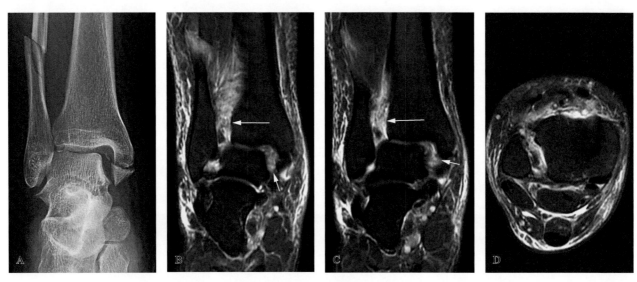

图2-3-11　踝关节多发复合损伤

　　患者，女性，50岁，踝关节多发复合损伤，Weber分型C型。A.踝关节前后位X线片显示腓骨下段骨折、内踝骨折，踝关节内侧间隙增宽。B、C.冠状位 FS T_2WI；D.横轴位 FS T_2WI。显示三角韧带深层撕裂（短箭）、下胫腓联和分离（下胫腓联合韧带复合体撕裂、骨间膜撕裂至腓骨骨折水平，长箭）

　　下胫腓联合韧带损伤慢性期随着水肿的吸收及瘢痕组织增生、修复，多表现为韧带形态增厚、外形不规则等，韧带信号可为低信号或混杂信号（图2-3-12，图2-3-13），另外韧带出现骨化为慢性期韧带损伤的较特征征象，也有瘢痕修复的韧带表现与正常韧带无异，此时需结合病史及原片做出诊断。

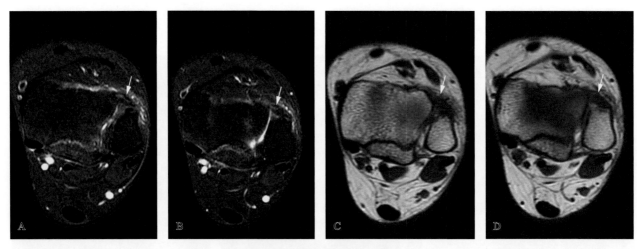

图2-3-12　下胫腓前韧带陈旧性损伤

　　患者，女性，22岁，左踝关节下胫腓前韧带损伤2个月。A、B.横轴位 FS T_2WI；C、D.T_1WI。显示下胫腓前韧带增厚，以低信号为主，内部夹杂稍高信号（箭）

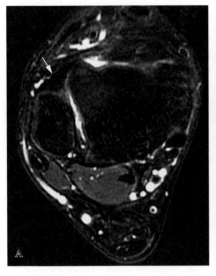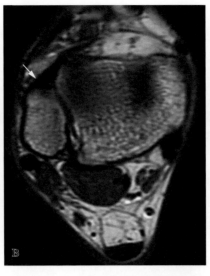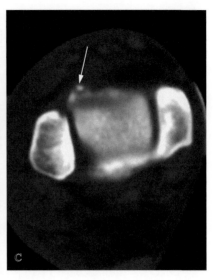

图2-3-13 下胫腓前韧带陈旧性损伤

患者，男性，23岁，右踝关节下胫腓前韧带损伤4个月，复查。A.横轴位FS T$_2$WI；B.T$_1$WI。显示下胫腓前韧带（短箭）明显增厚，呈一致性低信号影（韧带内脂肪信号消失）。C.CT横轴位显示胫骨远端前结节微小撕脱性骨折（长箭）

【治疗】

1.保守治疗 下胫腓联合韧带损伤在不影响下胫腓联合及踝关节稳定性的情况下可采取保守治疗，主要目的是保护关节稳定性，控制疼痛和限制炎症反应。急性损伤时可采取休息、冷敷、加压包扎、抬高患肢、药物治疗（如非甾体抗炎药物）、电刺激等，部分患者需要严格的石膏或者支具制动固定6～8周。亚急性期时，待疼痛减轻、软组织肿胀消退，可行部分功能康复锻炼，防止关节僵硬等并发症。待肿胀完全消退之后，可进一步行运动相关的特定功能锻炼，逐步完全恢复关节的功能。

2.手术治疗 多针对下胫腓联合韧带损伤，并出现下胫腓联合及踝关节不稳定时，原则上一旦出现下胫腓联合分离需要手术治疗。目前常用的手术方式包括刚性固定（如皮质骨螺钉）和弹性固定（如下胫腓钩、纽扣缝线系统、韧带重建带等）。弹性固定允许下胫腓联合微动，具有操作简便、固定牢靠、符合踝关节生物力学等特点，是近年来研究的热点。

（刘树学 陈 菁）

第四节 慢性踝关节不稳

踝关节是人体主要的承重关节，在所有骨关节运动损伤中，踝关节损伤最为常见，部分踝关节扭伤如果没有得到及时有效的处理和治疗，会逐渐发展成慢性踝关节不稳（chronic ankle instability，CAI），表现为行走不稳、反复踝关节扭伤，最终导致退行性骨关节炎，影响患者的日常生活及活动。

【病因及发病机制】

CAI多由急性踝关节扭伤迁延而来，踝关节损伤后治疗的主要目的是恢复踝关节功能、防止慢性踝关节不稳。在急性踝关节扭伤所致韧带损伤的治疗方法上一直存在争议，目前主要根据韧带损伤的程度进行选择，急性踝关节扭伤所致的韧带损伤分为3级（详见本章第一节），对于Ⅰ、Ⅱ级损伤多采用保守治疗，对于Ⅲ级损伤采取手术治疗，但由于各韧带复合体都由多条韧带组成，在实际临床工作中治疗方法的选择上会更加复杂，在此指导原则下实施的保守治疗虽然可使70%～80%的踝关节扭伤患者获得良好的功能恢复，但仍有20%～30%的患者会因治疗不规范或其他原因引起踝关节韧带松弛、肌力减低、神经肌肉控制异常、滑膜增生、骨性结构移位等，影响踝关节结构的稳定，导致CAI，易反复发生踝关节损伤。

研究证实，机械因素和功能因素均可能是其潜在的致病原因，故有学者将CAI分为机械性不稳

（mechanical instability，MI）和功能性不稳（functional instability，FI），前者指维持踝关节稳定的相关结构薄弱或松弛，即由韧带损伤、关节软骨或关节囊病变及周围组织损伤导致的解剖结构不稳；后者又称感知性不稳（perceived instability，PI），多由神经肌肉协调控制障碍或功能紊乱导致，亦可由机械性不稳逐渐发展而来，即周围结构性的损害可逐渐引起神经肌肉控制的改变，导致主观上不敢用力。在CAI中，MI和FI常合并存在，Hertel和Hillier等认为CAI是MI和FI共同作用的结果。

在解剖上，踝关节由胫骨、腓骨和距骨构成，内、外踝和胫骨关节面共同组成踝穴，包绕距骨上部，其中外踝较内踝约长0.5cm，内、外踝从两侧限制距骨。踝关节周围主要依靠内、外侧副韧带复合体及下胫腓联合韧带复合体维持关节稳固，其中踝关节内侧副韧带复合体较牢固，主要功能为限制踝关节过度背屈和外翻，外侧副韧带复合体相对于内侧副韧带复合体较薄弱，主要功能是限制踝关节过度内翻。因以上结构特点，踝关节内翻损伤明显多于外翻损伤、外侧副韧带损伤明显多于内侧副韧带损伤，所以慢性踝关节外侧不稳明显多于踝关节内侧不稳。

【临床表现】

慢性踝关节不稳分为外侧不稳和内侧不稳，患者因内、外侧稳定结构受损导致踝关节功能障碍，易反复出现内翻或外翻扭伤，表现为踝关节肿胀、疼痛、活动受限、打软腿、怕行走，尤其怕行走在崎岖不平的道路上，行走后踝关节感到不适。

临床上有多种测试评分标准用于CAI的诊断，评估踝关节韧带损伤最常见体格检查方法有抽屉试验（anterior drawer test，ADT）和内、外翻应力试验［即距骨倾斜试验（talar tilt test）］。外侧踝关节不稳常表现为前抽屉试验阳性、内翻应力试验阳性；内侧踝关节不稳表现为外翻应力试验阳性，在做应力试验检查时左、右踝关节对比更有意义。

【分类和分级】

踝关节不稳分为踝关节外侧不稳和踝关节内侧不稳，其中以踝关节外侧不稳更常见。

踝关节韧带损伤可分为三级。Ⅰ级损伤：韧带拉伤，无肉眼可见的韧带纤维撕裂；Ⅱ级损伤，韧带部分撕裂；Ⅲ级损伤，韧带完全断裂。慢性踝关节不稳患者多由Ⅱ、Ⅲ级韧带损伤保守治疗效果不佳所致。

临床上还有根据踝关节扭伤后外侧副韧带损伤数目分为3度，即距腓前韧带拉伤（Ⅰ度）、单纯距腓前韧带断裂（Ⅱ度）、距腓前韧带和跟腓韧带都断裂（Ⅲ度），关节稳定性依次递减。

【影像学表现】

慢性踝关节不稳是根据临床表现及体格检查做出的临床诊断，对于机械性踝关节不稳可通过X线片、CT、MRI及超声等影像学检查方法进行评估，可评估踝关节三维关系，发现踝关节骨折，滑膜增生，骨、软骨及韧带损伤等情况。

X线检查简单、方便，检查体位包括踝关节正位、侧位、踝穴位和应力位，可评估关节骨折、退变、关节的对位情况；应力位用于距骨倾斜角、距骨前移及胫距关节间隙的测量，可间接反映踝关节韧带松弛情况，但正常值范围仍存争议，双侧对比更有意义。

CT具有较高密度分辨率，能更好地显示踝关节骨骼及关节情况，准确显示微小撕脱性骨折、退变增生等情况，通过多平面重建，可对踝关节对位关系做出评估，部分韧带可得到清晰显示，并进行初步评估与测量研究。当继发骨性关节炎时，X线片及CT可显示骨质增生及骨赘形成。

超声也较广泛用于肌骨病变的检查，并可动态观察韧带的损伤情况。

MRI是显示关节结构的最佳影像学检查方法，可对踝关节骨、软骨、韧带损伤、踝关节撞击所致的滑膜、纤维组织增生等情况进行观察。

1.慢性踝关节不稳MRI表现　CAI患者常反复发生踝关节扭伤，MRI可显示慢性或（和）急性韧带损伤、骨及软骨损伤、继发踝关节撞击（软组织撞击）、骨质增生等征象。

（1）韧带损伤：多以慢性损伤为主，可表现为韧带增粗、变细、消失、形态不规则，韧带可表现为低信号或韧带内不同程度的信号增高，韧带周围可有积液或纤维化，表现为周围脂肪信号降低（图2-1-12～图2-1-14，图2-4-1）。

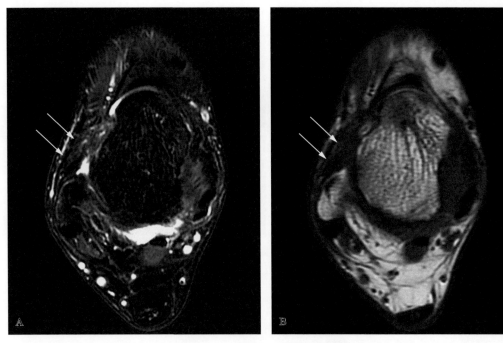

图2-4-1 距腓前韧带陈旧性撕裂

患者，男性，23岁。A.横轴位FS T₂WI；B.T₁WI。显示距腓前韧带增粗、不规则，韧带周围脂肪信号减低，见低信号软组织增厚影（纤维瘢痕，箭）

（2）骨损伤：包括如下。①骨挫伤：MRI表现为单骨或多骨片状骨髓水肿；②撕脱性骨折：多发生在韧带附着点，MRI表现为小斑片状低信号影（单纯骨皮质撕脱）或高低混杂信号影（包含骨皮质及骨松质），但上述表现有时无法与其他结构（如撕裂的韧带残端，甚至脂肪或出血灶）相区别，尤其是小的撕脱性骨折MRI漏诊率较高，需结合CT检查（图2-4-2）；③骨质增生：MRI表现为骨边缘或骨突处尖角样突出的低信号影（图2-4-3），周围可有软组织水肿。

（3）软骨损伤：软骨损伤多发生在距骨滑车圆顶内侧缘，可分为4级，软骨剥脱可形成关节内游离体（详见第6章）。

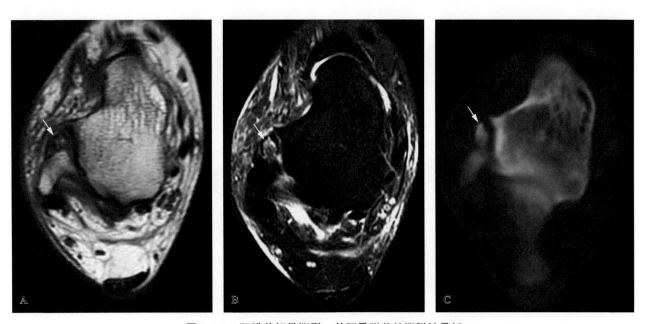

图2-4-2 距腓前韧带撕裂，并距骨附着处撕脱性骨折

患者，女性，16岁。A.横轴位T₁WI；B.FS T₂WI。显示距腓前韧带走行区混杂信号，不能很好区分撕脱性骨折、韧带残端、脂肪或出血灶（箭）。C.CT横轴位显示撕脱性骨折（箭）

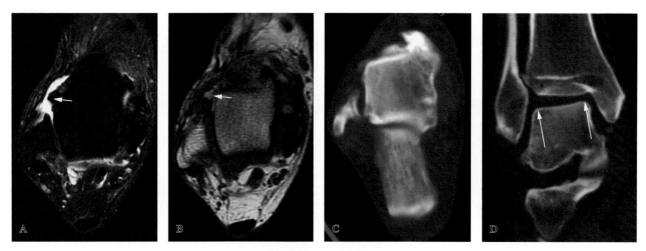

图2-4-3　慢性踝关节外侧不稳（1）

　　患者，男性，35岁，外伤后2年，关节不稳。A.横轴位FS T₂WI；B.T₁WI；C.CT横轴位。骨质增生MRI表现为骨边缘尖角样突出的低信号影（短箭）。D.冠状位CT显示胫距关节上间隙外宽内窄（长箭）

　　（4）踝关节撞击：表现为内、外踝前下方软组织增厚、纤维化、骨质增生，还可有关节囊积液、关节周围肌腱腱鞘积液等（详细表现可见本书第五章）。

　　2.踝关节外侧不稳　踝关节外侧不稳较多见，主要由外侧副韧带复合体损伤（可伴有下胫腓联合韧带损伤）迁延导致，X线表现为：踝穴位踝关节外侧间隙增宽；前抽屉应力位距骨前移大于10mm，或比健侧大3mm；内翻应力位距骨倾斜角＞10°，或比健侧多5°。但以上标准并不完全可靠。CT冠状位表现为踝关节内翻、关节外侧间隙增宽、踝关节半脱位等。

　　踝关节外侧不稳患者MRI检查主要表现为外侧副韧带复合体陈旧性撕裂征象（见前述），由于反复发生踝关节扭伤，除表现为韧带增粗、外形不规则及不连续等形态学改变外也可出现韧带及周围软组织水肿表现，踝关节外侧不稳患者多为距腓前韧带和跟腓韧带双撕裂（图2-4-4），也可累及距腓后韧带损伤（图2-4-5）。

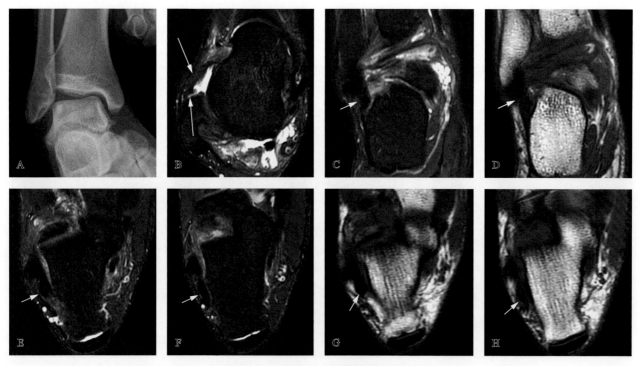

图2-4-4　慢性踝关节外侧不稳（2）

　　患者，男性，29岁。A.踝关节内翻应力位X线片显示距骨倾斜角增大、踝关节外侧间隙增宽。B～H.显示ATFL及CFL陈旧性撕裂。B、E、F.横轴位FS T₂WI；G、H.T₁WI；C冠状位FS T₂WI；D T₁WI。显示ATFL形态增粗、松弛、部分不连续（长箭），CFL形态明显增粗，呈低信号影（短箭）

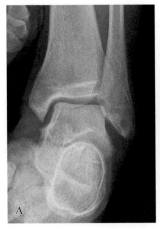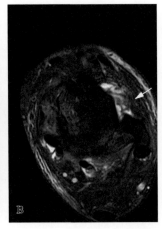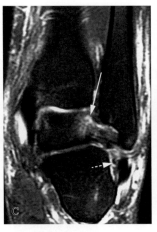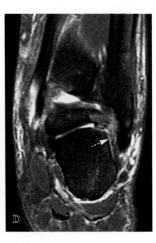

图2-4-5 慢性踝关节外侧不稳（3）

患者，女性，24岁。A.内翻应力位X线片显示踝关节外侧间隙略增宽。B.横轴位FS T₂WI显示ATFL撕裂、结构消失，韧带走行区不均匀高信号影（短箭）。C、D.冠状位FS T₂WI显示CFL近端撕裂，韧带走行区不均匀明显高信号影（虚箭），同时显示距腓后韧带损伤，表现为韧带水肿，距骨附着端斑片状明显高信号影（长箭）

3.踝关节内侧不稳 踝关节内侧不稳相对于踝关节外侧不稳少见，主要因内侧副韧带复合体损伤，常伴有骨折，可伴或不伴下胫腓联合韧带损伤。X线表现为踝穴位内侧踝关节间隙增宽；外翻应力位距骨倾斜角＞10°，或比健侧多5°。CT冠状位表现为踝关节外翻、踝关节内侧间隙增宽、胫距关节半脱位等。

MRI检查主要表现为三角韧带陈旧性撕裂征象，以韧带增粗、外形不规则，或不连续等形态学改变为主，可出现韧带及周围软组织水肿，踝关节内侧不稳。患者多为三角韧带深层及浅层均撕裂，也可存在内、外踝陈旧性骨折等征象（图2-4-6）。

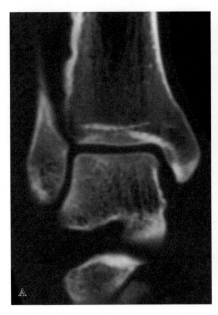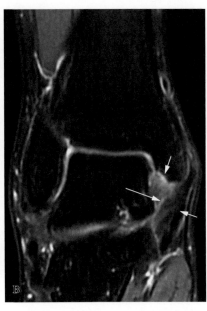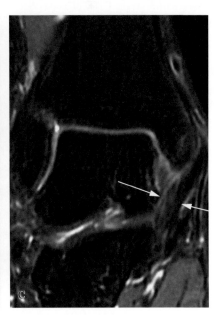

图2-4-6 慢性踝关节内侧不稳

患者，男性，23岁，踝关节外伤4个月余，踝关节内侧不稳。A.CT冠状位显示踝关节内侧间隙增宽。B、C.冠状位FS T₂WI显示三角韧带陈旧性撕裂，三角韧带深层弥漫性高信号影，胫骨附着端明显（短箭），三角韧带浅层明显增厚，信号轻度增高（长箭）

在慢性踝关节不稳中，有学者认为，距骨内旋及腓骨的移位是导致踝关节反复扭伤的重要因素，应用较多的影像学参数有踝间指数（inter malleolar index，IMI）、踝距指数（malleolar talus index，MTI）、轴向踝指数（axial malleolar index，AMI）等，但对于腓骨是前移还是后移仍存在较大争议。

【治疗】

慢性踝关节不稳的治疗仍以保守治疗为主，包括使用相对坚硬的支具固定、贴扎技术应用、肌力康复训练、神经肌肉控制训练、姿势控制训练及本体感觉训练等。在足够时间的保守治疗无效且踝关节持续疼痛、功能受限，严重影响正常生活的前提下，必须采取手术治疗进行韧带修复重建。

（刘树学　郭永飞）

第五节　弹簧韧带损伤

弹簧韧带复合体（spring ligament complex，SLC）是连接跟骨与足舟骨的一组韧带，位于距骨的底面和内侧面，又称跟舟足底韧带、跳跃韧带等。

弹簧韧带复合体主要由内上跟舟韧带（smCNL，即弹簧韧带上内侧束）、外下跟舟韧带（iplCNL，即弹簧韧带下外侧束）及中跟舟韧带（mpoCNL）三部分组成，smCNL最长、最坚韧，起于跟骨载距突内侧前缘，越过距骨头内缘向前走行，包绕舟骨结节，止于足舟骨内上缘，韧带深面光滑，与距骨头形成关节样结构，韧带浅面隔着少许疏松结缔组织与胫骨后肌腱相贴附，形成滑动层以适应肌腱、韧带功能，中部上方与踝内侧副韧带浅层汇合（与胫弹簧韧带相延续），smCNL在弹簧韧带复合体的力学稳定性中起最重要的作用；iplCNL短而粗，起自跟骨前缘冠突窝、mpoCNL的前方，斜向内上，向前附着于足舟骨喙突下面；mpoCNL是弹簧韧带复合体中最薄弱的一条，起自跟骨前缘冠状窝，止点附着于足舟骨结节下方，走行于smCNL与iplCNL之间的脂肪组织内，有学者认为其由iplCNL解剖变异所发出，故又称该束为第三韧带。

弹簧韧带复合体与三角韧带、跖长韧带、跖短韧带及跖腱膜共同形成足部内侧纵弓的静态稳定结构，维持足弓的高度，其包绕距舟跟关节（距骨头），为距骨头提供力学支持，防止距骨头向内侧、跖侧脱位，当其他维持足弓的韧带及胫后肌腱功能发生障碍后，其承受的应力增加，进而出现过度拉伸，甚至撕裂，就会导致距骨头下陷、内移，最终导致扁平足畸形。

【病因及损伤机制】

弹簧韧带损伤好发于中年女性，损伤原因包括以下几点。

1. 急性损伤　当踝关节发生急性外伤（主要是足部外翻损伤，或由于高能量垂直暴力作用，如高处跳下），可引起弹簧韧带不同程度的损伤，包括韧带拉伤、部分撕裂、完全撕裂。

2. 慢性损伤　由于胫骨后肌腱病变可引起足踝部力学环境改变，致距骨头长期施压于弹簧韧带，使其过度负荷并最终导致韧带变性、部分或完全撕裂等不同程度损伤，此类患者常伴有扁平足畸形（可产生或加重病变，文献报道成人获得性扁平足畸形中87%的患者有弹簧韧带病变）。

典型的弹簧韧带损伤多是继发于胫骨后肌腱功能不全的慢性进展性过程。急性损伤为足踝部外伤引起的多结构损伤，常伴有内侧副韧带撕裂、腓骨下段骨折等。

【临床表现】

弹簧韧带损伤临床表现为活动时内踝及后足疼痛，不能用足尖站立。体格检查：内踝肿胀，按压内踝前方、载距突与足舟骨间出现压痛，可有足跟中立位外推试验阳性；单足提踵试验阳性（可以提踵但后足外翻不能纠正），可伴有扁平足畸形（内侧足弓塌陷）、前足外展、跟骨外翻。

【影像学表现】

诊断弹簧韧带损伤的检查方法主要包括如下。足部负重位X线片：观察足弓变化，间接判断弹簧韧带损伤；超声及MRI检查：观察韧带损伤直接征象，MRI软组织分辨率高，可直接显示踝关节韧带损伤及其程度。

1. 正常弹簧韧带的MRI表现

（1）内上跟舟韧带：是弹簧韧带复合体中最宽、最坚韧的一束，主要在冠状位和横轴位显示，冠状位自跟骨载距突前缘层面开始显示，向前连续显示至足舟骨内后缘层面，根据足的大小不同，3mm层厚扫描可连续显示在5～6个层面，MRI表现为三角韧带浅层（胫弹簧韧带）下方（与胫弹簧韧带相连续）呈略厚于胫弹簧韧带低信号影，外侧紧贴胫骨后肌腱，且大部分与之伴行，韧带深部与距骨相贴，韧带前部与距骨间可见薄层透明软骨信号影（压脂T₂WI呈较明显高信号影）（图2-5-1）；横轴位主要显示在胫弹簧韧带下方层面，呈前后走行的条状低信号影，根据扫描角度的不同，一般3mm层厚扫描可在3～4个连续层面显示，有时可在单一层面上完整显示韧带全程，韧带多数较平直，有时可因胫骨后肌腱压迫略弯曲（图2-5-2）。

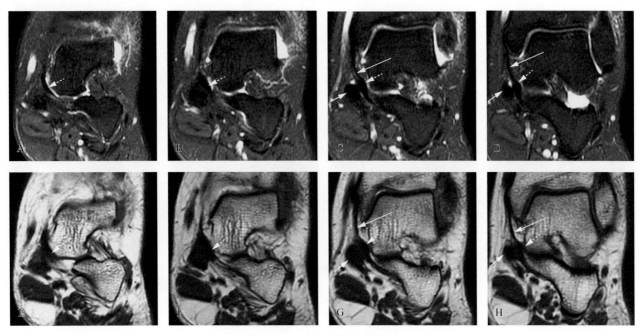

图2-5-1　内上跟舟韧带（1）

患者，女性，22岁。A～D.冠状位FS T₂WI；E～H.冠状位T₁WI。从前向后连续层面显示smCNL（虚箭）位于胫骨后肌腱（短箭）内侧（紧贴），上方与胫弹簧韧带（长箭）相连续

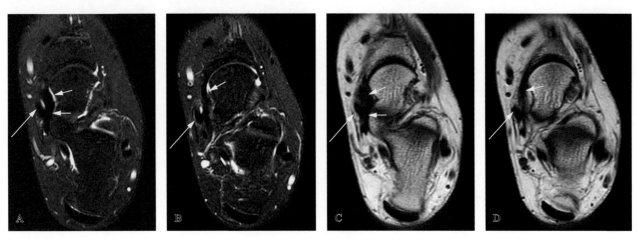

图2-5-2　内上跟舟韧带（2）

患者，女性，22岁。A、B.横轴位FS T₂WI；C、D横轴位T₁WI。显示smCNL为前后走行低信号影（短箭），外侧与胫骨后肌腱（长箭）相贴近

（2）外下跟舟韧带：是弹簧韧带复合体中较短、较厚的一束，韧带正常厚度为2～6mm（平均4mm）。在MRI横轴位及冠状位上显示效果较好，横轴位显示在距骨头下方层面，3mm层厚扫描可在1～2个连续层面上显示，表现为起自跟骨前缘冠状窝、向前略向内走行低信号影，形态较粗，边界较清晰，舟骨侧较跟骨侧略宽，前方与足舟骨喙突下缘相连，若切面与韧带走行方向平行，可在单一层面上完整显示；冠

状位显示为韧带的断面,表现为距骨头下方圆形(结节样)低信号结构,2～3个连续层面可见;韧带在 T_1WI 及压脂 T_2WI 序列上一般呈低信号影,有时近舟骨段夹杂少许细线样等(稍高信号影,脂肪组织);矢状位多显示不佳(主要是由于部分容积效应),当矢状位扫描层面刚好与韧带走行一致时,可显示为距骨头下方连接跟、舟骨条索样低信号影(图2-5-3),韧带周围水肿时,压脂 T_2WI 韧带在水肿高信号影衬托下显示更清晰(图2-5-4)。

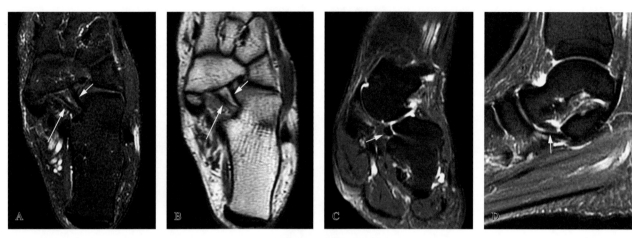

图2-5-3 外下及中跟舟韧带(1)

患者,男性,53岁。A.横轴位FS T_2WI;B.横轴位 T_1WI。显示iplCNL自跟骨冠状窝斜向前内侧走行(短箭),mpoCNL起自跟骨冠状窝iplCNL止点的后方,斜向前内侧走行(长箭)。C.冠状位FS T_2WI 显示iplCNL呈斑点状(短箭)。D.矢状位FS T_2WI 显示iplCNL自距骨头下方连接跟、舟骨(短箭)

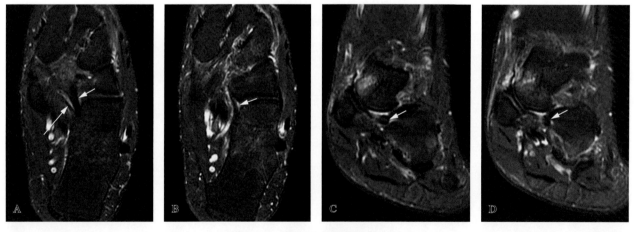

图2-5-4 外下及中跟舟韧带(2)

患者,女性,56岁。A、B.横轴位FS T_2WI;C、D.冠状位FS T_2WI。显示iplCNLA(短箭)及mpoCNL(长箭)在周围水肿高信号衬托下显示清晰

(3)中跟舟韧带:是弹簧韧带复合体中最纤细、菲薄的一束,呈薄片状,正常厚度1～5mm(平均2.8mm),韧带纤维结构间夹杂脂肪组织,MRI主要在横轴位观察,大致在外下跟舟韧带相同层面显示,1～2层可见,起自跟骨冠状窝(iplCNL起点的后方),斜向前内走行,附着于舟骨结节下方,呈多束聚集的条纹状(图2-5-3～图2-5-5),T_1WI 在脂肪衬托下显示较好;冠、矢状位显示效果欠佳,可显示为短线状低信号影。

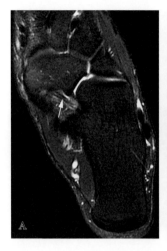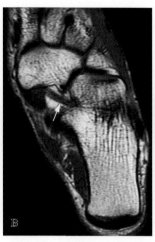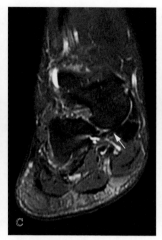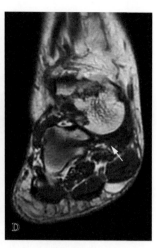

图2-5-5　中跟舟韧带

患者，男性，31岁。A.横轴位FS T₂WI；B.T₁WI。显示mpoCNL全程，呈多束聚集条纹状（箭）。C.冠状位FS T₂WI；D.T₁WI。显示mpoCNL断面，为短线状低信号影（箭）

2.弹簧韧带损伤的MRI表现　MRI诊断弹簧韧带损伤的敏感度为54%～55%，特异度为100%。

（1）内上跟舟韧带（smCNL）损伤：是最常见、最重要的弹簧韧带损伤。smCNL损伤可分为3级。Ⅰ级：韧带拉伤或变性，MRI表现为韧带形态正常或稍增厚，压脂T₂WI显示韧带信号稍增高，韧带周围水肿呈片状高信号影（图2-5-6）；Ⅱ级：韧带部分撕裂，MRI表现为韧带形态明显增粗，压脂T₂WI显示韧带信号不均匀增高，部分区域呈局灶性明显高信号影（图2-5-7）；Ⅲ级：韧带完全撕裂，MRI表现为韧带撕裂处呈贯穿韧带全层的明显高信号影（图2-5-8）。Ⅱ、Ⅲ级损伤韧带周围一般都伴有不同程度水肿、积液。

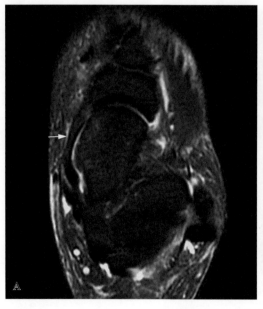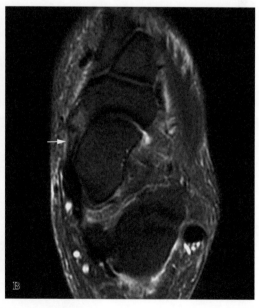

图2-5-6　内上跟舟韧带Ⅰ级损伤

患者，女性，44岁。A、B.连续层面横轴位FS T₂WI，显示smCNL前段形态略增粗，信号轻度增高（箭），足舟骨韧带附着端小片骨髓水肿

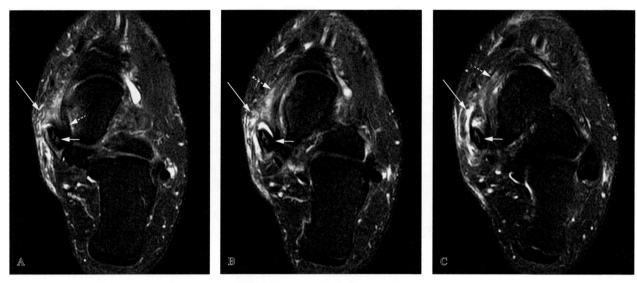

图2-5-7　内上跟舟韧带Ⅱ级损伤

　　患者，女性，50岁。A～C.连续层面横轴位FS T₂WI。显示smCNL（虚箭）明显增粗，信号不均匀性增高，韧带内见局灶性明显高信号影，胫骨后肌腱（短箭）肿胀增粗，内见高信号灶，腱鞘积液，并肌腱及韧带周围广泛水肿（长箭）

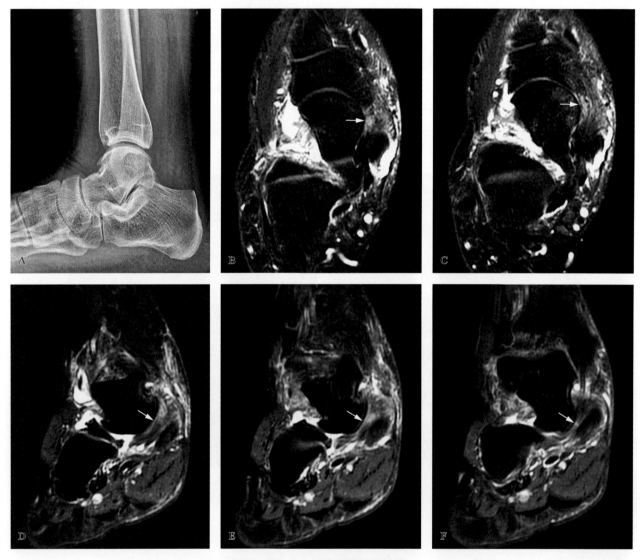

图2-5-8　内上跟舟韧带Ⅲ级损伤

　　患者，女性，51岁，扁平足患者。A.负重位X线片显示足弓变平；B、C.连续层面横轴位；D～F.连续层面冠状位FS T₂WI。显示胫骨后肌腱增粗、腱鞘积液，smCNL近舟骨段累及韧带全层的明显高信号（箭）

（2）外下跟舟韧带（iplCNLA）及中跟舟韧带（mpoCNL）损伤：由于这两条韧带行程较短，位于足底，发生损伤相对少见（尤其是外下跟舟韧带），韧带损伤可表现为变性及腱鞘囊肿形成、部分可显示韧带纤维束断裂，MRI征象包括韧带周围水肿、韧带本身水肿、韧带形态变细、扭曲及韧带纤维部分或全部中断等，腱鞘囊肿呈小囊肿液体信号影（图2-5-9～图2-5-12）。韧带撕裂慢性期，水肿吸收，周围脂肪恢复正常信号，撕裂韧带可表现为松弛、不连续，可呈飘带状游离于脂肪内，此时T_1WI观察较好，压脂T_2WI由于脂肪呈低信号影，韧带结构常显示不清（图2-5-13）。

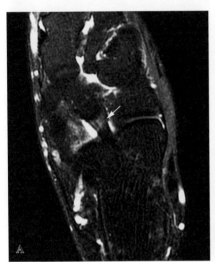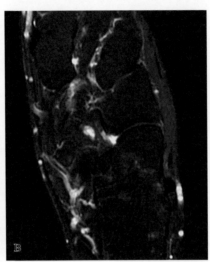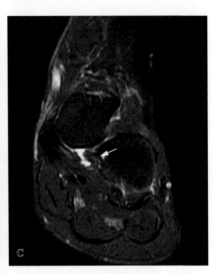

图2-5-9 外下跟舟韧带损伤

患者，女性，27岁。A、B.连续层面横轴位；C.矢状位FS T_2WI。显示iplCNL前部片状高信号影（箭），并韧带周围呈明显高信号影（积液）

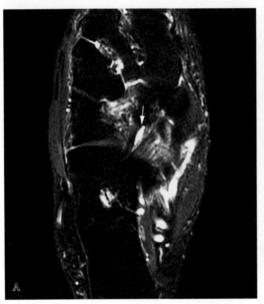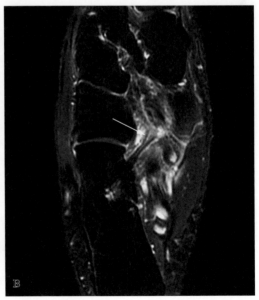

图2-5-10 中跟舟韧带损伤

患者，女性，51岁。A、B.连续层面横轴位FS T_2WI，显示mpoCNL远段高信号影（长箭），韧带周围弥漫性高信号影（脂肪水肿），iplCNL与mpoCNL之间局限性积液呈明显高信号影（短箭）

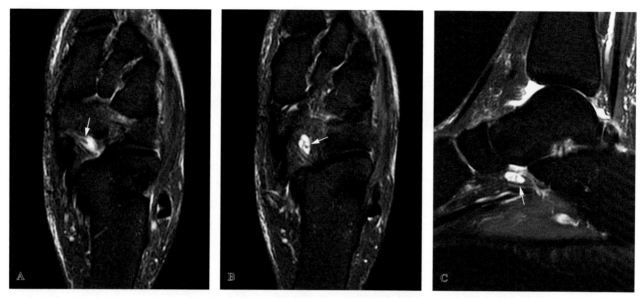

图2-5-11 中跟舟韧带部分撕裂并腱鞘囊肿

　　患者，女性，42岁。A、B.连续层面横轴位；C.矢状位FS T₂WI。显示mpoCNL纤维束部分不连续，周围腱鞘囊肿形成，呈边缘清楚明显高信号影（箭）

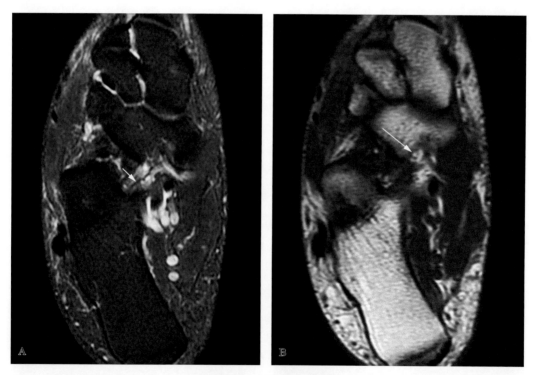

图2-5-12 中跟舟韧带撕裂

　　患者，女性，44岁。A.横轴位FS T₂WI；B.T₁WI。显示mpoCNL失去正常结构，FS T₂WI呈松弛细线状低信号影（短箭），韧带前端未与足舟骨相连（间隔脂肪组织，长箭），韧带周围水肿

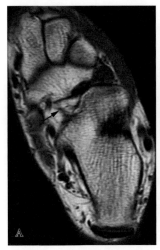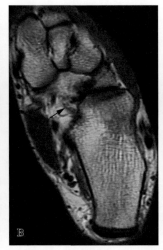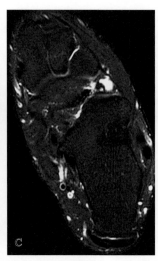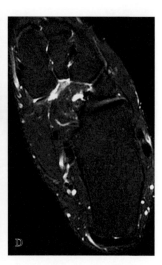

图 2-5-13 中跟舟韧带陈旧性撕裂

患者，男性，36岁。A、B.连续层面横轴位 T_1WI，显示 mpoCNL 韧带松弛、不连续，呈飘带状游离于脂肪内（箭）；C、D.FS T_2WI 脂肪呈低信号影，韧带轮廓显示不清

【治疗】

弹簧韧带损伤多继发于胫骨后肌腱功能不全，并最终引起扁平足畸形，因此针对胫骨后肌腱功能不全和（或）扁平足的治疗有助于减轻、减缓弹簧韧带损伤，治疗方法包括保守治疗与手术治疗。保守治疗包括：①减少活动（避免负重行走和过度疲劳），石膏固定 4～6 周；②功能锻炼加强足内侧肌群肌力；③理疗；④使用足弓垫改善足部受力，预防、矫正足部畸形。若经过 3 个月及以上保守治疗效果不佳，足部畸形进展，须行手术治疗。手术治疗分为软组织手术和骨性手术，目前推荐两者联合以弥补足部力学环境不稳和动力支持不足的缺点，术式包括趾长屈肌腱转移术、长屈肌腱转移术、腓骨短肌转移术、跟骨内移截骨术、外侧柱延长术等。

对于单独的弹簧韧带损伤，保守治疗以制动、石膏固定、理疗为主，手术治疗包括腓骨长肌肌腱移植重建弹簧韧带、弹簧韧带紧缩缝合等。

（刘树学 陈贤腾）

第六节 跗骨窦韧带损伤

跗骨窦位于跟距后关节与跟距前、中关节之间，由距骨下面中部的距骨沟与跟骨后关节面前方的跟骨沟相合而成，为由后内向前外走行、略呈锥形的骨性间隙，与跟骨轴线夹角约为 45°，其外侧开口较大，内侧为漏斗形的跗骨管（图 2-6-1）。跗骨窦内含有脂肪、神经血管及五条韧带（分别为颈韧带，距跟骨间韧带，伸肌下支持带的内、中、外侧束，其中前二者为稳定距下关节最重要的韧带）。

颈韧带（又称前外侧距跟韧带或距跟前韧带）位于跗骨窦外口稍后方，起于距骨颈外侧面前部，止于跟骨沟外缘前 1/2 处，覆盖并封闭跗骨窦外口，多为单束，也可存在多束（解剖变异）。其走行与水平面夹角为 45°，长轴方向与跟骨的矢状面夹角为 45°～50°，有限制距骨前移和向内移位、防止足过度内翻的作用。

距跟骨间韧带较颈韧带更为粗大，起于距骨沟顶部，止于跟骨沟底部，其纤维由内上向外下倾斜走行，大部分位于跗骨管内，小部分位于跗骨窦内侧。在足部标本解剖学研究发现，距跟骨间韧带的形状分为 3 种：上宽下窄的扇形、厚且宽的韧带、多束型。其中多束型分为前、后两束，后束较粗大，紧贴跟骨后距下关节面前方，从内上向外下走行，前束略小，位于跟骨前距下关节面后方，起于距骨颈下方，止于跟骨沟后部。距跟骨间韧带在稳定距下关节方面发挥了最为重要的作用，可防止距骨或跟骨后脱位。

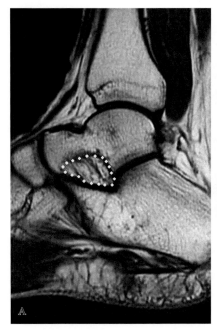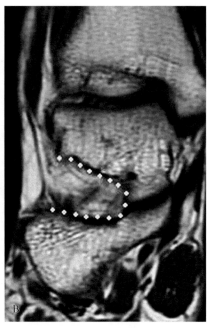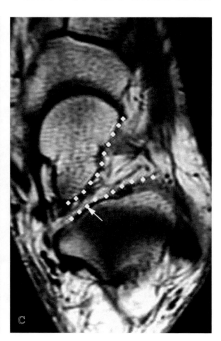

图2-6-1 跗骨窦

患者，女性，34岁。A.矢状位；B.冠状位；C.横轴位T₁WI。虚线勾画跗骨窦及跗骨管内被脂肪填充，脂肪内可见韧带、血管等结构，横轴位内后方变窄处为跗骨管（箭）

伸肌下支持带是由小腿深筋膜向下延伸形成，其外侧端通过位于跗骨窦内的韧带样根固定在距骨、跟骨外侧面。外侧根在跗骨窦外侧面附着于跟骨，中间根在颈韧带附着点后方附着于跟骨。内侧根有两个附着点，跟骨附着点位于距跟骨间韧带跟骨附着点前方，距骨附着点同距跟骨间韧带距骨附着点。伸肌下支持带辅助颈韧带限制距下关节内翻。

部分人存在跗骨管韧带，位于跗骨管的内侧，是一条短的垂直走行韧带，位于距跟内侧关节面与距跟骨间韧带之间。

跗骨窦韧带的急性损伤（acute injuries of sinus tarsi ligaments）由距下关节扭伤引起，因为跗骨窦韧带与外侧韧带复合体共同稳定踝关节和后足的外侧面，所以损伤多与踝关节外侧韧带复合体损伤同时发生。跗骨窦韧带损伤是跗骨窦综合征（sinus tarsi syndrome，STS）的主要原因之一（STS具体描述见第七章第四节）。

【病因及发病机制】

跗骨窦韧带损伤的最常见原因是踝关节内翻损伤时伴随踝关节旋后损伤。

距下关节由距骨和跟骨间的前、中、后三个关节组成的，在一个三平面轴上，产生旋前和旋后运动，内源性韧带维持距骨与跟骨间的力线，并能在一定范围内限制距下关节的过度翻转，距跟骨间韧带位于距骨和跟骨之间的中心，并在小腿延长线上，身体重量会通过距骨、跟骨向下传导，在维持距骨与跟骨力线的同时，其与跟腓韧带一起使踝关节外侧面保持稳定，足旋后时，距跟骨间韧带被拉紧，承受强大应力，易受到损伤；颈韧带较距跟骨间韧带细小，当踝关节内翻扭伤时颈韧带会受到牵拉，引起损伤。

理论上，当足过度内翻时，最先损伤的是距腓前韧带，其次是跟腓韧带，再次是颈韧带，最后为距跟骨间韧带，而且暴力能量越大，损伤的韧带越多。所以跗骨窦韧带的损伤几乎不会单独存在。

踝部发生内翻扭伤后，由于窦内的韧带、血管、软组织等成分的损伤，跗骨窦内出现水肿、出血或韧带撕裂，慢性期常会导致无菌性炎症、变性和纤维化，从而演变为跗骨窦综合征。

【临床表现】

跗骨窦韧带急性损伤多见于青年运动员或体育爱好者，患者通常会描述较严重踝关节外伤史，涉及足部旋后或内翻损伤机制。踝关节急性损伤通常表现为踝关节前外侧疼痛，伴有肿胀、瘀斑，此时患者往往拒绝查体，所以跗骨窦韧带急性损伤难于通过距下关节不稳的改变而发现。

STS的主要临床表现为外踝前下方跗骨窦开口部酸痛不适、压痛，无力，足部跖屈时向足背前外侧放射痛，行走、跑步和负重后疼痛加剧，休息后疼痛减轻，同时疼痛也会随天气变化而加剧；并常伴有后足不稳定及距下关节不稳，站立位可显示双侧后足与小腿的夹角不一致；足被动旋后跖屈终末引起跗骨窦区域的疼痛（此为STS的典型症状）；踝关节周围肌肉，尤其是足底屈肌可能萎缩，力量减弱；距下关节的滑动试验可为阳性。

【分类和分级】

目前，国内外均无跗骨窦韧带急、慢性损伤的分型。笔者认为，把跗骨窦韧带损伤分为单纯颈韧带损伤和颈韧带、距跟骨间韧带联合型损伤二型，对临床治疗有一定的提示作用。

【影像学表现】

MRI是显示跗骨窦韧带的最佳影像学检查方法。

1.正常跗骨窦韧带MRI表现

（1）颈韧带：呈扁条状，起自距骨颈外侧面，向外、向下、略向后走行，止于跟骨沟外缘前1/2，由于跗骨窦内充满脂肪、颈韧带较细小，因此在脂肪高信号衬托下以T_1WI显示为佳，而压脂T_2加权图像由于脂肪被抑制后呈低信号影，常导致韧带显示不清，须与T_1WI进行对比观察。

冠状位是观察颈韧带的最佳方位：显示在跗骨窦前部层面，3mm层厚扫描一般可在2～3层连续图像上显示，表现为自距骨颈斜向外下走行的线条状低信号影（薄层扫描多显示为内含脂肪的条纹状结构），连接至相同层面跟骨外侧上表面，其外上方可见伸肌下支持带的内侧束、中间束及外侧束的断面，根据扫描层面与其长轴的关系可呈条状或不规则斑点状低信号影（图2-6-2）。矢状位显示在经距骨颈外缘层面，3mm层厚扫描通常在连续2个层面观察到，表现为起自跟骨前突上方约1/2位置向前上走行索条状低信号影，向上连接至距骨颈外侧缘，距骨颈外侧层面（距骨颈不可见）则表现为上缘游离状，由于扫描方位原因常不能在同一层面同时显示韧带上、下止点，颈韧带后方脂肪间隙内可见索条状伸肌下支持带深束由上向下走行，后者较颈韧带相对粗大（图2-6-3）；横轴位3mm层厚扫描韧带显示不佳，其与伸肌下支持带均表现为跗骨窦脂肪内细索条状或不规则斑点状低信号影，由于韧带较细层面较厚，并且层面与韧带走行方向成斜角，常显示不清楚（图2-6-3）。横轴位较少用于观察和评价跗骨窦韧带。

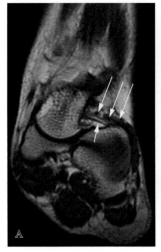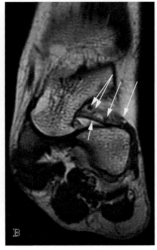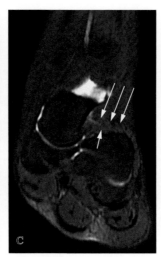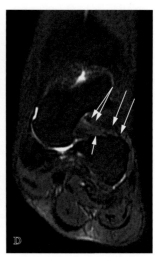

图2-6-2　颈韧带（1）

患者，女性，14岁。A、B.冠状位T_1WI；C、D.FS T_2WI。显示颈韧带（短箭）：T_1WI表现为自距骨颈斜向外下走行条纹状低信号影，连接至跟骨外侧上表面，FS T_2WI韧带轮廓显示不甚清晰，以低、稍高混杂条纹状信号为主；其外上方可见伸肌下支持带（长箭）的断面，呈不规则斑点状低信号影

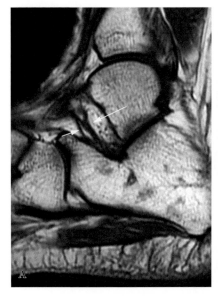
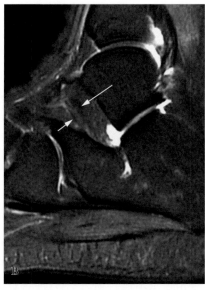
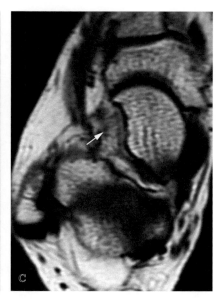

图2-6-3　颈韧带（2）

患者，女性，34岁。A.经距骨颈外缘矢状位T₁WI；B.FS T₂WI。显示颈韧带为前上向后下走行线样低信号影（短箭），其后方见较粗大的伸肌下支持带深束（长箭），呈近似平行颈韧带低信号影，压脂T₂WI由于跗骨窦脂肪呈低信号影导致韧带显示不清。C.经跗骨窦横轴位T₁WI颈韧带表现为不甚清楚点条状低信号影（短箭）

（2）距跟骨间韧带：在颈韧带的后内方，相对粗大，其位于跗骨窦管部，起于跗骨管底壁，向后上内斜行，止于跗骨窦管顶壁，左右斜行走行，骨间韧带将跗骨管分成呈前后两份，有时显示为前后两束。T₁WI表现为中等信号影，压脂T₂WI主要表现为低信号影，因周围脂肪较多，常规3mm层厚扫描也经常显示边界不清，表现为条纹状，以冠、矢状位显示较好，冠状位常可显示韧带的全程或大部分，于跗骨窦管层面连续2～3层显示，呈由内上向外下斜行索条状低信号影，矢状位于跗骨管层面，表现为短条状低信号影（图2-6-4）；横轴位经跗骨管层面仅能于一个层面显示，一般表现为与跗骨管长轴方向一致的短条状影。

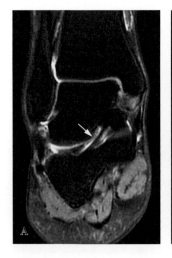
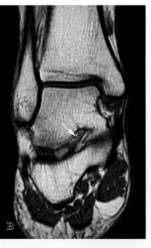
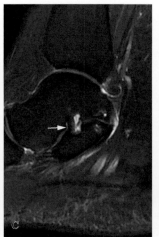
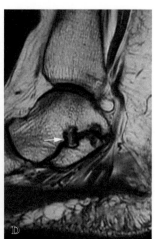

图2-6-4　距跟骨间韧带

患者，女性，44岁。A.冠状位FS T₂WI；B.T₁WI。显示距跟骨间韧带自内上向外下斜行的低信号（箭）。C.矢状位FS T₂WI；D.T₁WI。显示距跟骨间韧带为跗骨窦管内上下走行的短条状低信号影（箭）

2.跗骨窦韧带损伤MRI表现 跗骨窦韧带急性损伤多由踝扭伤引起，均伴随有外侧副韧带损伤，并具有一定的顺序关系，当踝关节损伤暴力能量足够大、损伤踝关节外侧韧带复合体后，残余暴力会致颈韧带、距跟骨间韧带依次受损，所以当距跟骨间韧带出现损伤后，常已经发生了颈韧带损伤。

跗骨窦韧带损伤的MRI征象包括韧带周围脂肪间隙水肿、积液、韧带本身水肿、松弛、扭曲及连续性中断等，另外外侧副韧带复合体损伤、踝关节骨挫伤、骨折等可作为跗骨窦韧带损伤的支持征象（图2-6-5，图2-6-6）。

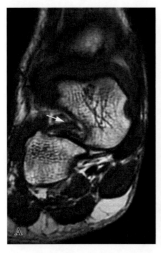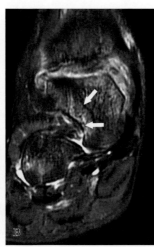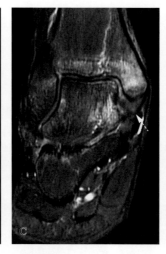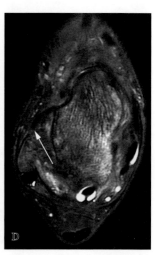

图2-6-5 颈韧带损伤

患者，男性，27岁。A.冠状位T₁WI显示颈韧带（短箭）松弛，上端不连续。B、C.冠状位FS T₂WI显示距骨颈韧带附着区骨髓水肿、韧带周围积液（宽箭），并见胫骨远端纵行骨折线，内踝、距骨多发骨挫伤，内侧副韧带撕裂（虚箭）。D.横轴位FS T₂WI显示距腓前韧带撕裂（长箭）

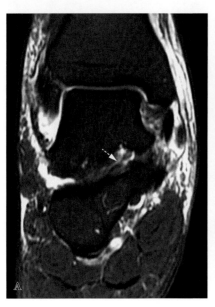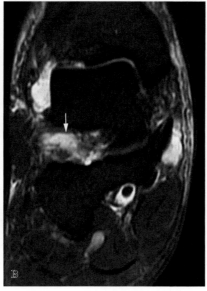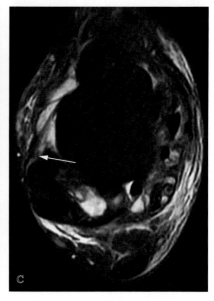

图2-6-6 距跟骨间韧带损伤

患者，男性，52岁。A.冠状位FS T₂WI显示跗骨窦管内距跟骨间韧带（虚箭）粗细不均、信号增高，韧带周围积液；B.冠状位FS T₂WI显示跗骨窦脂肪水肿、积液（短箭）；C.横轴位FS T₂WI显示距腓前韧带腓骨端撕裂（长箭），踝关节周围软组织水肿

在发生一次或多次跗骨窦韧带损伤后，韧带发生无菌性炎症、变性和纤维化等病理改变，同时累及周围脂肪间隙，最终引起跗骨窦综合征（图2-6-7，图2-6-8）。

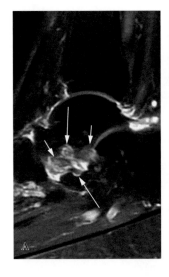
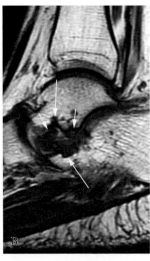
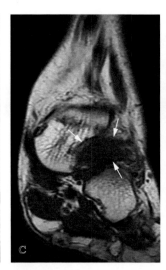
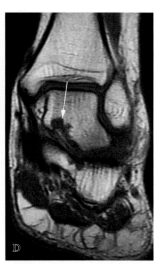

图2-6-7　跗骨窦综合征（1）

患者，女性，52岁。A.矢状位FS T₂WI；B.T₁WI；C、D.冠状位T₁WI。显示跗骨窦内纤维化，表现为跗骨窦脂肪信号消失，T₁WI呈片状等、低信号影，FS T₂WI呈不均匀稍高信号影（短箭），伴少许积液呈明显长T₂信号；韧带结构显示不清；骨侵蚀表现为跗骨窦壁骨质不规则缺损（长箭）

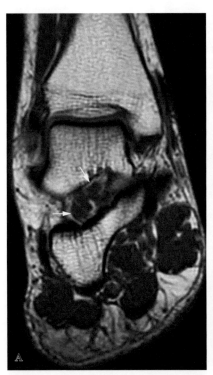
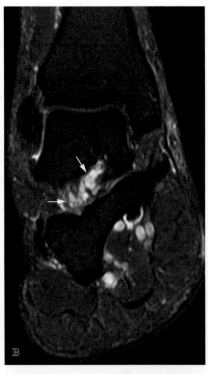
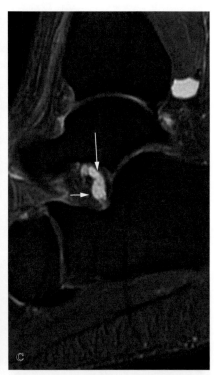

图2-6-8　跗骨窦综合征（2）

患者，女性，44岁，右踝扭伤1年余，行走后足部疼痛。A.冠状位T₁WI；B.FS T₂WI；C.矢状位FS T₂WI。显示跗骨窦腱鞘囊肿形成，表现为跗骨窦脂肪内串珠状长T₁、长T₂信号，边界清楚（箭），并可见囊肿延伸至跗骨管内，距跟骨间韧带显示不清

　　跗骨窦韧带形态较细小，使用常规踝关节MRI扫描序列（3mm层厚）进行检查，只能对具有典型征象的病例并结合临床病史做出韧带损伤的诊断，要想细致显示韧带情况，需要进行2mm以下层厚的薄层扫描，最好使用3D序列进行各向同性等体素扫描，并进行多方位重建观察。

【治疗】

　　跗骨窦韧带急性期损伤往往伴发踝关节其他结构的损伤，如踝关节骨挫伤、骨折、外侧副韧带损伤等。此时，主要针对上述骨结构及韧带损伤进行干预，而不单纯对损伤的跗骨窦韧带进行治疗，通常随着

其他损伤的痊愈，跗骨窦韧带的损伤亦会达到较好的治疗效果。

跗骨窦综合征治疗包括保守治疗和手术治疗。①保守治疗：包括理疗、非甾体抗炎药、跗骨窦部封闭治疗；制动、限制距下关节的活动；对于有关节不稳感觉的患者进行腓骨肌腱的锻炼和本体感觉的训练。②手术治疗：手术的目的是跗骨窦的减压，可通过切开或关节镜下完成，取出关节游离体，切除关节内的粘连，切除或松解跗骨窦内的脂肪、筋膜和滑膜及切除撕裂或引起挤压的软组织。

（刘树学　曹明明）

第七节　Lisfranc韧带复合体损伤

Lisfranc关节（Lisfranc's joint）即跖跗关节（tarsometatarsal joints），包括5个跖骨与相应的中足部跗骨，其中第1～3跖骨基底部与相应的楔骨相连，第4、5跖骨基底部与骰骨相连，形成"S"形关节面。第1跖骨与内侧楔骨及第2跖骨与中间楔骨形成的关节又被称为狭义的Lisfranc关节。第2跖骨基底部嵌入内、外侧楔骨之间构成榫卯结构，是Lisfranc关节甚至整个足稳定的重要骨性因素。Lisfranc关节根据解剖及功能特点可分为内、中、外3柱（图2-7-1）。Lisfranc关节除了骨性结构外，各小关节间有众多韧带连接，包括背侧韧带、跖侧韧带和骨间韧带。其中维持内侧柱和中间柱稳定的一组韧带群被称为Lisfranc韧带复合体（Lisfranc ligament complex），包括如下。①背侧韧带：起自内侧楔骨外侧，止于第2跖骨底背内侧；②骨间韧带，即Lisfranc韧带：起自内侧楔骨外侧缘，止于第2跖骨基底内侧缘，呈扁平带状，长8～10mm、厚5～6mm，韧带强度是背侧韧带的3倍，是稳定足内侧柱和中间柱的重要结构，73%的Lisfranc韧带由单束构成，仅有27%的Lisfranc韧带为双束；③跖侧韧带：起自内侧楔骨的外缘跖侧，分成两束，向外侧斜行走行，其中薄而深的一束止于第2跖骨基底部，厚而浅的一束则止于第3跖骨基底部，外观上呈"V"或"Y"形，腓骨长肌腱覆盖其表面，解剖上难以识别。这两束韧带维持着第2、3跖跗关节的稳定，损伤后可引起第2、3跖骨基底部骨折（图2-7-2）。

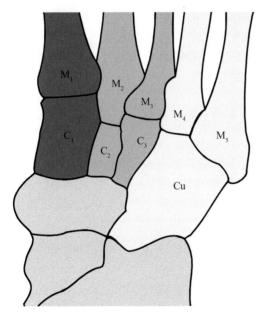

图2-7-1　Lisfranc关节

C_1：内侧楔骨，C_2：中间楔骨，C_3：外侧楔骨，Cu：骰骨，M_1～M_5：第1～5跖骨。内侧柱：C_1～M_1，中间柱：C_2、C_3、M_2、M_3，外侧柱：Cu、M_4、M_5

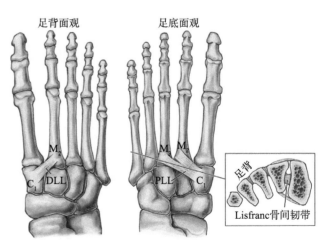

图2-7-2　Lisfranc韧带复合体

Lisfranc韧带复合体由背侧韧带（DLL）、骨间韧带（Lisfranc韧带）、跖侧韧带（PLL）构成（图片来源：美国西奈山健康医疗系统）

【病因及发病机制】

Lisfranc韧带复合体损伤机制根据受力部位及方向分为直接损伤和间接损伤。直接损伤是暴力直接作用于足部，引起第2跖骨基底的移位，从而导致Lisfranc韧带复合体损伤；间接损伤多发生在前足外展和足跖屈时。①外展损伤：当足部固定，身体相对足部旋转，导致其产生过度外展或外旋，引起第2跖骨基底部骨折并第2～5跖骨向外侧移位，此种横向应力可导致Lisfranc韧带和第2、3跖骨间韧带撕裂；②跖屈损伤：当前足固定于地面时，沿足部纵轴在足跟处施以压力，作用于中足，此种纵向应力可导致Lisfranc韧带和内侧、中间楔骨间韧带撕裂。Lisfranc韧带复合体断裂或合并撕脱性骨折多由间接损伤所致。

对于儿童和青少年，Lisfranc损伤又称"双层床损伤"，好发于3～6岁儿童，损伤常导致第1、2跖骨基底部骨折，6岁以下儿童第1～2跖骨间隙超过3mm时应考虑存在Lisfranc韧带损伤。

另外，某些基础疾病，尤其是糖尿病人群，因局部微小的创伤或者糖尿病后期出现的并发症也可引起Lisfranc损伤。

【临床表现】

Lisfranc关节损伤在临床并不多见，年发生率约为1/55 000，约占所有骨折的0.2%，近年来发病率呈上升趋势。男性发病率是女性的2～3倍，主要集中在30～40岁。由于儿童的韧带强度大于干骺端骨松质强度，因而儿童Lisfranc韧带损伤较成人少见。Lisfranc关节损伤多与其他中足损伤同时出现，大多数（87.5%）为闭合性损伤，有时候较为隐匿，容易漏诊，初诊时漏诊和误诊率可高达20%～30%。

Lisfranc损伤临床常见足中部疼痛、肿胀，不能负重，沿Lisfranc关节有触痛，前足畸形，第1、2趾间隙增宽，足背瘀斑，跖骨活动范围增大，被动活动前中足部引起疼痛等，并常伴有严重软组织挫伤、血管损伤，合并骨筋膜隔室综合征时，患足持续疼痛并进行性加重，至晚期则无痛，末端苍白或发绀，肿胀，压力增高，足趾屈曲，被动牵伸时剧痛。终末可引起缺血性足坏死。

完整的病史和体格检查是临床诊断的基础，应明确损伤机制的不同细节，包括足的位置、暴力的方向和所涉及的能量高低等。体格检查包括：①观察中足背是否有肿胀畸形及压痛；②观察足底是否有以Lisfranc韧带为中心的瘀斑；③检查者一手固定足跟，另一只手跖屈和背伸跖骨头.观察Lisfranc关节是否出现疼痛；④观察患者仅以患足足跟触地单足站立时是否会引起疼痛，患足不能负重，则是潜在的不稳定征象；⑤旋转试验，即相对第1跖骨头挤压第2跖骨头，对第2跖跗关节施加应力，以此诱发Lisfranc关节疼痛；⑥用手跖屈或背屈前足趾，诱发Lisfranc关节疼痛，称琴键征试验阳性，提示Lisfranc损伤。此外，应对血管神经情况进行评估，因为足背动脉的走行通过第1、2跖骨间隙，在严重脱位时容易损伤。

【分类和分级】

由于解剖结构和损伤机制复杂，Lisfranc损伤包括的范围从部分韧带损伤或非移位的骨折到严重移位、不稳定的韧带损伤或骨折。

Lisfranc关节损伤有很多分类法：1972年Wilson根据前足受伤机制将跗跖关节损伤分成3类，即前足旋前、前足旋后和单纯跖屈型；后来，Myerson等按Lisfranc关节脱位分成3类：A型：同向型脱位，即5块跖骨向一个方向脱位。B型：单纯型脱位，分2种，B_1为第1跖骨单独向内侧脱位，B_2为外侧4个跖骨部分或全部向外侧脱位；C型：分离型移位，分2种，C_1为第1跖骨向内侧脱位，外侧4个跖骨部分向外侧脱位。C_2为第1跖骨向内侧脱位，外侧4个跖骨全部向外侧脱位。A型跗跖关节脱位必然导致Lisfranc韧带损伤，B、C型跗跖关节脱位中累及第2跗跖关节时将伴有Lisfranc韧带损伤。

不合并Lisfranc关节骨折脱位的单纯韧带损伤，或存在细微骨折的隐匿性损伤为轻度损伤或扭伤，Nunley等根据临床发现、负重X线检查、骨扫描，提出针对轻微低能量的损伤分型（图2-7-3）。

Ⅰ型：Lisfranc韧带拉伤，临床表现活动受限、Lisfranc韧带复合体区域疼痛。负重正位片显示第1、2跖骨间隙正常，但骨扫描有局部Tc-MDP摄取增加。

Ⅱ型：负重正位片显示第1、2跖骨间移位2～5mm，侧位片显示足弓正常。

Ⅲ型：负重正位片显示第1、2跖骨间移位大于5mm，侧位片示足弓塌陷，第5跖骨与内侧楔骨距离减小。

另有学者根据韧带的完整程度，将Lisfranc损伤分为韧带完全断裂和不全断裂两型，韧带不全断裂的亚型同Nunley分型，而完全断裂型又分为无明显关节内骨折和明显粉碎的关节内骨折两型。

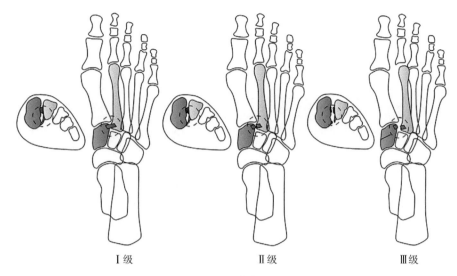

Ⅰ级　　　　　　　Ⅱ级　　　　　　　Ⅲ级

图 2-7-3　Lisfranc 韧带损伤 Nunley 分级

Ⅰ级：韧带拉伤；Ⅱ级：韧带断裂伴第 1、2 跖骨间距离 2～5mm；Ⅲ级：韧带断裂伴第 1、2 跖骨间距离大于 5mm，且足弓塌陷（图片来源：澳大利亚布里斯班皇家妇女医院杰弗里·霍金博士）

【影像学表现】

1. 影像学检查

（1）X 线检查：Lisfranc 韧带损伤可做足部前后位、侧位 X 线检查，分常规和负重位两种。

前后位片：检查时光束中心位于第 2 跖骨，向头侧倾斜 28.9° 以使 Lisfranc 关节显示最佳，标准前后位片第 2 跗跖关节线清晰可见。正常表现为第 1、2 跖骨的内侧缘与对应楔骨的内侧缘连续呈一条直线（mills line），且第 2 跖骨与内侧楔骨的关节间隙小于 2mm。Lisfranc 关节损伤时表现为第 2 跖骨内侧缘与中间楔骨内侧缘对位对线不良，第 1、2 跖骨基底部分离大于 2mm 或较对侧正常足增大 1mm 以上。如内侧楔骨及第 2 跖骨基底部间出现小骨碎片影，称为斑点征（fleck sign），提示 Lisfranc 韧带撕脱骨折。

侧位片：用于观察跖骨基底的背侧位移，并可比较第 1 跖骨（M_1）和第 5 跖骨（M_5）基底部低点之间的距离，正常 M_5 基底部下缘低于 M_1 基底部下缘，当足弓塌陷时该距离明显变小甚至重叠（图 2-7-4），高度提示 Lisfranc 损伤。

常规 X 线检查对于轻微的 Lisfranc 损伤漏诊率高达 50%，负重 X 线检查对第 1、2 跖骨间隙增宽显示优于常规。此外，还可行双侧足部 X 线片对照用以识别细微的差别（图 2-7-5）。

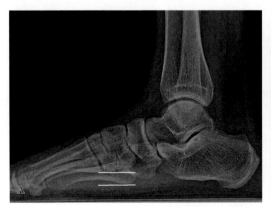
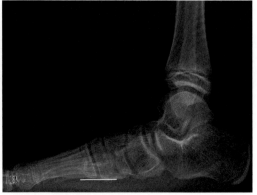

图 2-7-4　侧位第 1、5 跖骨基底关系

足负重侧位片：A. 正常足，显示第 5 跖骨基底部下缘高于第 1 跖骨基底部下缘。B. 足弓塌陷，显示第 5 跖骨基底部下缘与第 1 跖骨基底部影像基本重叠

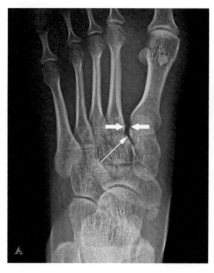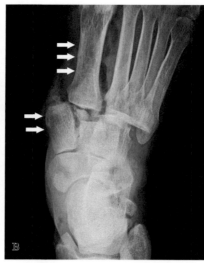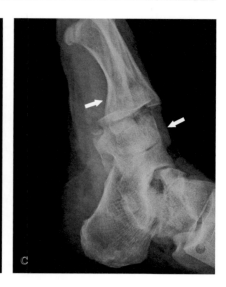

图2-7-5　Lisfranc损伤（1）

A.患者，女性，29岁，足部正位X线片显示第1、2跖骨间距离增宽（粗箭），内侧楔骨外侧缘旁撕脱小骨片（细箭）。B.男性，64岁，正位X线片显示Lisfranc关节MyersonA型损伤：mills line不连续，并多发撕脱性骨折（箭）。C.与B同一患者，显示全部跖骨以远向背侧移位（粗箭），足弓塌陷

（2）CT检查：CT通过容积扫描和三维成像技术，可清晰地显示Lisfranc关节1～2mm的微小错位和细小的撕脱性骨折。正常Lisfranc关节表现为跗骨远端和跖骨基底无重叠影；跗骨周缘平滑、连续；双足对称；MSCT可显示正常Lisfranc韧带的形态及轮廓。

Lisfranc韧带损伤后，韧带肿胀，边界不清，周围脂肪间隙模糊，不易分辨。如出现以下表现则提示Lisfranc韧带损伤：①第1、2跖骨基底间隙超过2mm；②第1、2跖骨基底分离伴有第2跖骨基底内侧撕脱性骨折；③内侧楔骨外侧中部（即Lisfranc韧带内侧楔骨附着点）撕脱性骨折（图2-7-6）。

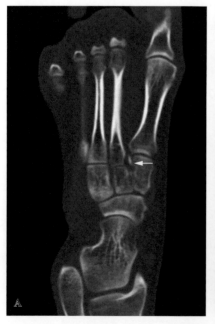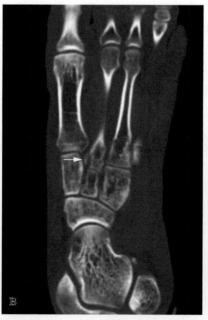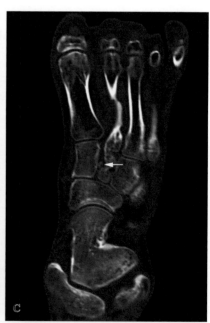

图2-7-6　Lisfranc损伤（2）

足部CT横轴位重组图：A.患者，女性，29岁，显示第1、2跖骨间距离增大，第2跖骨基底部撕脱性骨折（箭）。B.患者，男性，31岁，显示第2跖骨基底部撕脱性骨折（箭）。C.患者，男性，33岁，显示内侧楔骨外侧中部撕脱性骨折（箭）

（3）MRI检查：是显示Lisfranc韧带复合体损伤的最佳影像学检查方法，与其他影像学检查相比，能够直接显示韧带损伤。

（4）超声检查：有学者通过超声检查辅助诊断Lisfranc韧带撕裂或第2跖骨基底部到内侧楔骨的距离增加。当足部负荷增加时，超声还可观察到背侧韧带长度明显延长，因此超声检查可作为一种替代检查方式使用。

（5）骨扫描：骨扫描技术在检测Lisfranc关节轻微非移位性损伤和陈旧性损伤中极其敏感，表现为局部Tc-MDP摄取增加。

在诊断Lisfranc韧带复合体损伤时，普通X线不能满足诊断，但对一些重要的直接或间接征象应引起足够的重视；CT扫描及多方位重组技术能够清晰地显示Lisfranc关节脱位及Lisfranc韧带附着点处撕脱性骨折；MRI能够直接、准确地评价Lisfranc韧带复合体的损伤情况，但其对治疗计划的制订并不起决定性作用。CT应作为Lisfranc损伤的常规检查。

2. 正常Lisfranc韧带复合体的MRI表现 MRI横断面能够清晰地显示Lisfranc韧带的全长及其在内侧楔骨和第2跖骨基底部的附着点，是判断Lisfranc韧带完整性的最重要平面。横轴位上Lisfranc韧带显示在内侧楔骨与第2跖骨基底层面，3mm层厚扫描一般可在2～3层连续图像上显示（部分层面可存在部分容积效应），常可在单层图像上完整地显示Lisfranc韧带的全长，表现为自内侧楔骨外侧缘至第2跖骨基底部内侧缘斜行条状平直低信号，边缘清楚，周围为疏松的结缔组织，以脂肪信号为主（图2-7-7）。冠状位显示Lisfranc韧带的断面，在第2跖骨基底部层面，3mm层厚扫描2～3层可见，表现为短条状或点状低信号影（图2-7-8）。矢状位上对Lisfranc韧带显示不佳。对于薄而且短小的背侧韧带、跖侧韧带，在矢状位和冠状位相对显示效果稍好，根据扫描平面的不同，表现为点状、条状低信号影。另外，矢状位还可显示Lisfranc关节背侧缘连续性。

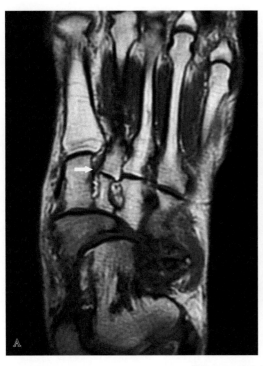
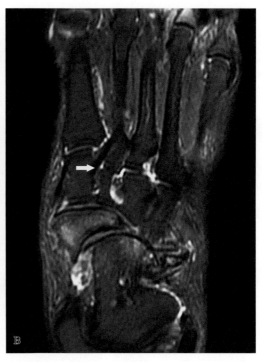

图2-7-7 Lisfranc韧带（1）

患者，女性，57岁。A.横轴位T₁WI；B.FS T₂WI。显示Lisfranc韧带自内侧楔骨外侧缘至第2跖骨基底部内侧缘斜行，呈条状平直低信号影，边缘清楚（粗箭），周围为疏松的结缔组织，以脂肪信号为主

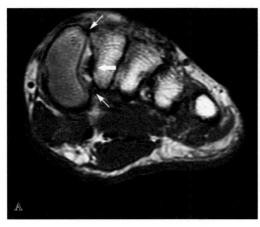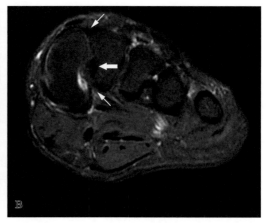

图2-7-8　Lisfranc韧带（2）

患者，女性，57岁。A.冠状位T₁WI；B.FS T₂WI。第2跖骨基底部粗隆层面显示Lisfranc韧带斜横断面呈点状低信号影（粗箭），背侧韧带、跖侧韧带呈薄片状低信号影（细箭）

3. Lisfranc韧带复合体损伤的MRI表现　MRI在诊断Lisfranc韧带复合体断裂有高达94%的灵敏度及80%的精确度。根据MRI表现将Lisfranc韧带复合体损伤分为以下几种。

（1）单纯Lisfranc韧带损伤：Ⅰ级表现为韧带形态正常，但其内可见高信号影，周围软组织水肿（图2-7-9）；Ⅱ级表现为韧带部分断裂，内部见高信号影，周围软组织水肿（图2-7-10）；Ⅲ级表现为韧带结构碎裂、紊乱（图2-7-11）。

（2）Lisfranc起止点撕脱性骨折：表现为韧带形态完整，信号均匀，伴有第2跖骨基底部或内侧楔骨外侧缘撕脱性骨折（图2-7-12）。

（3）背侧韧带及跖侧韧带损伤：足背侧结构较为薄弱，容易发生背侧损伤或脱位，MRI表现为足背侧软组织肿胀，T₁WI呈稍低信号影，压脂T₂WI呈高信号影，伴有脱位时可见Lisfranc关节跖骨端向背侧移位、成角（图2-7-13）；跖侧韧带由于有腓骨长肌腱覆盖其表面，解剖上难以识别，损伤时表现为跖侧软组织水肿，可伴腓骨长肌腱水肿（图2-7-14）。

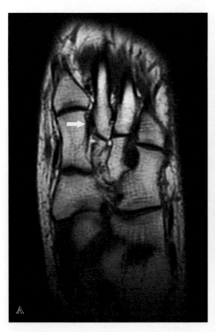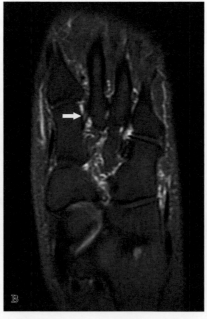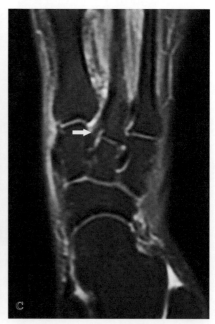

图2-7-9　Lisfranc韧带Ⅰ级损伤

患者，女性，62岁：A.横轴位T₁WI；B.FS T₂WI。显示Lisfranc韧带形态正常，其内见高信号影（粗箭）。患者，43岁。C.压脂T₂WI显示Lisfranc韧带信号增高伴周围软组织水肿（粗箭）

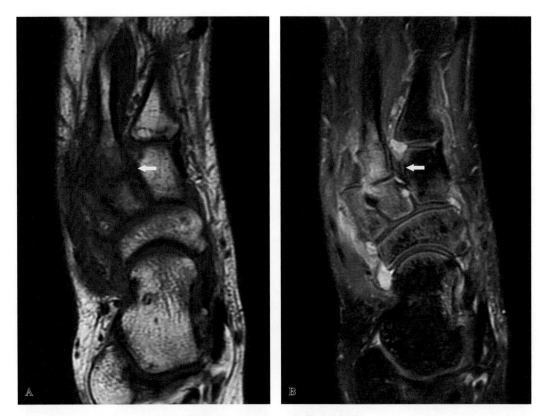

图2-7-10 Lisfranc韧带Ⅱ级损伤

患者，男性，23岁。A.横轴位T₁WI；B.FS T₂WI。显示Lisfranc韧带形态欠连续，内部可见不规则高信号影（粗箭），周围软组织水肿；并多发跖跗骨骨挫伤

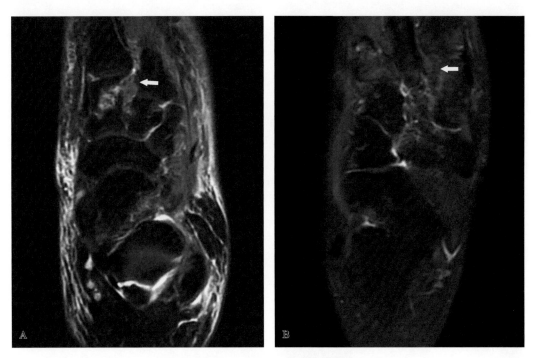

图2-7-11 Lisfranc韧带Ⅲ级损伤

患者，女性，43岁。A、B.横轴位FS T₂WI显示Lisfranc韧带形态消失，局部弥漫性高信号影（粗箭），周围软组织明显水肿，伴有跖跗骨挫伤

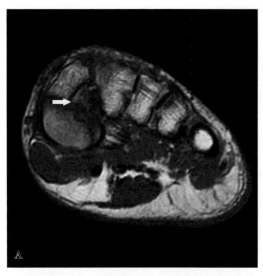
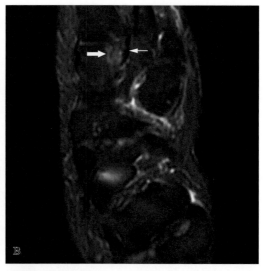

图2-7-12　Lisfranc起止点撕脱性骨折

患者，男性，56岁。A.冠状位T$_1$WI；B.横轴位FS T$_2$WI。内侧楔骨外侧缘撕脱性骨折（粗箭），Lisfranc韧带信号正常（细箭）

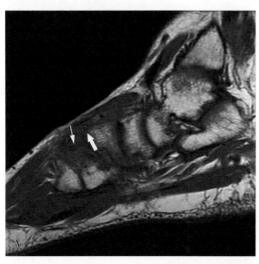
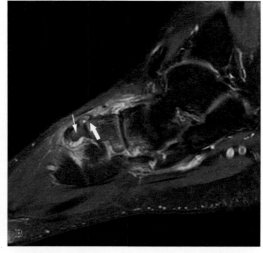

图2-7-13　背侧韧带及跖侧韧带损伤

患者，男性，23岁。矢状位A.T$_1$WI；B.FS T$_2$WI。显示背侧韧带及周围软组织肿胀，T$_1$WI呈中等信号影、压脂T$_2$WI呈弥漫高信号影（粗箭），第2跖骨轻度向背侧移位（细箭），Lisfranc关节多发骨挫伤

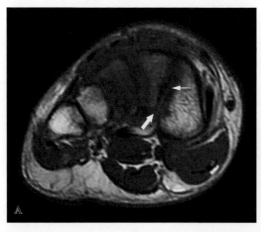
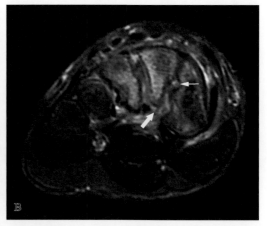

图2-7-14　跖侧韧带损伤

患者，男性，23岁。A.冠状位T$_1$WI；B.FS T$_2$WI。显示跖侧韧带及周围软组织明显水肿（粗箭），同时可见Lisfranc韧带损伤（细箭），内、外侧楔骨及第2跖骨基底部挫伤

【治疗】

由于解剖结构和损伤机制复杂，Lisfranc损伤包括的范围从单纯韧带损伤或非移位的骨折到严重移位、不稳定的韧带损伤或骨折。只有进行准确的诊断和个体化的治疗才能尽可能恢复患足的功能。目前的治疗方法包括非手术治疗和手术治疗，对于无移位的轻微韧带损伤可选择非手术治疗。手术治疗主要有切开复位内固定术和一期关节融合固定术。常用的内固定方法包括螺钉固定、微型钢板固定、克氏针固定等，对于大部分不稳的损伤需要行切开复位内固定术。对于韧带完全损伤或严重粉碎性骨折的患者，可考虑一期行关节融合术。无论采用怎样的手术方式治疗Lisfranc损伤，复位内侧楔骨与第2跖骨基底部的脱位，并维持其稳定性是治疗的关键。因此，对于Lisfranc损伤的治疗，必须对患者进行全面评估，根据每位患者的病情采取最优化的个体化的治疗方法，特别注意患者术后功能的恢复，以降低远期并发症的发生率。

（任明达　刘树学）

第八节　足关节囊韧带损伤

足关节囊韧带是指关节囊纤维层局部增厚或与关节囊融合的韧带，位于关节囊滑膜层外。

正常人为跖行足，即行走时跖骨头着地，因此运动及慢性负重损伤好发于跖趾关节（metatarsophalan-geal joint，MTP），引起跖趾关节囊韧带复合体损伤，跖趾关节囊韧带复合体由跖板、籽骨、关节囊、关节囊韧带、跖籽韧带、籽趾韧带、籽骨间韧带、肌腱等组成，是维持跖趾关节稳定的关键因素。一般情况下，足关节囊韧带复合体损伤根据患者的临床表现即可做出诊断。保守治疗不理想时，可选择影像学检查。

一、第1跖趾关节囊韧带损伤

第1跖趾关节可做轻微的屈、伸和收、展运动，人体正常行走时，第1跖趾关节承受的重量为体重的40%～60%，体育运动时承受重量可增加至数倍，是前足运动损伤的好发部位。第1跖趾关节过度背伸，可导致跖侧关节囊韧带复合体的损伤，该类损伤常见于人工草皮运动项目，故称草皮趾（turf toe）。与之相对应的是第1跖趾关节过度跖屈，导致背侧关节囊、韧带及伸肌腱损伤，该类损伤常见于沙地运动，故称为沙地趾（sand toe）。沙地趾损伤通常是自限性的，不像草皮趾损伤可严重影响第1跖趾关节功能。

【病因】

草皮趾常发生于橄榄球、足球、排球等运动员，当重负荷使足与坚硬的地面紧紧相贴时，第1跖趾关节过度背伸，从而导致关节囊韧带复合体损伤，包括关节囊韧带撕裂，籽骨骨折、分离等，其损伤程度取决于踇趾的位置及其所受暴力的大小。

【临床表现】

草皮趾最具特征性的症状是负重时疼痛和行走时踇趾推进困难。体格检查局部常有瘀斑和肿胀，并有压痛，可有（或无）踇趾畸形（跖趾关节脱位），可出现第1跖趾关节的机械性交锁和不稳，或足趾的抽屉试验（Lachman试验）阳性。后期可出现蹬腿力量减弱、第1跖趾关节持续性疼痛、创伤性踇外翻、交趾畸形、籽骨骨折不愈合或缺血坏死等并发症。

【分类和分级】

根据临床症状及体征，急性第1跖趾关节损伤分级如表2-8-1。

表2-8-1   急性第1跖趾关节损伤分级

损伤类型	分级	特 点
过伸伤（草皮趾）	1级：跖侧复合体牵拉伤	压痛局限，肿胀轻，无瘀斑
	2级：部分撕裂	压痛点弥散，中度肿胀，瘀斑，因疼痛活动受限
	3级*：全部撕裂	压痛明显，明显肿胀，瘀斑；因疼痛活动受限；Lachman试验阳性
	伴随损伤	内侧或外侧损伤；籽骨骨折、二分籽骨分离；关节软骨和软骨下骨损伤
过屈伤（沙地趾）	Ⅰ型：脱位	姆趾、籽骨脱位；籽骨间韧带没有撕裂，通常不能复位
	ⅡA型	伴随籽骨间韧带撕裂；通常可复位
	ⅡB型	伴随一块籽骨横行骨折；通常可复位
	ⅡC型	籽骨间韧带完全断裂，一块籽骨骨折；通常可复位

*3级损伤可表现为脱位自行复位

【影像学表现】

1.正常第1跖趾关节囊韧带复合体MRI表现   第1跖趾关节内、外侧副韧带起自跖骨头两侧的结节，斜向前下方呈扇形伸展，止于近节趾骨底的两侧，并与关节囊及双侧跖籽韧带融合。以横轴位显示最佳，表现为关节两侧条状低信号影，边界清晰（图2-8-1）。

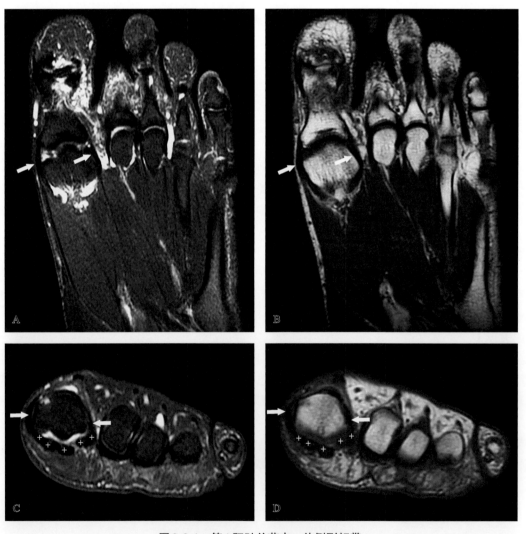

图2-8-1   第1跖趾关节内、外侧副韧带

患者，女性，39岁。A.横轴位FS T₂WI；B.T₁WI；C.冠状面FS T₂WI；D.T₁WI。显示正常内、外侧副韧带（粗箭）及由内到外姆展肌肌腱、姆短屈肌腱内侧头、姆长屈肌腱、姆短屈肌腱外侧头及姆收肌肌腱（＋）

跖骨头骨嵴下方分别有内、外侧籽骨，内侧籽骨有𧿹短屈肌腱内侧头及𧿹展肌肌腱附着，外侧籽骨有𧿹短屈肌腱外侧头、𧿹收肌横头及斜头肌腱附着。内、外籽骨间有籽骨间韧带连接，籽骨间韧带跖侧面形成𧿹长屈肌腱基底部。籽骨间韧带以冠状位显示最佳，表现为两侧籽骨靠背侧间短线状均匀低信号，厚1～2mm（图2-8-2，图2-8-3）。

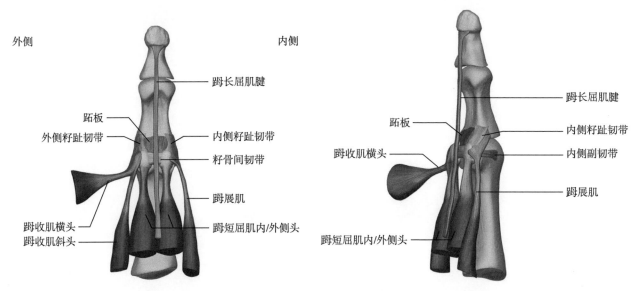

外侧   内侧

图2-8-2   第1跖趾关节韧带复合体

图片来源于帕尔默脊骨疗法学院西校区马特·斯卡尔斯基博士（Palmer College of Chiropractic West Campus Dr.Matt Skalski）

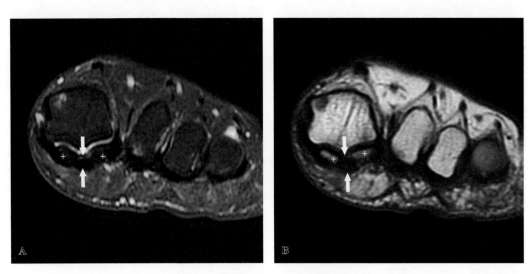

图2-8-3   跖趾关节囊韧带复合体（1）

患者，女性，39岁。A.冠状位FS T$_2$WI；B.T$_1$WI。显示正常籽骨（＋）、籽骨间韧带为两籽骨靠背侧间短线状低信号影（向下箭）、𧿹长屈肌腱位于籽骨间韧带下方（向上箭）

从跖骨头到近节趾骨基底部的跖骨-趾骨韧带被籽骨分成两部分，即内、外侧跖籽韧带和籽趾韧带。跖籽韧带自跖骨头两边的背侧结节向跖侧走行，分别止于两侧籽骨，形似悬吊结构，又叫籽骨悬韧带，形态较短，与内、外侧副韧带部分融合。在横轴位及冠状位显示较好，表现为致密短条状低信号。籽趾韧带连接籽骨与趾骨底部，其中内侧籽趾韧带较外侧籽趾韧带短且致密，二者在矢状位表现为条状低信号，横轴位呈八字形条状低信号影（图2-8-2，图2-8-4）。跖板位于双侧籽趾韧带之间，背面与关节囊融合，近端连于足底腱膜，并通过薄层滑膜囊松散地附着于跖骨头，远端紧密嵌入近节趾骨底部，近端比远端宽厚，呈梯形，其内、外侧缘与跖横深韧带相连，跖板在矢状位显示为佳，呈弧形低信号影，其下方为踇长屈肌腱（图2-8-2，图2-8-5）。

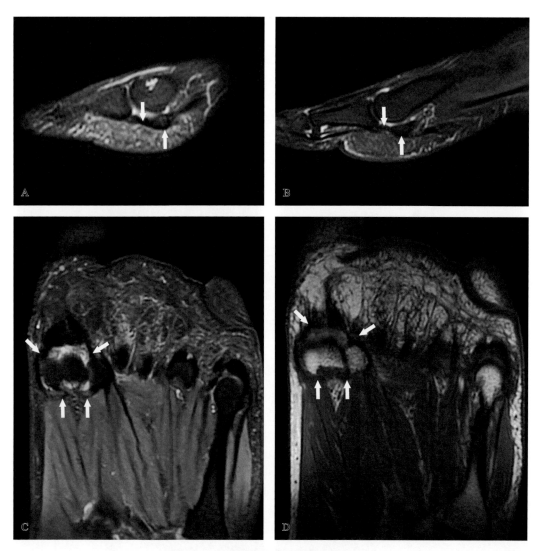

图2-8-4　跖趾关节囊韧带复合体（2）

患者，女性，39岁。A.矢状位FS T₂WI经内侧籽骨层面；B.矢状位FS T₂WI经外侧籽骨层面。显示内、外侧籽骨（向上箭）及内、外侧籽趾韧带（向下箭）。C.横轴位FS T₂WI；D.T₁WI。显示内、外侧跖籽韧带（向上箭）和内、外侧籽趾韧带（斜形箭）

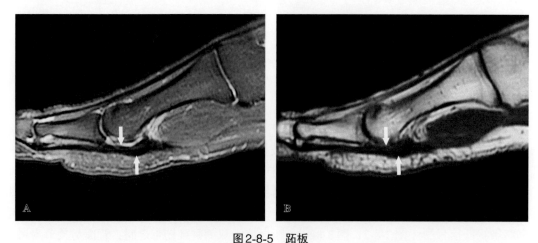

图2-8-5　跖板

患者，女性，39岁。A.正中矢状位FS T₂WI；B.T₁WI。显示跖板（向下箭）及踇长屈肌腱（向上箭）

2. 第1跖趾关节囊韧带复合体损伤MRI表现 草皮趾诊断主要依靠体格检查及影像学检查，MRI检查可用于损伤程度评估，常规足部T₁WI序列，高信号脂肪衬托周围结构，使解剖层次显示清晰；压脂PDWI或T₂WI序列显示急性损伤较T₁WI序列敏感。

急性跖趾关节囊韧带损伤MRI征象包括：①韧带信号增高、韧带周围水肿，以压脂T₂WI序列观察，呈不同程度的高信号影；②韧带形态增粗、模糊，连续性中断，断端处压脂T₂WI序列呈明显高信号影。伴随征象包括：籽骨分离、脱位或骨折，关节面软骨损伤或软骨下骨髓水肿，关节腔内积液，以及关节周围软组织（包括肌肉）水肿等（图2-8-6）。

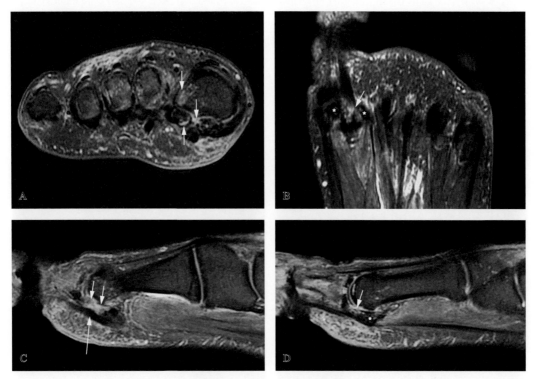

图2-8-6 第1跖趾关节损伤

患者，男性，34岁。A.冠状位FS T₂WI；B.横轴位FS T₂WI。显示籽骨间韧带撕裂，呈明显高信号影（短箭）；并可见籽骨及跖骨头内侧骨髓水肿（长箭）。C、D.连续层面矢状位FS T₂WI显示跖板及籽趾韧带撕裂（短箭），长箭示𧿹长屈肌腱，星号示籽骨

【治疗】

草皮趾患者早期采用保守治疗。早期（伤后3天）治疗以RICE原则（休息、冰敷、局部加压包扎、抬高患肢）。保守治疗以限制第1跖趾关节背伸活动为主，采用外固定和矫形鞋垫法。手术治疗草皮趾的适应证包括关节囊大部分撕裂合并跖趾关节不稳、籽骨分离、移位明显的籽骨骨折、籽骨回缩、创伤性𧿹外翻、跖趾关节垂直不稳（Lachman试验阳性）、跖趾关节软骨损伤及非手术治疗失败等。手术治疗草皮趾的目的是恢复正常、稳定的第1跖趾关节。

二、第2～5跖趾关节囊韧带损伤

第2～5跖趾关节由跖骨头、趾骨基底部构成，没有内、外侧籽骨分散足部承受力；关节囊稳定性由关节内、外侧副韧带和跖板等维持。

【病因】

累积性劳损或直接、间接外力均可导致关节囊韧带损伤，以累积性劳损多见，首先发生跖趾关节部位滑膜炎，出现肿胀，逐渐发展成跖趾关节半脱位，损伤关节跖板和侧副韧带。

【临床表现】

跖板损伤引起的足底疼痛、肿胀往往被笼统地称为"跖痛症"。首要症状是位于跖趾关节处肿胀、疼

痛，严重时导致关节功能丧失、关节背伸畸形，牵拉跖骨间韧带，从而压迫趾间神经，引起足趾麻木，出现牵拉性神经痛。

【影像表现】

在第2～5跖趾关节中，体重压力及运动负荷在第2跖骨头处最大，损伤也最常见，因此本节以第2跖趾关节囊韧带损伤影像表现为例描述，第3～5跖趾关节囊韧带损伤与之类似。

1.正常第2跖趾关节囊韧带复合体MRI表现　第2跖趾关节囊韧带复合体主要包括内、外侧副韧带及跖横深韧带、跖板。跖板位于跖趾关节的跖侧，背面与关节囊融合，趾长屈肌肌腱腱鞘附于的跖侧。跖板的内侧和外侧缘与跖横深韧带相连。内、外侧副韧带均含趾侧副韧带及附属侧副韧带两条韧带，以趾侧副韧带为主。侧副韧带与两侧关节囊融合，后方松散地附着于跖骨头两侧结节，前方紧密地附着于近节趾骨底。侧副韧带与跖板紧密结合。关节背侧矢状兜帽样筋膜从关节背侧向内、外跖侧方向包绕韧带，融合形成厚的关节囊组织（图2-8-7）。

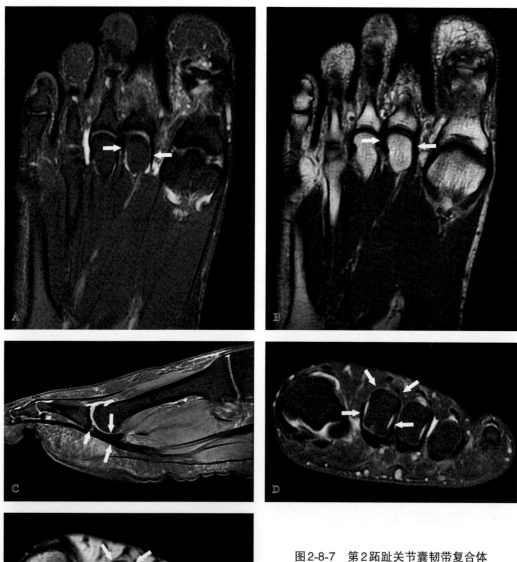

图2-8-7　第2跖趾关节囊韧带复合体

患者，女性，39岁。A.横轴位FS T$_2$WI；B.T$_1$WI。显示正常内、外侧副韧带（箭）。C.正中矢状位FS T$_2$WI显示跖板呈弧形低信号影（向下箭），跖板前缘高信号影（斜短箭）为正常表现（透明软骨成分），不要误为撕裂，跖板下方为趾长屈肌肌腱（斜长箭）。D.冠状位FS T$_2$WI；E.T$_1$WI。显示跖骨头上方矢状兜帽内、外侧部（向下箭）和跖骨头两侧的侧副韧带（水平箭）

2.第2跖趾关节囊韧带复合体损伤MRI表现　因跖骨头关节面直对跖板，因此跖板损伤较常见。无论是急性撕裂还是慢性损伤，跖板损伤多见于黏附相对牢固的远端部位，呈横向损伤或撕裂状。应用高分辨率表面线圈获得小FOV（8～10 cm）、层厚（1.5～2.0 mm），MRI图像可提高跖板损伤诊断的敏感性。矢状位压脂PDWI或T₂WI序列显示跖板最佳，跖板损伤依程度不同可表现为跖板内局灶稍高信号影，未达跖板边缘，提示跖板变性改变；当跖板出现裂隙样长T_2信号，达跖板边缘，或跖板形态失常，跖板不连续或分离，考虑跖板撕裂（图2-8-8）。

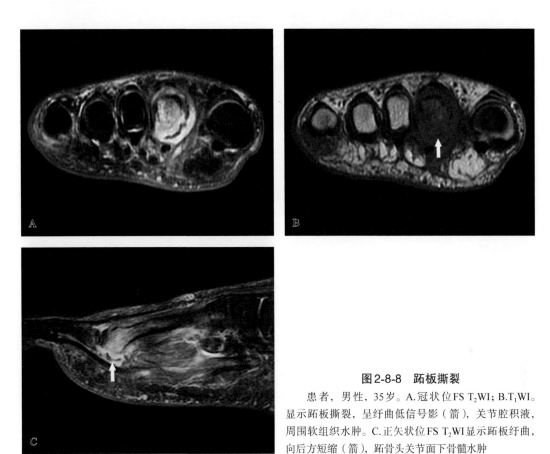

图2-8-8　跖板撕裂

患者，男性，35岁。A.冠状位FS T₂WI；B.T₁WI。显示跖板撕裂，呈纤曲低信号影（箭），关节腔积液，周围软组织水肿。C.正矢状位FS T₂WI显示跖板纤曲，向后方短缩（箭），跖骨头关节面下骨髓水肿

【治疗】

跖板损伤多予以保守治疗。对于急性损伤的早期保守治疗，早期以冰敷、抬高患趾减少肿胀、休息等，后期治疗方式与慢性损伤类似。方法为：使用填充鞋垫、波状支撑垫或硅胶鞋垫等缓解跖底处压力；使用护靴、特制夹板、矫形器予以制动以防止跖趾关节过度伸屈；使用非甾体抗炎药缓解疼痛。跖板组织结构自我修复能力较差，一般保守治疗在6～8周后，如症状无明显减轻，则需要通过手术来进行修复治疗。

（肖　铮　任明达　刘树学）

参 考 文 献

［1］丁晶，徐达传，2002. 踝关节外侧韧带和距下关节韧带修复重建的应用解剖［J］. 中国临床解剖学杂志，20（5）：366-368.

［2］李洪军，李正维，孙纲，等，2009. 踝关节内侧韧带的应用解剖学研究［J］. 解剖与临床，14（5）：310-312.

［3］李晓东，江汉，江毅，等，2015. 成人获得性扁平足的手术治疗进展［J］. 实用骨科杂志，（07）：54-58.

［4］李在坡，于波，马瑞，等，2004. 踝关节内侧韧带的断层解剖学研究［J］. 南京医科大学学报（自然科学版），24（1）：56-58.

［5］钱占华，刘悦，白荣杰，等，2017．踝关节外侧韧带解剖及损伤的磁共振表现［J］．中华医学杂志，97（29）：2271-2274．

［6］沈钰，岳悦，余景武，等，2019．踝关节骨折合并下胫腓前韧带损伤的影像学分析［J］．影像研究与医学应用，3（16）：26-28．

［7］苏应军，童新延，胡力，2015．以踝关节解剖结构及生物力学特征分析慢性踝关节不稳［J］．中国组织工程研究，19（15）：2415-2419．

［8］童琦，吴作培，孙贵新，2015．踝关节三角韧带损伤诊疗进展［J］．国际骨科学杂志，36（2）：105-108．

［9］郁耀平，陈大伟，俞光荣，等，2014．足第2～5跖板的影像测量研究［J］．中国临床解剖学杂志，32（5）：576-579．

［10］张谢卓，刘利国，哈斯鲁，2017．正常成人Lisfranc韧带的解剖学与MRI研究［J］．中国临床医学影像杂志，28（4）：277-281．

［11］张泽坤，丁建平，李玉清，等，2009．Lisfranc韧带损伤的多层螺旋CT及MRI表现［J］．中华放射学杂志，43：1295-1298．

［12］郑卓肇，胡跃林，李选，等，2007．踝关节创伤性病变的MRI检查［J］．中国医学影像技术，23（6）：905-908．

［13］周炎，瞿兴崇，方祖怡，2010．外翻应力位X线片对膝踝关节内侧不稳定损伤的诊疗意义［J］．中国骨与关节损伤杂志，25（10）：945-946．

［14］A．Ablimit，Hui-Yong Ding，Li-Guo Liu，2018．Magnetic resonance imaging of the Lisfranc ligament［J］．Journal of Orthopaedic Surgery and Research，13：282-286．

［15］Ali-AsgarNajefi，Luckshmana，Jeyaseelan Matthew Welck，2018．Turf toe：A clinical update［J］．EFORT Open Reviews，3（9）：501-506．

［16］Alshalawi S，Galhoum AE，Alrashidi Y，et al，2018．Medial ankle instability：the deltoid dilemma［J］．Foot Ankle Clin，23（4）：639-657．

［17］Andrew Sonin，等，2018．创伤性骨肌诊断影像学［M］．赵斌，等，译．山东：山东科学技术出版社．

［18］Boss AP，Hintermann B，2002．Anatomical study of the medial ankle ligament complex［J］．Foot Ankle Int，23（6）：547-533．

［19］Canale ST，Beauty JH，2013．坎贝尔骨科手术学第8卷足踝外科［M］．第12版．唐康来，吴雪晖，译．北京：人民军医出版社，

［20］Chhabra A，Subhawong TK，Carrino JA，2010．MR imaging of deltoid ligament pathologic findings and associated impingement syndromes［J］．Radiographics，30（3）：751-761．

［21］Chun KY，Choi YS，Lee SH，et al，2015．Deltoid ligament and tibiofibular syndesmosis injury in chronic lateral ankle instability：magnetic resonance imaging evaluation at 3T and comparison with arthroscopy［J］．Korean J Radiol，16（5）：1096-1103．

［22］Clanton TO，Ho CP，Williams BT，et al，2016．Magnetic resonance imaging characterization of individual ankle syndesmosis structures in asymptomatic and surgically treated cohorts［J］．Knee Surg Sports Traumatol Arthrosc，24（7）：2089-2102．

［23］Doherty C，Delahunt E，Caulfield B，et al，2014．The incidence and prevalence of ankle sprain injury：A systematic review and meta-analysis of prospective epidemiological studies［J］．Sports Med，44（1）：123-140．

［24］Granata Jaymes D，Philbin Terrence M，2010．The midfoot sprain：A review of lisfranc ligament injuries［J］．Phys Sportsmed，38（4）：119-126．

［25］James M．Linklater，MB BS，B Med Sc，et al，2016．Imaging of lesser metatarsophalangeal joint plantar plate degeneration，tear，and repair［J］．Semin Musculoskelet Radiol，20（2）：192-204．

［26］Jolman S，Robbins J，Lewis L，et al，2017．Comparison of magnetic resonance imaging and stress radiographs in the evaluation of chronic lateral ankle instability［J］．Foot Ankle Int，38（4）：397-404．

［27］Jotoku T，Kinoshita M，Okuda R，et al，2006．Anatomy of ligamentous structures in the tarsal sinus and canal［J］．Foot Ankle Int，27（7）：533-538．

［28］Kellett JJ，Lovell GA，Eriksen DA，et al，2018．Diagnostic imaging of ankle syndesmosis injuries：A general review［J］．Journal of Medical Imaging and Radiation Oncology，62（2）：159-6817．

［29］Mabit C，Boncoeur-Martel MP，Chaudruc JM，et al，1997．Anatomic and MRI study of the subtalar ligamentous support［J］．Surgical and Radiologic Anatomy：SRA，19（2）：111-117．

［30］Mansour R，Teh J，Sharp R J，et al，2008．Ultrasound assessment of the spring ligament complex［J］．European Radiology，18（11）：2670-2675．

［31］Mc Cormick JJ，Anderson RB，2010．Rehabilitation following turf toe injury and plantar plate repair［J］．Clin Sports

Med，29（2）：313-323.

［32］Mengiardi B P，Firrmann CW，Vienne P，et al，2007. Medial collateral ligament complex of the ankle：MR appearance inasymptomatic subjects［J］. Radiology，242（3）：817-824.

［33］Mengiardi B，Zanetti M，Schöttle PB，et al，2005. Spring ligament complex：MR imaging-anatomic correlation and findings in asymptomatic subjects［J］. Radiology，237（1）：242-249.

［34］Michael JC，Charles LS，Robert BA，2015. Mann's surgery of the foot and ankle. 9rd ed［M］. Netherlands：ELSEVIER.

［35］Miguel Castro，LinaMelao，Clarissa Canella，et al，2010. Lisfranc Joint ligamentous complex：MRI with anatomic correlation in cadavers. AJR，195（11）：447-455.

［36］Nunley JA，Pfeffer GB，Sanders RW，等著，2011. 足踝关节重建［M］. 张建中，主译. 北京：科学出版社.

［37］Omar H，Saini V，Wadhwa V，et al，2016. Spring ligament complex：illustrated normal anatomy and spectrum of pathologies on 3T MR Imaging［J］. European Journal of Radiology，85（11）：2133-2143.

［38］Orr JD，Nunley JA，2013. Isolated spring ligament failure as a cause of adult-acquired flatfoot deformity［J］. Foot Ankle Int. 34（6）：818-823.

［39］Shengxuan Cao，Chen Wang，Xin Ma，et al，2018. Imaging diagnosis for chronic lateral ankle ligament injury：A systemic review with meta-analysis［J］. J Orthop Surg Res，13（1）：122.

［40］Toye LR，Helms CA，Hoffman BD，et al，2005. MRI of Spring Ligament Tears［J］. AJR AmRoentgenol，184（5）：1475-1480.

［41］Ulbrich Erika J，ZublerVeronika，SutterReto，et al，2013. Ligaments of the Lisfranc joint in MRI：3D-SPACE（sampling perfection with application optimized contrasts using different flip-angle evolution）sequence compared to three orthogonal proton-density fat-saturated（PD fs）sequences［J］. Skeletal Radiol，42：399-409.

［42］Ulrike Szeimies，2014. Diagnostic imaging of the foot and ankle［M］. Germany：Thieme.

［43］van den Bekerom MP，Lamme B，Hogervorst M，et al，2007. Which ankle fractures require syndesmotic stabilization［J］. Foot Ankle Surg，46（6）：456-463.

［44］Yamaguchi R，Nimura A，Amaha K，et al，2018. Anatomy of the tarsal canal and sinus in relation to the subtalar joint capsule［J］. Foot Ankle Int，39（11）：1360-1369.

［45］Yao L，Gentili A，Cracchiolo A，1999. MR imaging findings in spring ligament insufficiency［J］. Skeletal Radiology，28（5）：245-250.

［46］Yoon DY，Moon SG，Jung HG，et al，2018. Differences between subtalar instability and lateral ankle instability focusing on subtalar ligaments based on three dimensional isotropic magnetic resonance imaging［J］. J Comput Assist Tomogr，42（4）：566-573.

第三章

肌 腱 损 伤

第一节 概 述

踝关节是人体距离地面最近的负重关节，也就是说踝关节是全身负重最多的关节。踝关节损伤是临床上常见的疾病，踝关节损伤包括踝关节的骨折、脱位、踝周韧带及肌腱的撕裂、骨软骨损伤等，其中踝周肌腱损伤较为常见，对其治疗不及时或者不恰当，常遗留疼痛、关节不稳、功能障碍等。因此，在及时准确地治疗前，对于踝关节肌腱损伤的全面准确的诊断工作十分重要。目前对于踝关节损伤的诊断流程包括了解完整的病史、体格检查及临床试验，然后通过影像评估骨、韧带、肌腱、软骨等受伤情况。随着医学影像学技术的不断发展进步，踝关节肌腱损伤诊断的准确性也在不断提高。

一、踝关节肌腱解剖

与踝关节有关的四组肌腱，分别是前侧组肌腱、外侧组肌腱、内侧组肌腱和后侧组肌腱。前侧组肌腱包括胫前肌腱、踇长伸肌腱、趾长伸肌腱及第3腓骨肌腱。外侧组肌腱包括腓骨长、短肌腱；内侧组肌腱包括胫后肌腱、趾长屈肌腱、踇长屈肌腱；后侧组肌腱主要是粗大的跟腱（图3-1-1）。

踝关节前侧的肌腱由内向外依次是胫前肌腱、踇长伸肌腱、趾长伸肌腱及第3腓骨肌腱。胫前肌腱起于胫骨上2/3外侧和内侧骨间膜，走行于前侧肌间隔内侧，止于内侧楔骨的下面和第1跖骨底。其外侧是踇长伸肌腱，起于腓骨前内侧，止于踇趾末节趾骨的背面。在踇长伸肌腱和趾长伸肌腱之间是胫前动脉、静脉和腓深神经。最外面是趾长伸肌腱，起于胫骨外踝和腓骨的前面，常与第3腓骨肌一起走行于胫腓横韧带的下方，前行分成四束纤维，分别止于第2～5趾骨的中节和末节趾骨底。

踝关节外侧的肌腱有腓骨长肌腱和腓骨短肌腱。腓骨长肌腱起于腓骨上2/3外侧面，止于第1跖骨底内侧和骰骨的外侧。腓骨短肌腱起于腓骨下2/3外侧面，沿腓骨长肌内侧下行，止于第5跖骨底的外侧，即第5跖骨粗隆。

踝关节内侧的肌腱由内向外依次是胫后肌腱、趾长屈肌腱、踇长屈肌腱。紧贴内踝胫骨后侧的是胫后肌腱，主要附着在舟骨粗隆，并且分出肌腱束，分别止于三个楔骨、骰骨和第2～4跖骨底。由于胫后肌腱相对较粗，一般可以在两个相邻的层面上看到。趾长屈肌腱紧贴着胫后肌腱后下外侧，由三角韧带的下方转向前行，在足底与踇长屈肌腱交叉走向前外侧，止于远端趾骨底。踇长屈肌腱起于腓骨后面及骨间膜，走行于距骨后面及跟骨载距突的下方，止于踇趾远节趾骨底。

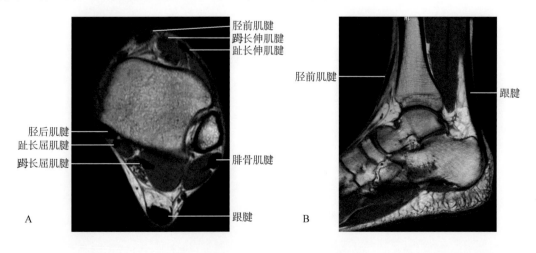

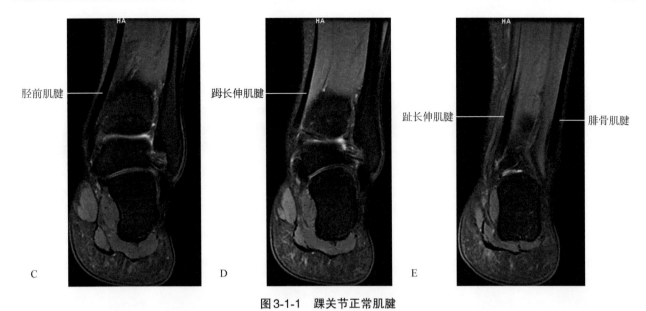

图3-1-1　踝关节正常肌腱

A.横轴位可以清晰地显示：前侧组肌腱包括胫前肌腱、姆长伸肌腱、趾长伸肌腱，外侧组肌腱包括腓骨长、短肌腱，内侧组肌腱包括胫后肌腱、趾长屈肌腱、姆长屈肌腱，后组侧肌腱跟腱。B.矢状位显示前侧组胫前肌腱及后组跟腱；C～E.冠状位：显示前侧组肌腱胫前肌腱、姆长伸肌腱、趾长伸肌腱，外侧组肌腱腓骨长、短肌腱

踝关节后侧的肌腱主要是粗大的跟腱，跟腱是人体中最粗大、最强韧的肌腱，由致密的纤维结缔组织组成，边缘锐利光整，矢状面及冠状面呈条带状，横断面呈半月形，前缘是平直或者略呈凹陷状。

二、比较影像学

临床了解病史及查体后，随后要通过影像学检查评估踝关节韧带的损伤情况。

（一）X线检查

X线片检查结构重叠较多，解剖显示往往不充分，主要显示骨性结构，但部分骨折仍不能明确显示。对于踝关节肌腱损伤的患者，X线片检查呈阴性。

（二）CT检查

CT扫描可以避免解剖结构重叠，其多平面重建技术图像可多平面、多方位观察踝关节骨性结构的情况，有利于发现踝关节骨损伤的范围、程度、分离移位等情况。但是，CT软组织分辨率低，对于韧带、肌腱、关节囊等结构显示差，无法做到肌腱损伤的准确诊断。

（三）MRI检查

MRI具有多序列、多平面成像和极高的软组织分辨率的特点，对软骨组织、韧带、肌腱、滑膜、关节囊等结构显示良好，可反映骨髓的细微的信号改变等，对软骨、韧带、肌腱、滑膜的形态、信号改变可以做出明确的判断，不仅在踝关节损伤诊断方面起作用，而且在治疗后的复查评估及预后判定方面亦有重要作用。

三、MRI检查方法

由于踝关节肌腱及韧带解剖结构细小、复杂，肌腱损伤的患者推荐使用1.5T或3.0T高场强磁共振扫描仪进行检查，线圈一般使用专用线圈或通用表面线圈，有条件最好使用踝关节专用线圈。在患者一般情况允许的前提下，扫描范围尽量同时包括患侧及健侧踝关节，利于对比。MRI检查常采取仰卧位，其下肢伸直，足位自然放松、固定良好以避免患者出现内外旋的情况。

在MRI检查基本扫描方位：①横断面扫描：平行于距骨顶，并从下胫腓联合扫描到跟骨下缘；②冠状面扫描：以横断面作为定位的基础，平行于患者的内外踝连线进行扫描；③矢状面扫描：将横断面或冠状面作为定位的基础，垂直于患者的内外踝连线进行扫描。

MRI检查序列方面，除了常规的T₁WI、T₂WI及PDWI的自旋回波或快速自旋回波序列外，新的序列不断开发并应用于临床，三维MR序列用于评估骨肌病变也越来越广泛。例如，三维各向同性脂肪抑制快速自旋回波序列（three-dimensional isotropic fat-suppressed turbo spin-echo sequence，3D-FS-TSE-SPACE）能很好地显示韧带和肌腱解剖结构，此序列对于观察踝关节肌腱解剖细节很有优势。由于踝关节韧带、肌腱走行较复杂，常规二维序列有一定的局限性，很难在一个平面上显示环绕在踝关节周围的肌腱起止端的连续走行，具有高空间分辨率各项同性的3D-SPACE序列可进行多平面重建和曲面重建，直观、完整地观察包绕在踝关节周围的肌腱，可从肌腱的形态、结构、走行、连续性、信号等方面，帮助临床更准确地评估肌腱损伤情况（图3-1-2）。

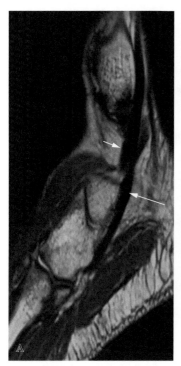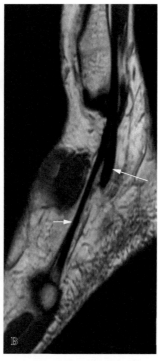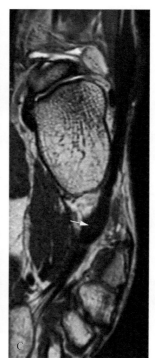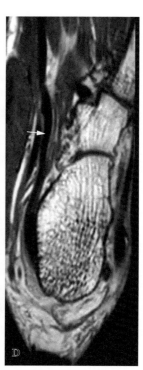

图3-1-2　3D-SPACE序列多平面重建图

A.矢状位图像上长箭为腓长肌腱，短箭所示为腓短肌腱。B.斜矢状位长箭为腓长肌腱，短箭为腓短肌腱从腓骨外侧延伸到第1趾骨。C.矢状位曲面重建图显示的腓长肌腱，腓骨外侧腓长肌延伸到足底骰骨到第1骰趾骨。D.为跛长屈肌腱的足底重建图。三维多平面重建和曲面重建可观察肌腱的连续走行，由于脂肪高信号对比肌腱显示清晰

四、踝关节易损伤肌腱

踝关节最易损伤的肌腱有跟腱，腓骨长、短肌腱和胫后肌腱。

跟腱撕裂常见于急性外伤，如足背屈、屈曲或过度旋前等，当跟腱内部出现T₁WI序列高信号时提示黏液样变性。跟骨结节过度增生及其由此形成对跟腱的长期反复压迫和磨损，形成Haglund综合征在运动员中经常发生并引起跟腱炎。

腓骨长、短肌腱急慢性撕裂通常发生在年轻人或运动员中，是由其过度使用造成的。腓骨肌腱的损伤常发生在踝关节内翻损伤时，导致腓骨肌腱腱鞘、支持带和周围软组织的瘢痕形成，最终导致腱鞘炎和肌腱变性，这也是外踝扭伤后持续疼痛的常见原因。

胫后肌肌腱损伤后会逐渐退变、增厚，再变薄，最终导致功能失调。胫后肌腱是内侧纵弓的动态稳定结构，在胫后肌腱发生功能障碍后，足弓塌陷，造成典型的扁平足、足内翻和后足外翻。

五、肌腱损伤分类及分级

踝关节肌腱损伤可以分为6类，即肌腱炎、肌腱周围炎、腱鞘积液、肌腱卡压、肌腱撕裂和肌腱脱位，而其中又以肌腱炎、腱鞘炎及肌腱撕裂最为常见（图3-1-3）。肌腱撕裂影像表现可分为3级：Ⅰ级为肌腱少部分轻微撕裂，表现为肌腱增粗，T_2WI信号增高，但撕裂范围小于肌腱厚度的50%；Ⅱ级为撕裂范围大于肌腱厚度的50%；Ⅲ级为肌腱完全断裂，表现为肌腱连续性完全中断，断端处见液体信号影充填。Ⅰ级、Ⅱ级为部分撕裂，Ⅲ级为完全断裂。肌腱撕裂按照病程可分为急性撕裂和慢性撕裂。急性撕裂表现为肌腱的肿胀明显，T_2WI序列呈不均匀高信号影。慢性撕裂表现为肌腱撕裂处由纤维瘢痕组织形成，T_2WI序列上呈等或低信号影，部分可见脂肪化（脂肪化部分T_1WI及T_2WI序列均呈高信号影，脂肪抑制序列呈低信号影），肌腱形态常变细、萎缩。

跟腱损伤还可以分为非附着点型和附着点型2型（图3-1-4）。非附着点型包括急性和慢性肌腱周围炎、肌腱炎和跟骨结节附着点上方2～6cm处的纤维断裂；附着点型包括跟腱附着点处肌腱炎，与跟骨Haglund畸形有关（图3-1-5）。

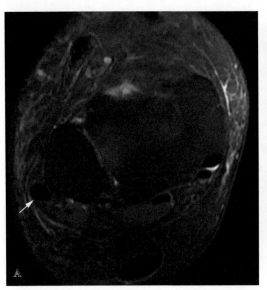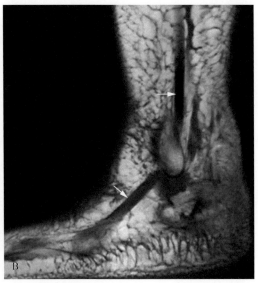

图3-1-3　右侧腓骨长短肌腱脱位

外踝水平右侧腓骨长短肌腱向外移位，位于腓骨远端的外侧，横轴位能很好地显示肌腱与腓骨后踝窝之间的关系

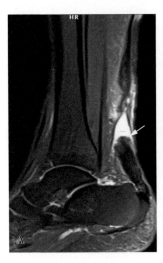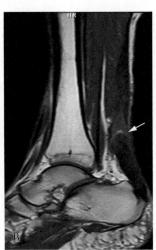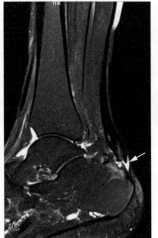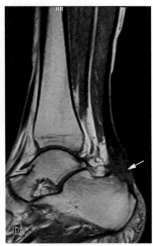

图3-1-4　跟腱断裂

A、B.非附着点型跟腱断裂，距离跟腱跟骨结节附着处约6cm处断裂。C、D.附着点型跟腱断裂，跟腱跟骨结节附着处断裂。表现为跟腱连续性中断，肿胀增粗，断端挛缩，T_2WI序列呈不均匀高信号影，断端可见液体信号影充填

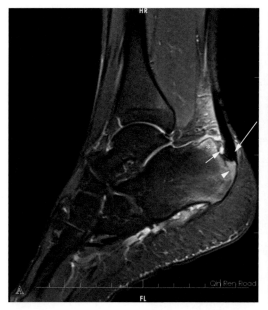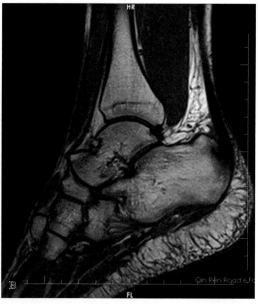

图3-1-5　Haglund畸形

右足Haglund畸形，伴跟后滑囊炎、跟腱炎及跟骨骨髓水肿。A.矢状位FS T$_2$WI序列；B.矢状位T$_1$WI序列

六、影像学表现

肌腱的病变大体上可分为肌腱病、肌腱的部分撕裂、肌腱的完全断裂、肌腱纵向撕裂、肌腱腱鞘滑膜炎和肌腱脱位等。与踝关节韧带损伤不同，单纯创伤性肌腱断裂临床比较少见，多数肌腱断裂发生在过度使用原有肌腱致其病变或者全身性疾病（如类风湿关节炎、强直性脊柱炎等）累及肌腱的基础之上（图3-1-6）。

肌腱病变的影像学表现包括肌腱内信号异常，肌腱形态变粗或变细、连续性部分或完全中断、边缘毛糙不齐，肌腱断端挛缩、脱位，肌腱腱鞘积液等直接征象，可合并踝关节骨折、骨挫伤、关节周围韧带损伤、肌腱周围软组织水肿等间接征象（图3-1-7～图3-1-10）。

肌腱损伤在X线平片上不能显示，CT由于软组织分辨率低亦不能明确诊断，故而X线片及CT检查对踝关节肌腱损伤的诊断价值低。MRI可以清晰地显示踝关节周围的前侧组肌腱、外侧组肌腱、内侧组肌腱和后侧组肌腱。MRI图像上正常肌腱在所有序列中均表现为边界清楚的均匀低信号影，横断位呈类圆形或类椭圆形低信号影，平行于肌腱走行方向的冠状位或矢状位上呈条线状或条柱状低信号影。肌腱部分撕裂时表现为肌腱连续性部分中断、肿胀增粗、边缘不齐、T$_2$WI序列上呈不均匀高信号影，以脂肪抑制T$_2$WI序列显示得尤为清楚。肌腱完全撕裂时表现为连续性中断，断端可分离、挛缩，断端有液体信号嵌入，肌腱断端处T$_2$WI序列呈高信号影。慢性损伤时，肌腱不规则增粗或变细，在T$_1$WI序列呈等或稍高信号改变，提示黏液样变性（图3-1-11），T$_2$WI序列呈稍高信号或低信号影。T$_2$WI序列上呈低信号影提示纤维瘢痕组织增生、病变陈旧。肌腱慢性、陈旧性损伤的MRI表现为肌腱增粗或变薄，呈松弛状，边缘轮廓不规整，通常不伴有周围骨髓及软组织的水肿或血肿。肌腱周围腱鞘积液，表现为肌腱本身形态及信号无明显异常，但肌腱腱鞘有液体信号影，在T$_1$WI序列呈低信号影，T$_2$WI序列呈高信号。

MRI诊断踝关节肌腱病变，应综合分析多平面、多序列图像，有条件可结合三维多平面重建图像，做到综合分析以提高诊断的准确性。并应该注意以下两种正常情况：①正常肌腱腱鞘内可以有少量积液起到润滑及利于活动的作用，尤其是屈肌腱鞘中；②踝关节肌腱经内、外踝转至足底时，常常可见"魔角"征象，即短TE图像上（TE≤20ms）肌腱信号增高，类似于肌腱损伤或变性改变，但其他长TE序列图像上肌腱的信号正常。了解此种征象，有利于避免误诊。

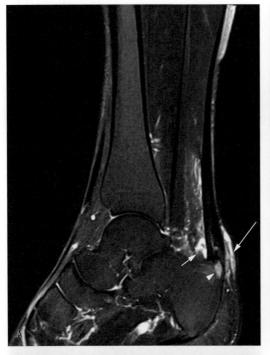
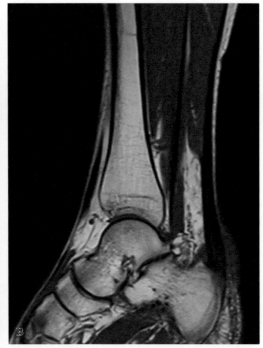
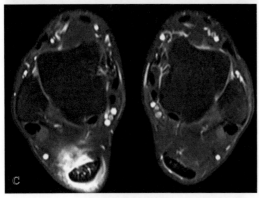

图3-1-6　强直性脊柱炎患者的跟腱末端病变

A.矢状位FS T$_2$WI序列示跟腱末端炎、跟骨结节骨髓水肿、跟后滑囊及皮下滑囊炎、Kager脂肪垫水肿。B.矢状位T$_1$WI序列。C.横轴位FS T$_2$WI序列

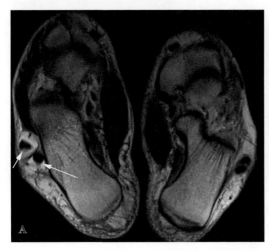
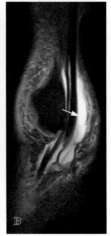

图3-1-7　腓骨长、短肌腱鞘积液

A.横断位T$_2$WI序列显示右侧腓骨长、短肌腱鞘明显积液。B.矢状位FS T$_2$WI序列显示积液呈高信号影

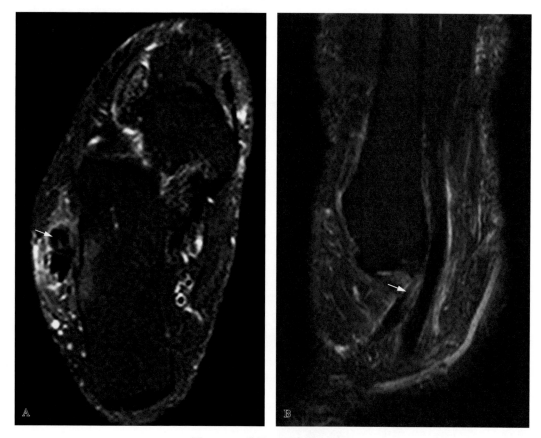

图3-1-8　腓骨短肌腱部分撕裂

A.横断位FS T$_2$WI序列显示右侧腓骨短肌腱内件条线状高信号影，周围软组织肿胀、信号模糊。B.矢状位FS T$_2$WI序列显示右侧腓骨短肌腱连续性存在，其内信号不均匀增高

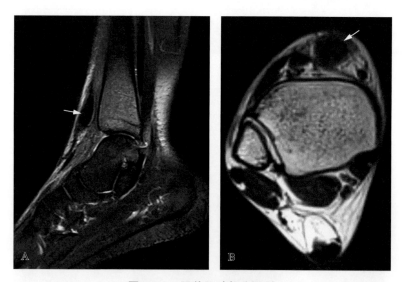

图3-1-9　胫前肌腱部分撕裂

A.矢状位FS T$_2$WI序列显示胫前肌腱局限性呈梭形增粗；B.横断位 T$_2$WI序列显示右侧胫前肌腱较对侧明显增粗，其内信号不均

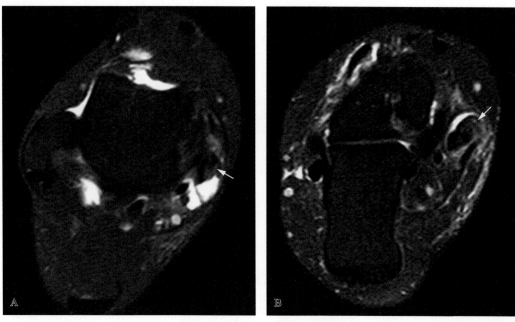

图3-1-10 胫后肌腱部分撕裂

右侧胫后肌腱连续性存在，肿胀、增粗，T$_2$WI序列呈不均匀高信号影，胫后肌腱及趾长屈肌腱腱鞘积液

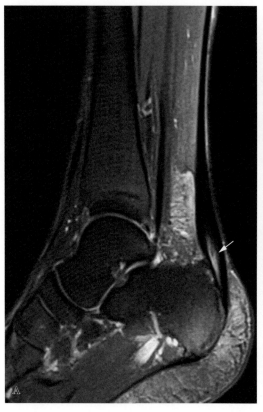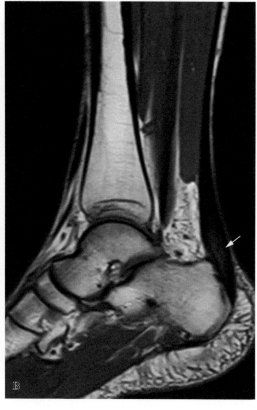

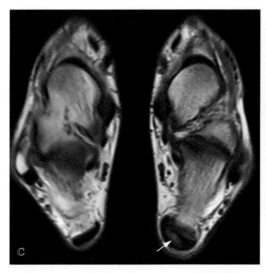
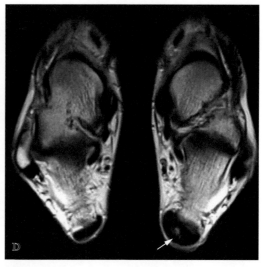

图3-1-11　跟腱黏液样变性

跟腱连续性存在，跟腱下段呈梭形增粗，其内信号异常，T_1WI序列呈稍高信号改变，T_2WI序列呈高信号影，提示黏液样变性

（王　娟　姚　琳　方义杰　李绍林）

第二节　腓骨肌腱损伤

腓骨长肌腱与腓骨短肌腱的功能是外翻、跖屈足部，起着足踝部动态稳定器的作用。腓骨长肌起自腓骨头、腓骨上部外侧面和小腿深筋膜。肌束向下移行为长的肌腱，走行于外踝后方、跟骨外侧面及腓骨肌下支持带至骰骨，经骰骨下方腓骨长肌腱沟斜向内侧穿行，止于第1楔骨和第1跖骨基底部。腓骨长肌腱维持足的横弓。腓骨短肌起源于腓骨外侧面下部，腓骨短肌腱附着于第5跖骨基底部。腓骨短肌腱维持足的外侧弓。腓骨长、短肌受腓浅神经支配。

腓骨长、短肌腱在外踝水平共享一个腱鞘，并经腓骨肌上、下支持带固定（图3-2-1）。腓骨肌上支持带起于外踝后方的腓骨后肌腱沟，止于跟骨和跟腱外缘。其作用是加深腓骨后肌腱沟，是稳定腓骨肌的重

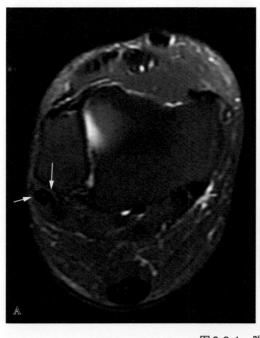
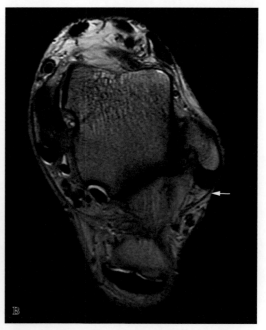

图3-2-1　腓骨长短肌腱

A.正常腓骨长肌腱（短箭）和腓骨短肌腱（长箭）。B.正常腓骨肌上支持带（箭）

要结构。有研究显示，82%的腓骨后肌腱沟呈凹形，11%的呈平坦，而约7%的患者腓骨后肌腱沟呈凸形。患者腓骨后肌腱沟发育浅平或是较凸出，是导致腓骨肌腱脱位的解剖学因素。腓骨肌下支持带是伸肌支持带外缘的延续，附着于跟骨头外侧面。

一、腓骨肌腱脱位

【病因及发病机制】

急性腓骨肌腱脱位多由运动损伤造成，如足球、篮球、滑冰、体操等。腓骨肌腱脱位最常见于滑雪时雪橇尖卡入雪地中，由被动极度踝关节背屈和伴随的反射性腓肠肌收缩所致。腓骨长肌腱位于腓骨后肌腱沟内、腓骨短肌腱的后外侧，因此其脱位的概率远高于腓骨短肌腱（图3-2-1A）。腓骨肌上支持带的完整性是维持腓骨肌腱稳定、防止肌腱滑脱的决定性因素。有研究显示，对于腓骨肌腱脱位患者而言，修复腓骨肌上支持带可以取得满意的治疗效果，83%～100%的患者可以重返运动。

腓骨肌腱脱位的诱发因素包括：腓骨肌腱沟发育不良，腓骨肌腱沟扁平甚至局部隆凸；腓骨肌腱沟缺乏纤维软骨嵴；腓骨肌腱上支持带发育薄弱或缺失等。临床医师更重视急性踝关节扭伤导致的腓侧韧带损伤，而腓骨肌腱脱位的漏诊和误诊在临床上很常见。

【临床表现】

急性与慢性的腓骨肌腱脱位在临床上有不同的表现。急性脱位常发生在运动中，如滑雪或足球。急性损伤或复发性损伤时（如上下楼梯）可以听到肌腱脱位弹响的声音。伤后患者会因踝关节外侧疼痛而不能活动。查体发现外踝后方肿胀，压痛或出现局部瘀斑。通常损伤的肌腱会自然恢复，因此诊断较困难，并且常常误诊为慢性踝关节不稳。查体时足部跖屈时对抗性外翻活动，诱发腓骨肌腱脱位。

腓骨肌腱慢性脱位可伴或不伴有反复的损伤，患者常在外踝后方感到肌腱卡压或疼痛，腓骨肌腱脱位可同时伴有踝腓侧韧带不稳定。踝关节外翻试验中可见腓骨肌腱移位至外踝前或外侧，手指轻压腓骨肌腱可以诱发疼痛，触诊可以检查脱位的程度。

【分类和分级】

腓骨肌上支持带是维持腓骨肌腱稳定的决定性因素。绝大部分的腓骨肌腱脱位与腓骨肌上支持带损伤有关。Ecket和Davis根据腓骨肌上支持带损伤机制将腓骨肌腱脱位分为三型，而Oden在此基础上将腓骨肌腱脱位增加一型，即腓骨肌上支持带在腓骨后肌腱沟抵止点处完全断裂而导致的腓骨肌腱脱位（图3-2-2A）。

腓骨肌腱脱位临床分型主要依据Ecket-Davis改良的Oden分型，具体如下。

Ⅰ型：腓骨肌上支持带与骨膜从腓骨远端骨皮质上撕脱，形成假性囊袋样间隙，腓骨肌腱位于骨与骨膜之间，但腓骨肌上支持带结构完整。此类型最常见，占全部腓骨肌腱脱位病例的50%以上。

Ⅱ型：位于腓骨肌上支持带腓骨插入部后方的腓骨软骨嵴与腓骨肌上支持带、骨外膜一同撕脱，腓骨肌腱移位于软骨嵴的下方。

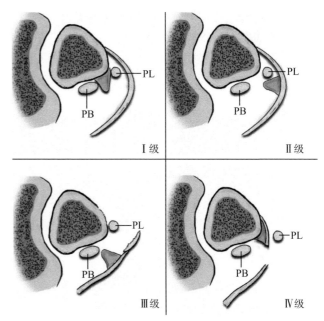

图3-2-2A　腓骨肌腱脱位的Ecket-Davis改良Oden分型

PL：腓骨长肌腱；PB：腓骨短肌腱

Ⅲ型：在Ⅱ型损伤的基础上额外还有腓骨肌上支持带腓骨插入部的撕脱性骨折，腓骨肌腱移位于骨折片的下方。

Ⅳ型：也是最罕见类型，腓骨肌上支持带完全断裂，而腓骨肌腱脱位于腓骨肌上支持带的外侧浅表。

大部分影像学检查（如MRI和多排螺旋CT）都为静止性检查，不能发现肌腱的运动障碍性疾病。Raikin

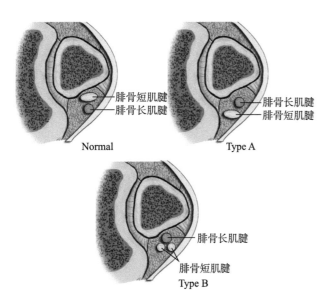

图 3-2-2B　腓骨肌腱鞘内脱位的 Raikin 分型

使用动态超声检查发现腓骨肌腱脱位的特殊类型，即腓骨肌腱鞘内脱位的分型。该型的腓骨肌上支持带结构完整，两条肌腱仍然位于腓骨后肌腱沟内，而腓骨长、短肌腱的排列出现了错位（图 3-2-2B）。

Raikin 腓骨肌腱鞘内脱位分型如下。

A 型：腓骨长肌腱位于腓骨短肌腱的深层。

B 型：腓骨长肌腱位于纵行劈裂的腓骨短肌腱之间。

【影像学表现】

由于 X 线检查的密度分辨率低，尤其对于肌腱这类软组织损伤的诊断价值有限，常规 X 线很难发现腓骨肌腱脱位的直接征象，通常只能观察到足踝外侧的软组织肿胀。而某些间接 X 线征象可以推测腓骨肌腱脱位的存在，如腓骨远端外侧骨膜袖状撕脱性骨折提示存在腓骨肌上支持带的撕裂，是腓骨肌腱脱位的潜在因素。尽管 X 线上有时可能发现外踝旁边这种细小的撕脱性骨折，但在大多数腓骨肌腱半脱位或脱位的病例中却没有这种情况。

CT 虽然不能直接显示腓骨肌腱的内部变性，但是高分辨率 CT 仍可以显示腓骨肌腱位置的改变，从而诊断腓骨肌腱脱位的存在。尤其 CT 三维重建后可以观察腓骨肌腱沟的形态学异常，在患者行腓骨肌腱沟加深术前，准确评估腓骨肌腱沟的骨性解剖可为手术计划的制订提供重要的参考。

MRI 是显示腓骨肌腱病变的最佳影像学检查方法。与超声相比，MRI 在肌腱细微结构显示和发现导致脱位的诱因方面优于超声检查。MRI 检查采用高分辨率、多通道踝关节线圈。腓骨肌腱 MRI 检查常采用冠状位 T_1WI 和质子抑脂像，横断 T_2 和质子抑脂像，矢状位 T_2 抑脂像。MRI 可以发现腓骨肌腱的位置、肌腱损伤的部位、程度及邻近骨质结构的改变，并可以评估导致肌腱病的诱发因素和继发改变（如应力性损伤、关节改变、肌腱病等）。当 MRI 未在腓骨后肌腱沟的正常解剖位置中发现腓骨长、短肌腱时，就可以诊断为腓骨肌腱脱位（图 3-2-3）。但需要排除肌腱完全断裂和回缩的可能性。在连续图像上评估肌腱可区

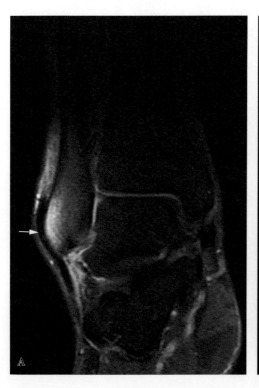

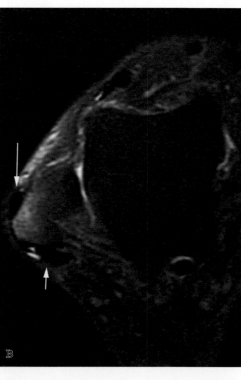

图 3-2-3　腓骨长肌腱脱位

患者，男性，38 岁。A. 踝关节冠状 T_2 抑脂像显示腓骨长肌腱脱出于腓骨后肌腱沟，肌腱位于外踝外侧（短箭）。B. 踝关节横断 T_2 抑脂像显示腓骨长肌腱脱位（长箭），移位于外踝前外侧，而腓骨短肌腱仍位于腓骨后肌腱沟内（短箭）

分肌腱半脱位、脱位或撕裂。腓骨长、短肌腱中的一条或两条肌腱都可能脱位，必须通过向远侧追踪其附着端确定到底是哪条肌腱脱位。

当腓骨肌腱脱位时，往往合并腓骨肌上支持带的损伤，MRI可以发现腓骨肌上支持带的断裂及韧带走行区的出血、血肿，以及伴随的跟腓韧带断裂、跟骨外侧缘的撕脱骨折。在腓骨肌腱慢性脱位（半脱位）的病例中，MRI增强检查常显示腓骨肌腱、支持带及跟腓韧带等结构周围纤维血管增生而出现的软组织强化。MRI还可以显示腓骨尖的骨髓水肿或骨赘。

超声已被证明可有效地实时显示复发性腓骨肌腱半脱位或脱位。动态超声在评价腓骨肌腱不稳方面优于MRI影像。超声可以显示腓骨肌腱的位置变化，以及伴发肌腱增粗、变细、肌腱内部变性、腱鞘炎或者腱鞘积液。

【治疗】

目前腓骨肌腱脱位的治疗尚无规范性指南。临床上对于腓骨肌腱脱位急性期早期诊断明确者，多采用非负重位石膏固定的保守治疗。患足部固定于中立位或轻度内翻位，有助于腓骨肌腱上支持带撕裂部位的愈合。而对于经过3～6个月保守治疗无效的腓骨肌腱陈旧性脱位或复发性脱位则倾向于手术治疗。由于腓骨肌上支持带的完整性是维持腓骨肌腱稳定的决定性因素，因此腓骨肌上支持带修复术是治疗腓骨肌腱脱位的最常见手术方式。腓骨后肌腱沟发育不良被许多学者认为是与腓骨肌腱脱位相关的解剖因素，故腓骨后肌腱沟加深术也是常见的手术方法。

二、腓骨肌腱撕裂

【病因及发病机制】

腓骨肌腱撕裂在临床上并不罕见，是导致外踝后侧疼痛的重要原因之一，但是临床上并未重视，因此经常漏诊。由于腓骨短肌腱位于腓骨和腓骨长肌腱之间，而且两条肌腱常处于紧张的应力状态，腓骨短肌腱受到的挤压和摩擦大于腓骨长肌腱，因此较腓骨长肌腱更容易撕裂。Dombek等对40例腓骨肌腱撕裂的患者行手术治疗，术中发现仅5例为腓骨长肌腱撕裂，其余皆为腓骨短肌腱撕裂。腓骨肌支持带损伤后松弛，形成腱鞘炎，腓骨长肌腱将腓骨短肌腱挤压在腓骨软骨缘，造成腓骨短肌腱的纵形撕裂。长期临床观察较少见到腓骨肌腱完全断裂。

导致腓骨肌腱慢性撕裂的诱因包括踝关节的过度使用、反复慢性损伤而愈合不良、急性损伤、踝关节承受反复转向受力的体育运动（如网球、足球、手球、篮球等球类运动）、后足内翻畸形、慢性踝关节外侧不稳及发育性因素（如第4腓骨肌、副骨等）。

【临床表现】

腓骨肌腱撕裂往往与踝关节外侧副韧带损伤相混淆，因其临床症状与踝外侧韧带损伤相近，常见临床症状如外踝后方疼痛、局部肿胀、活动后酸胀感、踝关节外翻无力等。临床上腓骨肌腱的慢性撕裂远多于急性撕裂，而且腓骨肌腱撕裂多为部分撕裂，完全撕裂少见，腓骨肌腱完全撕裂常见于高弓足患者。腓骨短肌腱的急性撕裂最常发生在外踝尖或腓骨结节。骰骨下方腓骨长肌腱沟的入口是腓骨长肌腱撕裂的好发部位。因此两者的临床症状也有所差异。腓骨短肌撕裂的临床表现为持续的外踝后侧肿胀，腓骨长肌撕裂则多表现为骰骨腓骨长肌腱沟周围疼痛。两条肌腱同时断裂是很罕见的，可能与严重的后足内翻畸形有关。完全性腓骨肌腱断裂往往导致不能足部外翻。

【分类和分级】

腓骨肌腱撕裂根据病因可以分为退变性和外伤性，根据病程可以分为急性和慢性，而根据肌腱损伤的范围可以分为部分性和完全性。大部分肌腱撕裂是部分性，肌腱内存在纵向撕裂。据统计，腓骨短肌腱撕裂的发生率在11.3%～37%，破裂口长度一般在2.5～5cm的纵行裂口。腓骨长肌腱和腓骨短肌腱的损伤机制和临床特征可能有所不同。腓骨长肌腱急性损伤很少见，最常见于足内翻导致受伤的腓籽骨损伤。

腓骨肌腱撕裂是否需要手术，目前尚无一致性意见或诊断治疗规范。大多数学者认为，如果症状轻微并且可以忍受，通过治疗可以减轻症状，那么手术可以推迟或可能没有必要。而对于保守治疗无效者，腓骨肌腱断裂症状严重、影响患者日常生活或者运动员的职业生涯时，应选择手术治疗。腓骨肌腱撕裂的手术处理取决于病变的位置和严重程度。根据术中发现，Sobel等对腓骨短肌腱纵行撕裂进行了分级，以帮助指导他们对损伤的处理。腓骨短肌腱纵行撕裂的Sobel分级如下。

Ⅰ级：腓骨短肌腱伸展变扁平，但未出现破裂口。

Ⅱ级：腓骨短肌腱部分撕裂，纵行破裂口长度＜1cm。

Ⅲ级：腓骨短肌腱全层撕裂，纵行破裂口长度1～2cm。

Ⅳ级：腓骨短肌腱全层撕裂，纵行破裂口长度＞2cm。

而也有学者指出，腓骨肌腱损伤的横截面积比破裂口长度对预后和治疗更重要。他们根据腓骨肌腱损伤范围占肌腱横径的比值进行了分度，具体如下。

Ⅰ度：腓骨肌腱形态变得扁平，肌腱内部未见破裂。

Ⅱ度：腓骨肌腱部分撕裂，撕裂范围＜肌腱横径25%。

Ⅲ度：腓骨肌腱部分撕裂，撕裂范围占肌腱横径的25%～50%。

Ⅳ度：腓骨肌腱大部分撕裂或完全断裂，撕裂范围＞肌腱横径75%。

【影像学表现】

常规的X线检查可以排除导致踝关节后外侧疼痛的常见原因，如外踝骨折、下胫腓关节分离、踝关节骨性关节炎、先天性或外伤性腓骨长肌腱内的籽骨（腓籽骨）或腓骨结节异常等。踝关节侧位X线上，腓籽骨分离超过6mm或者距离跟骰关节超过10mm则可以认为是腓骨长肌腱全层断裂。负重位踝关节正侧位X线检查及特殊的后足Saltzman位可以准确评估后足力线情况，存在后足内翻的患者往往腓骨肌腱更易受应力损伤，从而出现慢性机械性损伤，继而出现腓骨肌腱的慢性撕裂。

超声已经用于腓骨肌腱撕裂的诊断。超声检查价格便宜，应用广泛，没有辐射，适于浅表部位的肌腱韧带损伤检查。动态实时超声检查可用于检查腓骨肌腱的运动状态。腓骨肌腱在腱鞘内的滑动运动可能有助于区分腱鞘炎和肌腱断裂。Grant等报道了超声诊断腓骨肌腱撕裂的敏感性、特异性和准确性，分别为100%、85%和90%。但超声检查的局限性是其诊断的准确性严重依赖于超声医师自身的水平。超声可以显示腓骨肌腱形态不规则增粗、变细，肌腱内部变性，腱鞘炎或者腱鞘积液，当腓骨肌腱劈裂时，肌腱呈"C"形或纵行裂口将肌腱一分为二（图3-2-4）。

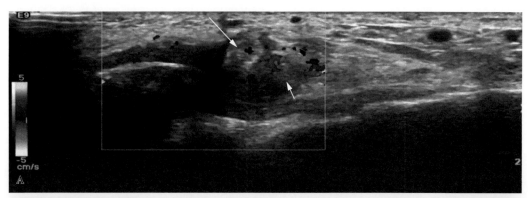

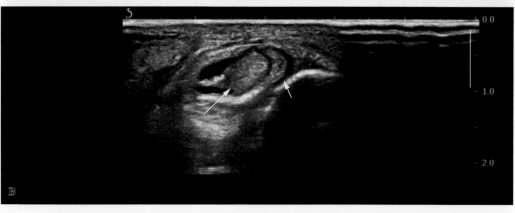

图3-2-4　腓骨短肌腱纵向撕裂

患者，男性，50岁，右外后踝疼痛。A.超声显示右侧腓骨长、短肌腱炎，右踝腓骨长、短肌腱增粗，CDFI腓骨短肌腱内可见多发点状血流信号（PL长箭，PB短箭）。B.腓骨短肌腱劈裂呈"C"形包绕腓骨长肌腱（PL长箭，PB短箭）

CT无法诊断腓骨肌腱的纵行撕裂或者部分的横断撕裂，但是当腓骨肌腱完全断裂、肌腱断端分离的时候，CT可以排除腓骨肌腱脱位的情况下，可以显示腓骨肌腱沟内肌腱位置空虚。

MRI轴位图像显示腓骨肌腱撕裂效果最佳。但是明确诊断腓骨肌腱断裂仍需要结合MRI轴位和矢状位图像。正常肌腱在MRI各个序列上均表现为均匀低信号影，在横轴位呈圆形或椭圆形，在冠状位或矢状位上如果扫描线平行于肌腱走行方向则呈光滑连续的线状或条状低信号影。急性腓骨肌腱完全断裂时在T_2抑脂像上可显示肌腱完全断裂、肌腱断端分离、T_2信号明显增高，腱鞘内积液；急性腓骨肌腱部分撕裂在T_2抑脂像上显示为肌腱明显增厚，肌腱内部T_2信号增高。慢性腓骨肌腱撕裂和肌腱炎在T_2WI上信号无明显异常而在质子加权像上信号轻度增高，肌腱增厚。腱鞘炎时腓骨肌腱正常或轻度增厚；T_2WI上由于腱鞘内积液而信号增高（图3-2-5）。

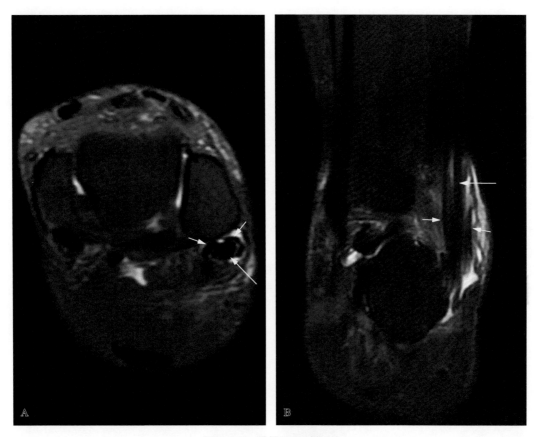

图3-2-5　腓骨短肌腱撕裂

患者，男性，37岁。A.轴位T_2抑脂像上腓骨短肌腱变扁并从中间撕裂为两部分（短箭），腓骨长肌腱（长箭）压迫并逐渐嵌入腓骨短肌腱纵行破裂口。B.冠状T_2抑脂像上腓骨短肌腱（短箭）纵行撕裂，腓骨长肌腱（长箭）居中位于腓骨短肌腱劈裂两束之间。腓骨长、短肌腱共有腱鞘部分表现为慢性腱鞘炎、腱周积液

【治疗】

对于急性部分腓骨肌腱撕裂的患者可以尝试石膏外固定等保守治疗。而肌腱撕裂范围＞50%或保守治疗无效者，必须通过手术治疗，包括肌腱清创修补术、肌腱固定术、自体肌腱移植或异体肌腱移植等。

三、腓骨肌腱腱鞘炎

【病因及发病机制】

腓骨肌腱是外踝和后足的重要动态稳定装置。即使在日常活动中，腓骨肌腱也常处于很大的紧张度。而当踝关节内翻时，腓骨肌腱将大量负荷加载在腓骨上。如果踝关节反复扭伤和过度使用可能加重腓骨肌

腱的负担，导致腓骨肌腱发生肥大性肌腱病、复发性狭窄及肌腱撕裂。而一些解剖学发育变异也可以导致慢性腓骨肌腱病，如后足失稳、腓骨肌腹低位至外踝尖。腓骨肌腱鞘炎可由滑膜腱鞘狭窄形成。狭窄性腱鞘炎常常发生在肌腱走行方向改变的位置，因为此时该部位生理力学负荷明显增加。最常见的位置是外踝的后方及骰骨下方腓骨长肌腱沟。如果有腓骨短肌腱（或是第4腓骨肌）肌腹过低，那么腓骨肌腱鞘就会变得相对狭窄，容易造成腱鞘炎。当然急性足踝扭伤也可以造成腓骨肌腱鞘炎。

从病理上来说，肌腱炎往往出现胶原纤维断裂、黏液变性、成纤维细胞增生、毛细血管生成增加及细胞坏死。从大体上看，肌腱的黏液样变性将改变肌腱的表面颜色，肌腱由光泽的白色转至暗淡的棕色（灰色）及肌腱不规则增厚。最终，慢性腱鞘炎可能产生肌腱纤维化和腱周滑膜增生，导致肌腱肥大和鞘内肌腱狭窄。

【临床表现】

腓骨长、短肌腱鞘炎虽然都可以出现踝关节后外侧疼痛、肿胀及压痛，但腓骨短肌腱鞘炎症状多位于外踝尖、后踝区域，而腓骨长肌腱鞘炎常见于腓骨结节及骰骨下方的腓骨长肌腱沟。腓骨肌腱鞘炎的患者在足外翻时，肌腱处可以产生疼痛。此类患者可有骨折史，如跟骨骨折。

【影像学表现】

X线和CT有助于评价导致腓骨肌腱鞘炎的骨性结构异常（如腓籽骨、腓骨结节突出、腓骨远端钙化等）。而足的负重位X线检查可以评价是否存在足部形态学异常，如高弓足畸形等。Saltzman位可以评价后足的排列状况。踝关节正侧负重位X线可以排除某些踝上畸形。

MRI诊断腓骨肌腱炎和腱鞘炎具有较高的敏感性（83%～90%）和特异性（72%～75%）。腓骨短肌腱鞘炎的发生率要高于腓骨长肌腱鞘炎。MRI可以发现腓骨肌腱内水肿或肌腱增厚、肌腱内黏液病变、肌腱形态学异常，如肌腱扁平或呈"C"形，腱鞘增厚、腱鞘内滑膜炎、肌腱鞘内或周围组织内不规则或过多的液体信号（图3-2-6）。退变的肌腱内血管增多，MRI增强检查时肌腱内可出现点状或片状的增强区域，而后期增强区域可能出现黏液变性。MRI还可以发现一些继发的改变，如外踝、跟骨外侧、骰骨的骨髓水肿，第5跖骨基底部腓骨短肌腱附着端及内侧楔骨、第1跖骨基底部腓骨长肌腱插入部的肌腱病。

超声检查可以显示腓骨肌腱或腱鞘增粗，腱鞘内积液、腱鞘周围软组织异常等腱鞘炎改变（图3-2-7）。

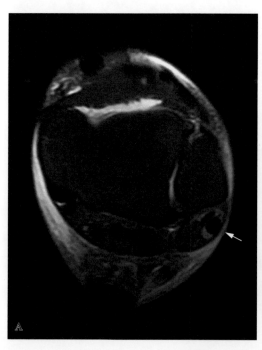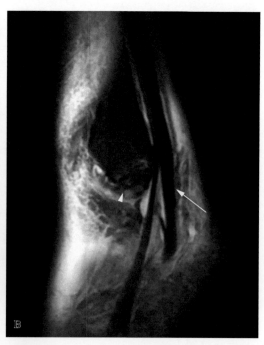

图3-2-6　腓骨肌腱鞘炎（1）

A.踝关节横轴位T₂抑脂像显示腓骨肌腱鞘增厚（箭）、腱鞘内积液、腱鞘周围软组织水肿。B.踝关节矢状位T₂抑脂像显示腓骨长肌腱增粗（长箭）、腱鞘积液、外踝骨质形态不规则（短箭），导致腓骨肌腱鞘慢性机械性损伤

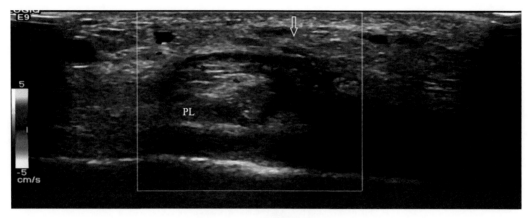

图 3-2-7　腓骨肌腱腱鞘炎（2）

患者，男性，49岁。右踝腓骨肌腱腱鞘炎，腓长肌腱腱炎（PL）。超声显示腓骨肌腱鞘增厚，腱鞘内可见积液，腓骨长肌腱增粗，腱周滑膜组织增多伴丰富的血流信号（箭）

【治疗】

腓骨肌腱长期慢性损伤如牵拉、挤压、摩擦等都可导致肌腱的腓骨肌腱炎或腱鞘炎，病理上出现肌腱及腱鞘组织周围局部的炎性渗出、出血、水肿，甚至撕裂。保守治疗包括早期患肢制动、局部理疗、痛点封闭等。保守治疗无效的慢性腓骨肌腱炎患者可以采取病灶清除手术，直接清除炎性病变组织，松解粘连的肌腱组织，修复变性撕裂的肌腱。

（郭　林　李　葳　王　植）

第三节　胫骨前肌腱损伤

胫骨前肌腱（anterior tibial tendon，ATT）为伸肌腱、胫骨前肌的腱性部分，位于小腿、踝及足部前方，被腱鞘包绕。肌腱连接部位于胫骨中下段水平，在踝关节水平穿越伸肌支持带，而后向下走行于足背面，沿踝关节的前内侧、内侧楔骨前内缘走行，止于内侧楔骨内侧面及第1跖骨基底部。胫骨前肌腱较少发生损伤，一旦发生，多为全肌腱损伤，首次由Bruning于1905年报道。

【病因及发病机制】

胫骨前肌腱起自胫骨近侧1/2 ～ 2/3处之外侧面和前方骨间膜，止于内侧楔骨内侧和第1跖骨，由腓深神经支配。功能为踝关节背伸，使足内翻。胫骨前肌腱损伤好发于中年人，赛跑运动员、登山运动员多见，急性撕裂并不常见。由于胫前肌腱是踝关节的主要背伸肌，同时也是足部的反转肌，其损伤机制通常为高强度的足部跖屈以对抗胫骨前肌腱的收缩。根据病因分为开放性直接损伤、闭合性间接损伤及自发性损伤。开放性直接损伤少见，可发生于任何年龄，多为作用于踝关节前方的垂直力量。闭合性损伤罕见，足部突然的跖屈或外翻引起的胫骨前肌腱损伤是其常见的损伤机制。自发性损伤多见于50 ～ 70岁老年男性，胫骨前肌腱经过踝关节前方支持带部位为无血供区，大多数自发性断裂发生在无血供区，在止点靠近侧1.5 ～ 3cm处。自发性损伤可继发于肌腱缺氧变性或黏液样变性，多与痛风、类风湿关节炎、糖尿病、类固醇注射等相关，有副舟骨患者亦好发。类固醇的使用可以使肌腱强度减弱而断裂；痛风石的沉积可导致肌腱海绵状改变、肌腱增厚或尿酸盐沉积。尽管胫骨前肌腱损伤较少见，但早发现、早诊断、早治疗临床意义重大，可明显提高治疗效果。

【临床表现】

在急性情况下，患者更容易出现与断裂相关的肿胀和疼痛。在慢性撕裂中，患者不太容易回忆起创伤事件，无明显疼痛，但步态困难，具体表现多为抬脚困难，尤其是在不平整的地面上，因此常导致绊倒和摔倒。老年人群可表现为缓慢性的足下垂，踝前方肿胀并疼痛，踝和足的背伸、内翻无力，查体踝关节前方局限性饱满或增大性结节，肌腱界线消失等。肌腱炎在胫骨前肌腱相关疾病中更为少见，多见于女性，称为过度使用导致的胫骨前肌腱损伤，常表现为肌腱插入部的肿胀及疼痛。

【分型和分度】

1.根据磁共振成像（MRI）表现，胫骨前肌腱损伤分以下类型（表3-3-1）。

表3-3-1　胫骨前肌腱损伤的MRI分型

损伤类型	MRI特征
急性完全撕裂	肌腱断端完全分离，T_2WI上信号强度升高，腱鞘积液
急性不完全撕裂（1～2度）	肌腱增粗，T_2WI上信号强度升高但小于肌腱的1/2
慢性部分撕裂	肌腱增粗，质子密度加权像上呈中等信号，T_2WI上信号升高不明显
腱鞘滑膜炎	肌腱正常或轻度增粗，肌腱周围腱鞘积液，T_2WI上信号增高

2.根据MRI肌腱撕裂程度，胫骨前肌腱损伤可分为4度。

Ⅰ度：肌腱拉伸、但无明显撕裂。MRI形态学上肌腱未见明显异常改变，仅见周围及皮下水肿。

Ⅱ度：肌腱部分撕裂。MRI肌腱增粗，内部见水肿信号，或见肌腱部分纤维不连续，但不连续范围小于肌腱宽度的1/2。

Ⅲ度：肌腱大部分撕裂。肌腱大部分纤维不连续，范围大于肌腱宽度的1/2，但未完全断裂，残存少许纤维组织。

Ⅳ度：肌腱完全断裂、分离，断端间可见液体信号影，T_2WI信号弥漫增高，断端回缩、形态卷曲。

【影像学表现】

1. X线片和CT诊断胫骨前肌腱损伤较困难，意义不大，但可以与痛风、骨软骨瘤、胫骨骨折等相鉴别。能谱CT对胫骨前肌腱损伤的检出率亦远不及MRI，除了可显示相关的骨骼改变（骨质增生、骨折等）外，部分患者可见肌腱变细、表面不规则或可显示肌腱急性断裂，能谱CT定量测量组织内的水含量、急性损伤肌腱内及周围组织内水含量显示增高。

2. MRI是诊断胫骨前肌腱损伤最常用及最佳检查手段，不仅能明确胫骨前肌腱损伤的程度、进行损伤的分型及分度，且可评价胫骨前肌腱与周围结构的关系、辅助临床制订最佳治疗方案，并可监测治疗效果、随访、估计预后等。胫骨前肌腱损伤多发生在肌腱穿出伸肌上支持带之处，亦即附着点近端0.5～3cm。MRI矢状位及横轴位质子密度加权像和T_2WI有助于显示肌腱的解剖结构，以及对损伤进行分度。

（1）胫骨前肌腱正常MR表现：T_1WI、T_2WI、质子加权序列均为连续性低信号；横断面显示肌腱近段为圆形或卵圆形，远段形态变扁；矢状位为条带状低信号。

（2）胫骨前肌腱炎MR表现：肌腱局部或弥漫增粗，在T_2WI或STIR像上呈弥漫或线状低或中等信号影（图3-3-1）。肌腱退变在T_2WI上表现为相对高信号影。炎症变化可与黏蛋白沉着或黏液样退变共存，在T_2WI上呈中等信号或高信号。肌腱周围腱鞘积液常见于肌腱炎、腱鞘炎、肌腱滑膜炎。腱鞘炎腱鞘内会出

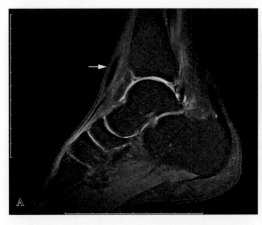
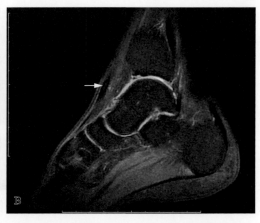

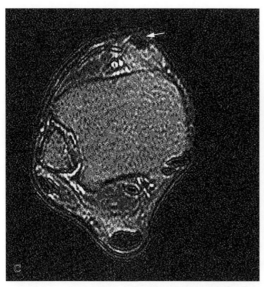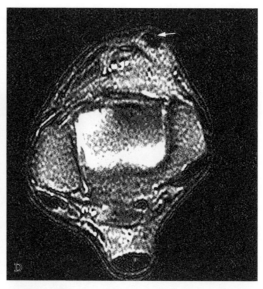

图 3-3-1　胫骨前肌腱炎

矢状位（A、B）及轴位（C、D）T$_2$WI抑脂像示胫骨前肌腱局部增粗，其内可见条状或点片状稍高信号影（箭头所示）

现大量积液或出现复杂性腱鞘积液（图3-3-2）。肌腱炎表现为肌腱增粗。肌腱滑膜炎表现为肌腱正常或轻度增粗，肌腱周围常有腱鞘积液，T$_2$WI上信号增高。而肌腱周围炎常常是肌腱和滑膜同时受累。肌腱变性和陈旧撕裂可表现为肌腱增粗和腱鞘积液。

（3）胫骨前肌腱撕裂MRI表现：胫骨前肌腱较少发生撕裂，一旦发生，多为全肌腱损伤。肌腱增粗，原本椭圆形的肌腱横断面变成圆形，可为横向或纵向撕裂；完全或部分撕裂，相应的腱鞘积液和鞘膜增厚，邻近关节见骨关节炎表现。①胫骨前肌腱部分撕裂MRI表现：可在MRI矢状面和横断面上显示肌腱增粗，T$_2$WI信号不同程度增高，肌腱连续性部分中断，至少在一个矢状面上显示肌腱的连续性，常为纵行劈裂，多伴有肌腱炎，表现为线状或局灶的高信号和局灶的纤维增厚。非感染性肌腱炎可表现为肌腱联合处的增厚；慢性肌腱炎中出现的纵行裂隙多是在急性肌腱损伤后出现，在T$_2$WI中表现为低到中等信号；而急性肌腱损伤在T$_2$WI上为高信号。②胫骨前肌腱完全断裂MR表现：急性断裂表现为横轴位及矢状位图像肌腱缺如，两断端间可见液体信号间隙，T$_2$WI显示为弥漫高信号（图3-3-3）；正常低信号肌腱为高信号所替代，常能看到肌腱的断端回缩及增粗、卷曲等。陈旧性断裂断面处可见高信号的脂肪影，肌腱连续性完全中断，断端回缩、断面可见。胫骨前肌腱周围的出血也可在横断面或矢状面上显示，亚急性出血在T$_1$WI及T$_2$WI上均呈高信号影。水肿或炎症在T$_2$WI或STIR像上呈高信号影。

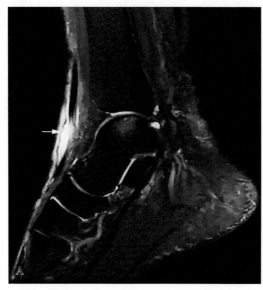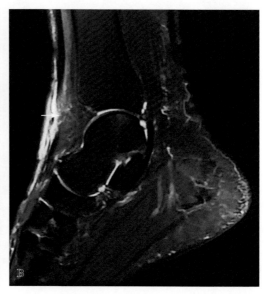

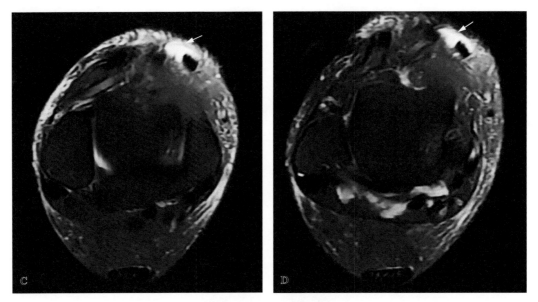

图3-3-2　胫骨前肌腱腱鞘炎

矢状位（A、B）及轴位（C、D）T₂WI抑脂像示胫骨前肌腱腱鞘炎，腱鞘积液（箭所示）

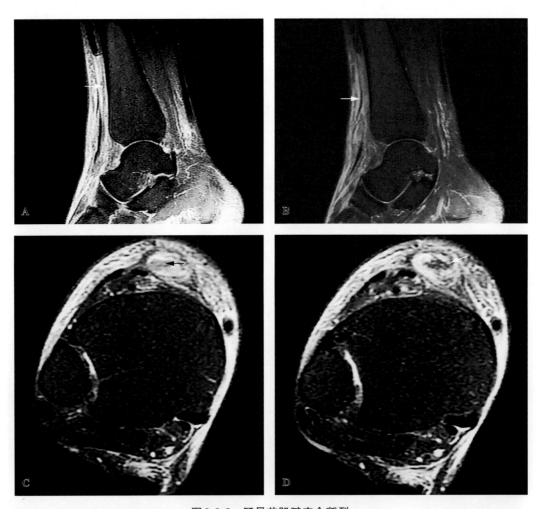

图3-3-3　胫骨前肌腱完全断裂

矢状位（A、B）及轴位（C、D）T₂WI抑脂像示胫骨前肌腱完全断裂Ⅳ度，断端回缩（箭所示）

【治疗】

胫前肌腱损伤的患者采取保守治疗和手术治疗方案均有效。胫前肌腱炎患者早期可通过矫正运动姿势或更换鞋子症状得到很好改善。以下两种情况下需进行手术干预，即ATT的完全断裂和年轻患者ATT急性断裂。对于手术患者，术前进行支撑试验，尝试使用CAM靴或踝足矫形器可减轻症状。患有慢性损伤且需求较低的老年患者中，临床多采取保守治疗，多尝试使用支撑试验或踝足矫形器以改善患者足部功能。

（孙 曼 王 植）

第四节 胫骨后肌腱损伤

胫骨后肌腱（posterior tibial tendon，PTT）对踝关节稳定起重要作用。在踝管内胫骨后肌腱与内踝直接毗邻，二者易发生碰撞。此外，胫骨后肌腱经过内踝后以较小锐角转向前方，而踝管内其他肌腱都没有这样小的转向角。以上解剖特点使胫骨后肌腱成为踝关节内侧三条屈肌腱（胫骨后肌腱、趾长屈肌腱、踇长屈肌腱）中最易受损伤者，导致踝关节疼痛和功能障碍。胫骨后肌腱损伤包括急慢性腱鞘炎、肌腱退变、部分撕裂和完全断裂等，而胫骨后肌腱功能不全（posterior tibial tendon dysfunction），也是导致成人获得性扁平足（adult acquired flatfoot deformity）的最主要原因。

【病因及发病机制】

胫骨后肌是小腿后群深层肌中最长的一块羽状肌，起于胫、腓骨及骨间膜近1/3处的后面，向下移行为肌腱，经过内踝后急转向前达足底，肌腱末端在足底分多束抵止于舟骨粗隆、舟楔关节下部、内外侧楔骨、骰骨和5个跖骨的基底部内侧。胫骨后肌是足最强的内翻肌，抵抗腓骨短肌，通过控制中足的跗骨使前、中、后足相协调，并可促使前足内收，使舟骨紧抱距骨头，抬高内侧纵弓，保护加强弹簧韧带，并对后足内翻起到一定的支持作用，协助维持内侧纵弓，是构成足弓的重要动力稳定装置。胫骨后肌收缩时起到足内翻和足跖屈及维持足纵弓的作用，使足弓的承受力量加强。因胫骨后肌腱具有弓弦的作用，故弹力也较强，使行走、跑步、跳跃等引起的震荡得到缓冲，进而减少对机体内脏的损伤。

胫骨后肌腱损伤后，足跖屈、内翻功能障碍，足不能很好地完成跗间关节的锁定，因而足不能形成坚硬杠杆，以有效地推进身体向前。在步态周期中，足有效的运动依赖于跗横关节锁定和去锁定的协调交替，足内翻时跗横关节锁定而外翻时锁定解除，该重要功能由腓骨短肌和胫骨后肌的交替舒缩完成，胫骨后肌腱功能不全使这种协调作用丧失，导致步态异常，后足外翻畸形使内翻作用丧失，跗横关节不能锁定而处于活动状态，足弓在步态推进活动中不能发挥坚强的杠杆作用。此外，胫骨后肌腱受损后，足的内翻跖屈功能障碍，不能负重，如果未得到及时正确的治疗，维持足弓的其他韧带、关节囊在逐渐增加的应力下也会损伤、延长或撕裂，导致不可逆性病变（如足弓塌陷、跟骨外翻、前足外展、骨关节炎等）。近年来国内外大量研究报道证明，胫骨后肌腱功能不全在成人获得性扁平足的发生发展中起到第一位的作用，成为该病最常见的病因。且一些研究认为，成人获得性扁平足中胫骨后肌腱退变只会在足被动结构发生疲劳和功能不全以后发生，亦即肌腱受劳损的情况并不决定于所受力量的剧烈程度，而在于时间的长短。一个运动员经常跑跳，但很少患扁平足，相反，如果一个人经常站立在一个地方长久不动，则易引起扁平足。

胫骨后肌腱损伤的原因包括：①退行性改变，是导致胫骨后肌腱功能异常的主要原因；②外伤，胫骨后肌腱撕裂通常继发于踝关节内翻损伤或骨折，踝关节的损伤、足跗骨的骨折是引起胫骨后肌腱损伤的主要原因；③跗骨窦的病变和变异也是引起胫骨后肌腱损伤的原因；④全身系统性疾病，如慢性炎性病变、风湿性关节炎、血清阴性脊柱关节病、感染性病变（尤其是结核和淋球菌感染）等均可导致胫骨后肌腱病变；⑤肌腱缺血，胫骨后肌腱的中部即由内踝至舟骨附着处约6cm的范围，是相对乏血供区域，易出现变性、断裂。对于运动员来说，足部反复承受高负荷是造成胫骨后肌肌腱炎的主要原因，因为过度地承受外力会使肌腱产生炎症、退变等。此外，运动员也存在胫骨后肌腱急性撕裂的风险。

【临床表现】

当胫骨后肌肌腱出现肿胀、炎症及疼痛时，就表明其已经处于病理状态，并且也无法完成其正常功能。这类情况常被称为肌腱炎或肌腱功能障碍。单侧的胫骨后肌腱炎可以只影响一条腿，却也有可能使双腿同时受到影响。

胫骨后肌腱炎的常见症状包括：①踝关节内侧肿胀、疼痛、局部触痛；②足弓塌陷；③出现足旋前、足尖站立的情况。胫骨后肌腱功能发生障碍的典型症状是在行走或跑步时，足踝内侧在内踝骨后缘沿着胫骨后肌腱走行路线区域会产生疼痛与压痛，更严重时造成胫骨后肌腱无力、失去支撑的功能，就会有足外翻的现象即内旋足（pronated foot），足弓会因不同程度的挤压可以完全消失变成扁平，走路时着力点变成在内侧（正常是在足外侧），外观像扁平足，诊断为成人获得性扁平足。胫骨后肌腱断裂时会导致进行性扁平足畸形，患者不能以足尖直立及足内翻时无力，查体不易触及肌腱。

成人获得性扁平足多见于中年女性，尤其是长时间站立者，表现为踝部疼痛、足弓扁平、不能穿正常的鞋。成人获得性扁平足以内踝下疼痛开始，随着内侧纵弓减小，跟骨外翻，跟骨与腓骨或距骨撞击，继而引起外踝前部疼痛。

【分型和分度】

1.根据胫骨后肌腱损伤的MRI表现，可分以下四型

Ⅰ型：胫骨后肌腱部分纵行撕裂，主要表现为肌腱形态增粗，肌腱内可见条纹状高信号影，或不均匀异常信号影，可伴有内踝后内侧骨刺形成，或见局部骨髓水肿信号影。胫骨后肌腱的舟骨附着处慢性撕裂，可表现为其舟骨附着处增粗，其内可见条状或不均匀高信号影。胫骨后肌腱于舟骨、楔骨、骰骨、第2～4跖骨基底附着处撕裂，肌腱形态增粗，相应骨质可见骨髓水肿信号。胫骨后肌腱的移位和功能异常可伴有局部屈肌支持带的撕裂或损伤，T_2WI呈条片状高信号影，周围筋膜间隙可见液体信号积聚。

Ⅱ型：胫骨后肌腱部分纵行撕裂，主要表现为肌腱形态变细、萎缩，T_1WI或T_2WI及质子加权像肌腱内可伴或不伴异常信号。有时纵裂的胫骨后肌腱轴位像可显示为两个分开的胫骨后肌腱。胫骨后肌腱附着处可见骨质增生，骨髓水肿等改变。

Ⅲ型：胫骨后肌腱完全断裂，断端显示为分离、移位、卷曲、回缩等，断端间可见长T_1长T_2水样信号，胫骨后肌肌腹可见羽毛状水肿信号，肌腱附着处骨质可伴撕脱骨折及骨髓水肿信号。

Ⅳ型：胫骨后肌腱慢性功能异常，主要表现为胫骨后肌腱形态不规则，或呈波浪状、花边状改变等，影像学肌腱内信号混杂、不均匀，肌腱附着处可见骨质增生、骨赘、骨髓水肿等表现。此型可伴有弹簧韧带松弛或撕裂。胫骨后肌腱或弹簧韧带功能异常后常伴有跗骨管或跗骨窦综合征。

2.根据肌腱撕裂程度将胫骨后肌腱撕裂分为4度

Ⅰ度：肌腱拉伸、但无撕裂。MRI形态学上肌腱未见明显异常改变，仅见周围及皮下水肿。

Ⅱ度：肌腱部分撕裂。MRI显示肌腱增粗，内部见水肿信号，或见肌腱部分纤维不连续，但不连续范围小于肌腱宽度的1/2。

Ⅲ度：肌腱大部分撕裂。肌腱大部分纤维不连续、范围大于肌腱宽度的1/2但未完全断裂，残存少许纤维组织。

Ⅳ度：肌腱完全断裂、分离，断端回缩、卷曲等。

3. Johnson和Storm等将胫骨后肌腱损伤后逐渐导致胫骨后肌腱功能不全分为4期，由Bluman和Myerson修订

Ⅰ期：肌腱退变伴有横截面增粗；无扁平足畸形。

Ⅱ期：肌腱退变伴有松弛、延长或断裂；可伴扁平足畸形。

Ⅲ期：肌腱延长或断裂；伴固定性扁平足畸形。

Ⅳ期：肌腱断裂；更加明显的固定性扁平足畸形并伴距骨外翻畸形。

【影像学表现】

磁共振成像能够显示一般影像学检查无法满意显示的胫骨后肌腱损伤的准确位置、范围及程度，故被认为是最好的无创伤性检查方法（图3-4-1），特别是MRI超短TE（UTE）或零TE（ZTE）成像能清晰地显示常规MRI平扫无法显示的肌腱早期损伤、轻微损伤后肌腱内部的早期细微信号改变。肌腱损伤直接征象为：肌腱形态和走行、厚度异常；肌腱边缘不规整；肌腱连续性部分或完全中断；肌腱内部信号异常改变

等（图3-4-2）。肌腱损伤间接征象包括肌腱周围结构改变：脂肪间隙及腱鞘异常变化；肌腹异常信号改变；其他邻近组织或结构的异常改变，包括骨、软骨损伤，韧带损伤，滑膜炎及关节囊积液、滑液囊肿等。

　　胫骨后肌腱损伤后可出现横行撕裂或纵行撕裂；完全或部分撕裂；部分撕裂表现为肌腱形态不规则，新鲜部分撕裂表现为肌腱增粗，T_2WI上信号强度弥漫升高，但可见部分连续的肌腱（图3-4-3）；慢性部分撕裂肌腱形态不规则增粗，或可萎缩、变细，质子密度加权像上呈中等信号，T_2WI上信号升高不明显（图3-4-4）。完全断裂表现为肌腱断裂，断端分离、移位、回缩、卷曲等，T_2WI上信号强度弥漫升高，肌腱断端间积液，腱鞘积液，相应肌腹可见羽毛状水肿信号影。肌腱断裂后，肉芽组织在损伤2周左右开始形成，可导致肌腱撕裂处形态不规则，在T_1WI上信号减低，在T_2WI上呈中等信号影，随时间延长表现为T_1WI及T_2WI均为低信号的瘢痕组织。

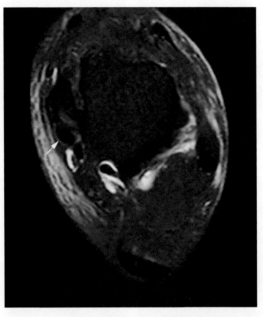

图3-4-1　轴位FS T_2WI显示正常胫骨后肌腱（箭）

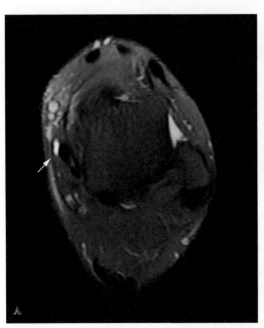 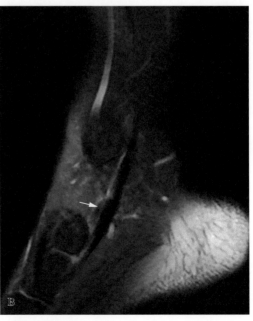

图3-4-2　胫骨后肌腱损伤Ⅰ度

A.轴位FS T_2WI；B.矢状位FS T_2WI。显示胫骨后肌腱损伤Ⅰ度、腱鞘少量积液（箭）

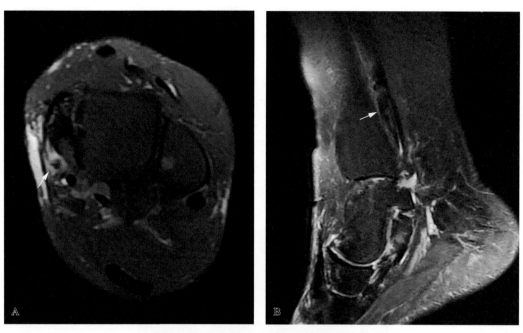

图3-4-3　胫骨后肌腱部分撕裂Ⅱ度

A.轴位FS T₂WI；B.矢状位FS T₂WI。显示胫骨后肌腱部分撕裂Ⅱ度，腱鞘积液（箭），邻近皮下软组织水肿

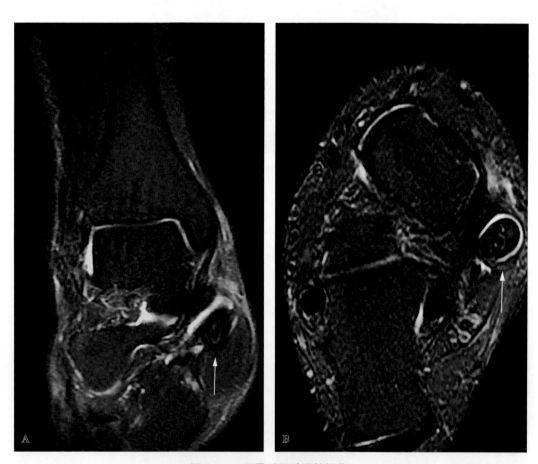

图3-4-4　胫骨后肌腱慢性损伤

A.冠状位FS T₂WI；B.轴位FS T₂WI。显示胫骨后肌腱慢性损伤，肌腱明显增粗，腱鞘少量积液（箭）

　　肌腱退行性改变表现为肌腱形态不规则，增粗或变细、延长，或呈波浪状、花边状改变等，质子密度加权像上呈中等信号影，腱鞘积液，肌腱附着点骨质增生、骨髓水肿等。急性损伤肌腱抵止点可见骨髓水肿信号。慢性损伤或变性肌腱抵止点亦可见骨质增生、骨髓水肿。周围筋膜间隙可见水肿、积液等。

　　肌腱周围腱鞘积液常见于肌腱炎、腱鞘炎、肌腱滑膜炎（图3-4-5）。腱鞘炎腱鞘内会出现大量积液或出现复杂性腱鞘积液（图3-4-6）。肌腱炎表现为肌腱增粗。肌腱滑膜炎表现为肌腱正常或轻度增粗，肌腱周围常有腱鞘积液，T₂WI上信号增高。而肌腱周围炎常常是肌腱和滑膜同时受累。肌腱变性和陈旧性撕裂可表现为肌腱增粗和腱鞘积液。

　　胫骨后肌腱沟变浅可导致肌腱脱位，易向内侧移位至内踝，部分可以伴有屈肌支持带的撕裂。

　　弹簧韧带（跟舟足底韧带）位于胫骨后肌腱深层，可协同维持足纵弓的稳定性，因此在诊断胫骨后肌腱损伤时，要特别注意弹簧韧带是否正常，这对于胫骨后肌腱损伤患者的评估和手术计划的制订至关重要。

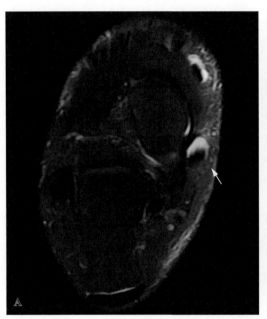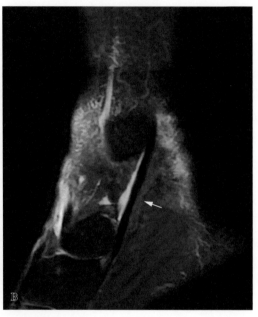

图3-4-5　胫骨后肌腱腱鞘炎（1）

A.轴位FS T₂WI；B.矢状位FS T₂WI。显示胫骨后肌腱腱鞘炎、腱鞘积液（箭）

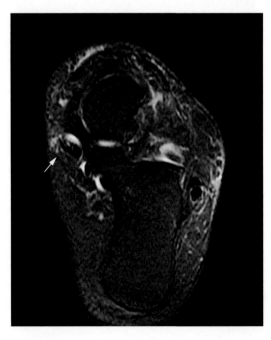

图3-4-6　胫骨后肌腱腱鞘炎（2）

轴位FS T₂WI显示胫骨后肌腱腱鞘炎、腱鞘少量积液（箭）

CT（包括能谱CT）对胫骨后肌腱损伤的检出率远不及MRI，除了可显示相关的骨骼改变（骨质增生、骨折等）外，部分患者可见肌腱增粗或变细、表面不规则或可显示肌腱急性断裂，能谱CT定量测量组织内水含量、急性损伤肌腱内及周围组织内水含量示增高。

【治疗】

1.保守治疗

（1）休息：减少足部活动可减轻胫骨后肌腱炎所致的疼痛，同时使肌腱有足够的时间自我修复，促进康复。

（2）口服非类固醇抗炎药：消肿消炎减缓疼痛。

（3）肌内贴：保护、加强和支撑组织。

（4）物理治疗：慢性劳损者可行热疗，热疗可增加局部血液循环，促使组织加速及缩短自我修复的时间以达到早日康复。此外，体外冲击波疗法和超声波疗法亦能安全、有效地缓解早期患者疼痛。

（5）辅具：如足弓垫，行走时能有效支撑塌陷足弓，使胫骨后肌腱和足底筋膜减少长期持续牵拉损伤。

（6）中药熏洗治疗。

2.手术治疗　当非手术治疗无效时，可采取手术治疗的方法。手术治疗目的在于消除临床症状、矫正足弓畸形及恢复足弓生物力学功能。对于慢性劳损引起的Ⅰ、Ⅱ期胫骨后肌腱功能不全可考虑行滑膜切除或腱鞘切除术，Ⅲ期及Ⅳ期患者则均需首先选择手术处理，骨性手术结合软组织修复术在重建正常足弓生物力学及恢复足弓生理功能上有重要意义。胫骨后肌腱部分撕裂经保守治疗无效，建议早期手术，而肌腱断裂者更需早期修复缝合，可有传统开放手术和内镜微创手术两种方式。

（刘竞艳　王　植）

第五节　姆长屈肌肌腱损伤

姆长屈肌肌腱（Flexor Hallus Longus， FHL）是姆长屈肌的腱性部分，它的作用主要是屈曲姆趾。姆长屈肌肌腱从踝关节后部到姆趾末节跖骨基底部的整个过程均可受损伤。姆长屈肌肌腱损伤是引起屈姆趾障碍的原因之一。

【病因及发病机制】

姆长屈肌肌腱损伤相对少见，本病的病因尚不完全清楚，损伤机制主要包括直接损伤、间接损伤或重复性损伤。常见病因包括：①急性的直接损伤或间接损伤，直接损伤大多数是由严重开放外伤所致的软组织撕裂伤造成的姆长屈肌肌腱完全断裂，间接损伤可导致闭合性完全或部分肌腱断裂，多见于芭蕾舞演员及足球运动员相关运动时的急性损伤。②非外伤性病例较为少见，有此问题的患者有急性或慢性反复过伸的姆趾跖趾关节活动，如长时间走路或跑步，导致姆长屈肌肌腱慢性过度使用。③各种慢性疾病（如感染、类风湿关节炎、系统性红斑狼疮、痛风、甲状旁腺功能亢进、慢性肾衰竭和糖尿病）导致的肌腱炎，长期激素治疗亦可导致肌腱炎、肌腱变性。

【临床表现】

姆长屈肌肌腱损伤较少见，患者主要表现为Henry结节（姆长屈肌肌腱和趾长屈肌之间的解剖学交叉）处疼痛及肿胀。姆长屈肌肌腱的断裂非常罕见，与职业有一定相关性，芭蕾舞演员和足球运动员可发生姆长屈肌肌腱断裂，患者常表现为肿胀、压痛和载距突附近的捻发音，症状随姆趾的屈伸而加重。姆长屈肌肌腱损伤后患者会出现屈趾的障碍，或者表现为仰趾畸形。姆长屈肌肌腱挛缩后出现屈姆畸形。临床上一般用被动屈姆趾的动作来检测姆长屈肌的功能。诊断姆长屈肌肌腱断裂应结合病史及体格检查。

【分度】

根据肌腱撕裂的程度将姆长屈肌肌腱撕裂分为4度。

Ⅰ度：肌腱拉伸，但无撕裂。MRI形态学上肌腱未见明显异常改变，仅见周围及皮下水肿。

Ⅱ度：肌腱部分撕裂。MRI肌腱增粗，内部见水肿信号，或见肌腱部分纤维不连续，但不连续范围小于肌腱宽度的1/2。

Ⅲ度：肌腱大部分撕裂。肌腱大部分纤维不连续、范围大于肌腱宽度的1/2但未完全断裂，残存少许纤维组织。

Ⅳ度：肌腱完全断裂、分离，断端回缩、卷曲。

【影像学表现】

MRI是显示踇长屈肌肌腱损伤的最佳影像学检查方法，它能够满意地显示踇长屈肌肌腱损伤的准确位置、范围及程度。其中，MRI矢状位及横轴位质子密度加权像和T₂WI有助于显示肌腱的解剖结构，以及对损伤进行分度。

1.踇长屈肌肌腱正常MRI表现　T₁WI、T₂WI、质子加权序列均为连续性低信号影；横断面显示肌腱呈圆形或卵圆形低信号影；矢状位为条带状低信号影（图3-5-1）。

2.部分撕裂MRI表现　部分撕裂可发生于踇长屈肌肌腱走行的任何部位，主要表现为肌腱形态不规则，肌腱变薄或增厚，撕裂方向可为水平或纵向，累及肌腱部分厚度，在液体敏感序列上肌腱内出现弥漫液性高信号影，但未贯穿肌腱全层，仍可见部分连续的肌腱。慢性部分撕裂者或者当损伤处形成肉芽组织或瘢痕组织时则表现为中高信号而非液性高信号，此时容易与肌腱病混淆。

3.完全撕裂MRI表现　踇长屈肌肌腱完全断裂表现为肌腱断裂、断端分离、回缩、卷曲等，T₂WI上出现弥漫液性高信号影，周围常可伴积液。有文献统计，踇长屈肌肌腱完全断裂多位于踇趾远节趾骨附着处（图3-5-2），表现为第1跖骨头跖侧内、外籽骨间踇长屈肌肌腱缺如，中足底部可见回缩增粗的踇长屈肌肌

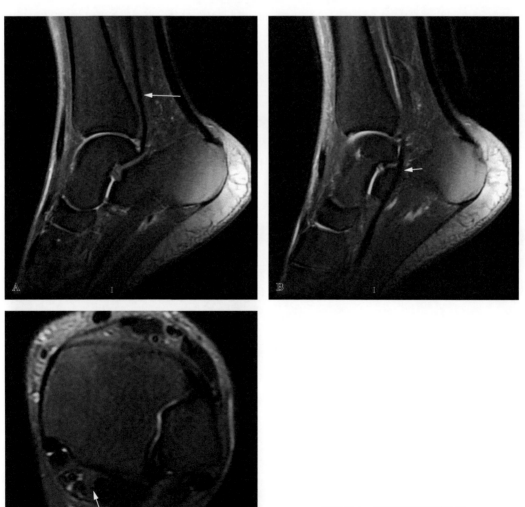

图3-5-1　正常踇长屈肌肌腱

A、B.矢状位为条带状低信号。C.横断面显示肌腱呈圆形或卵圆形低信号影（箭）

腱断端，跚长屈肌肌腱完全断裂亦可见于后踝水平及距骨后下缘水平（图3-5-2），在液体敏感序列上表现为肌腱不连续、弥漫液性高信号影，腱鞘积液。

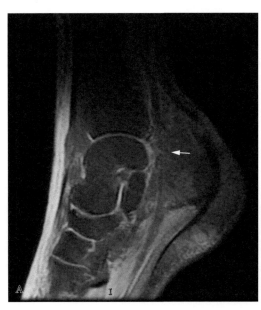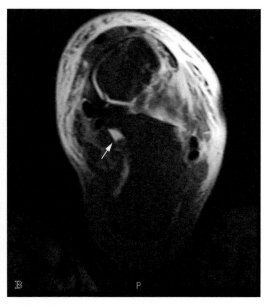

图3-5-2　跚长屈肌肌腱撕裂

A.矢状位示距骨后缘水平跚长屈肌肌腱连续性丧失（箭）；B.横轴位示跚长屈肌肌腱断裂，断端挛缩（箭），断端周围软组织弥漫组织

　　4.肌腱撕裂的伴发征象　外伤所致者可伴有骨、肌肉、软组织等的损伤水肿。跚长屈肌肌腱炎、腱鞘炎、滑膜炎。重复肌腱损伤可引起肌腱炎或狭窄性腱鞘炎。肌腱炎与肌腱损伤有关，可伴有肌腱增厚、黏液样变性、结节形成或局部撕裂。狭窄性腱鞘炎是指腱鞘内肌腱粘连的发展，从而影响到肌腱的滑动，即所谓的扳机趾。肌腱滑膜炎表现为肌腱正常或轻度增粗，肌腱周围常有腱鞘积液，T_2WI上信号增高。肌腱周围积液常见于肌腱炎、腱鞘炎或腱鞘滑膜炎。腱鞘滑膜炎常有腱鞘积液（图3-5-3），但肌腱正常；而肌腱周围炎常有肌腱和滑膜同时受累。肌腱变性和陈旧性撕裂可以表现为肌腱增粗和腱鞘积液，跚长屈肌肌腱腱鞘积液量可比胫距关节积液量多。

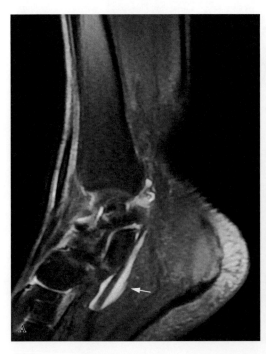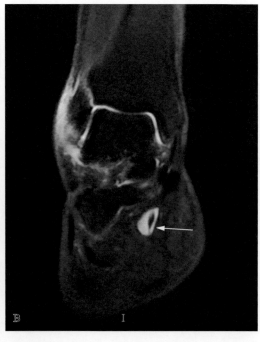

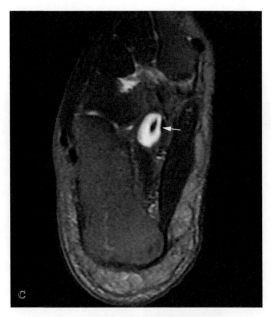

图3-5-3 姆长屈肌肌腱腱鞘积液
A、B、C.姆长屈肌肌腱腱鞘积液（箭）

【治疗】

1.保守治疗 对于运动员、舞蹈演员及长期徒步导致姆长屈肌肌腱慢性损伤腱鞘炎患者，应适当减少运动量，避免跖趾关节过度活动；运动后使用冷敷；口服非甾体抗炎药物；局部封闭治疗缓解疼痛；必要时行石膏托外固定。

2.手术治疗 保守治疗无效，则考虑手术干预。保守治疗后的肌腱不愈合和再断裂概率很高，而一旦肌腱不愈合或再撕裂，就将作为陈旧性断裂来处理，治疗效果远远不及急性撕裂，手术并发症也将大大增加。慢性肌腱粘连腱鞘炎患者可切除炎性瘢痕组织；肌腱断裂者可行肌腱缝合修补术。

（仲玉侨 王 植）

第六节 趾长屈肌腱损伤

踝关节近端趾长屈肌经胫后肌腱浅层，然后经内踝时位于胫后肌腱的后面，再经踝管斜向外至姆屈肌、趾短屈肌深面，从姆长屈肌的浅面越过。趾长屈肌腱在足的跖内侧Henry结节处越过姆长屈肌腱浅面，解剖学上此交点位于第1跖骨基底部水平，随后趾长屈肌分为4条肌腱分至各趾，止于各远节趾骨基底部。

【趾长屈肌腱受伤机制】

除了注射导致断裂和过度使用外，趾长屈肌腱断裂与锐气刺伤密切相关。患者常有踩踏玻璃碎片或锐器的病史。伤后可出现1个或者几个足趾的跖屈力量消失和感觉缺失，在穿鞋袜的过程中，足趾与鞋袜发生刮擦。趾长屈肌腱慢性断裂可导致锤状趾或者鹅颈畸形。值得注意的是，趾长屈肌腱常用于胫后肌腱的重建、跟腱或者腓骨肌腱的重建，故而临床趾长屈肌腱缺失很常见。

【趾长屈肌腱体格检查】

体格检查时，Henry结节以远的肌腱撕裂通常与足趾跖屈无力或不能。通过稳定跖趾关节，嘱患者跖屈趾尖能够明确诊断趾长屈肌腱是否断裂。

【影像学表现】

踝关节扫描平面，趾长屈肌腱紧邻胫后肌腱，位于胫后肌腱的后外侧。肌腱部分撕裂时表现为肌腱连续性存在或者部分中断、肿胀增粗、边缘不齐、T_2WI序列上呈条线状、条片状或斑片状不均匀高信号。肌腱完全撕裂时表现为连续性中断，断端可分离、挛缩，肌腱断端处T_2WI序列呈高信号影。肌腱周围腱鞘积液提示腱鞘炎，表现为肌腱本身形态及信号无明显异常，肌腱腱鞘有多少不一的水样信号影（图3-6-1，图3-6-2）。

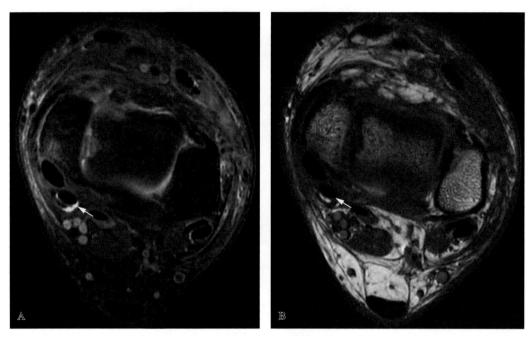

图3-6-1　趾长屈肌腱腱鞘少量积液

A.横断位FS T$_2$WI序列显示左趾长屈肌腱腱鞘少量积液，T$_2$WI序列呈高信号影（箭）。B.横断位T$_1$WI序列显示左趾长屈肌腱腱鞘少量积液，T$_1$WI序列呈低信号影（箭）

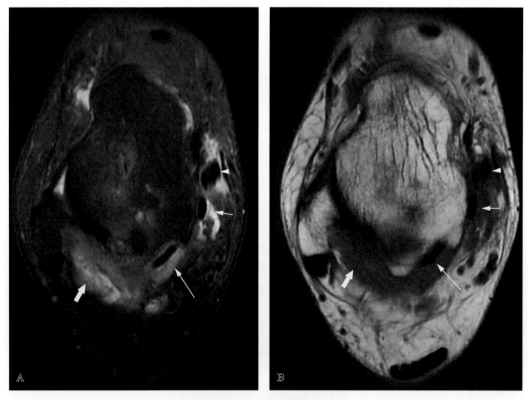

图3-6-2　趾长屈肌腱腱鞘积液

A.横断位FS T$_2$WI序列显示右胫后肌腱、趾长屈肌腱及踇长屈肌腱腱鞘炎、腱鞘积液，FS T$_2$WI序列呈高信号影（细箭），右侧距腓后韧带肿胀，FS T$_2$WI呈高信号影（粗箭）。B.横断位T$_1$WI序列显示右胫后肌腱、趾长屈肌腱及踇长屈肌腱腱鞘炎、腱鞘积液，T$_1$WI序列呈低信号影

【治疗】

趾长屈肌腱断裂时，损伤的精准定位对于治疗方案的选择十分重要。Henry结节以远的损伤使患者跗屈力量消失，需要早期手术修复治疗。然而靠近Henry结节的损伤，由于𧿹长屈肌腱的交叉附着使得跗屈力量保留一部分，因此无须手术修复。

（王 娟 陆 勇 李绍林）

第七节　伸肌腱损伤

【伸肌腱解剖】

踝关节前侧的肌腱由内向外依次是胫骨前肌腱、𧿹长伸肌腱、趾长伸肌腱。胫前肌腱起于胫骨上2/3处的外侧和内侧骨间膜，走行于前侧肌间隔内侧，通过踝前下韧带，止于内侧楔骨的下面和第1跖骨底。其外侧是𧿹长伸肌腱，起于腓骨前内侧，止于𧿹趾末节趾骨的背面。作用为组背屈和伸𧿹趾。在𧿹长伸肌腱和趾长伸肌腱之间是胫前动脉、静脉和腓深神经。最外面是趾长伸肌腱，起于胫骨外踝和腓骨的前面，分为5个肌腱：内侧四腱分别止于第2～5趾的趾背腱膜，最外侧一个腱抵止于第5跖骨底背面（通常也称第3腓骨肌），其中内侧束最长，可以辅助踝关节背屈。

一、趾长伸肌腱

【病理及损伤机制】

趾长伸肌腱只能在踝关节和中足之间撕裂，因为此水平以下趾长伸肌腱已分支。尖锐物品坠落于腿或踝关节处，是趾长伸肌腱在踝关节及以上水平撕裂的常见受伤机制。趾长伸肌腱非常表浅，在遭受创伤时很容易撕裂。由于趾长伸肌腱的主要功能是伸第2～5跖趾关节及近、远端趾间关节，所以如果趾长伸肌腱断裂而没有得到修复，可能导致爪形趾。慢性伸肌腱撕裂患者常自述穿鞋袜时难以控制足趾，足趾容易碰到鞋垫呈被动屈曲。胫前肌腱、𧿹长伸肌腱、趾长伸肌腱、神经血管束毗邻在一起，这些结构常常同时损伤。

【体格检查】

体格检查中，若趾长伸肌腱断裂则第2～5趾背屈功能障碍，或第2～5趾近端趾间关节和远端趾间关节背屈力量下降。而且，因为趾长伸肌腱有外翻和背屈足的作用，所以足外翻和背屈功能受限。触诊时，可在肌腱断裂区扪及一缺损。如果在前足或踝关节区域不能触及趾长伸肌腱，并发现第2～5趾背屈力量下降也可以诊断趾长伸肌腱损伤。

二、𧿹长伸肌腱

【病理及损伤机制】

𧿹长伸肌腱呈在踝关节出现磨损性撕裂，少数情况也可出现自发性断裂。有时可在足踝手术中偶然发生𧿹长伸肌腱断裂。由于背屈功能减弱两趾下垂，穿鞋袜时𧿹趾与鞋袜卡在一起导致穿鞋袜的困难。赤脚走路也会因为𧿹趾与地面相撞，导致容易绊倒或摔跤。

【体格检查】

肌腱断裂处局部会出现淤青，伴有𧿹趾的背屈功能障碍。严重的跗屈损伤后可造成𧿹长伸肌腱断裂和𧿹趾趾间关节皮肤的裂伤。趾长伸肌腱断裂后一般无明显疼痛。

【影像学表现】

踝关节扫描层面，伸肌腱位于踝部前外侧方。踝关节前侧的肌腱由内向外依次是胫前肌腱、𧿹长伸肌腱、趾长伸肌腱。急性撕裂时表现为肌腱连续性存在或中断、肿胀增粗、边缘不规整、T_2WI序列上呈不均匀高信号影，断端可分离、挛缩，断端有液体信号嵌入（图3-7-1）。慢性损伤时，肌腱轮廓欠规则，增粗或变细，T_2WI序列如呈低信号影提示纤维瘢痕组织增生，通常不伴有周围骨髓及软组织的明显水肿（图3-7-2，图3-7-3）。因伸肌腱部位表浅，损伤常伴有邻近皮下组织缺损或瘢痕形成（图3-7-4）。

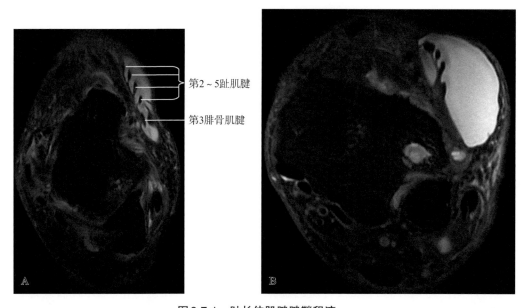

第2～5趾肌腱

第3腓骨肌腱

图3-7-1 趾长伸肌腱腱鞘积液

左侧趾长伸肌腱腱鞘内见大量囊状积液呈，在腱鞘内大量积液的衬托下，从内向外的第2～5趾肌腱及第3腓骨肌腱显示清晰

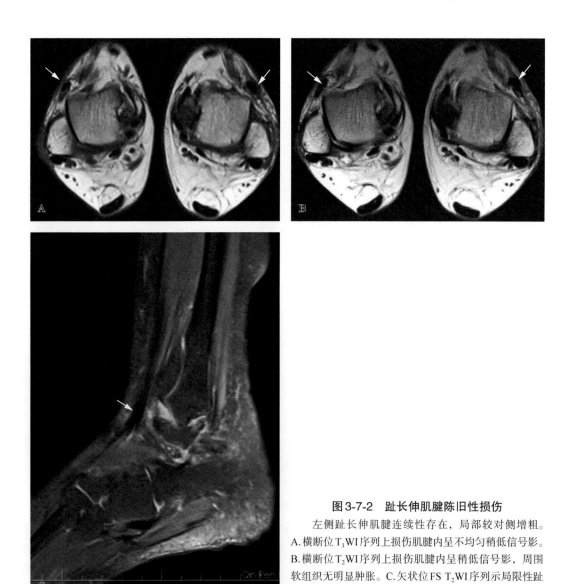

图3-7-2 趾长伸肌腱陈旧性损伤

左侧趾长伸肌腱连续性存在，局部较对侧增粗。A.横断位 T_1WI 序列上损伤肌腱内呈不均匀稍低信号影。B.横断位 T_2WI 序列上损伤肌腱内呈稍低信号影，周围软组织无明显肿胀。C.矢状位 FS T_2WI 序列示局限性趾长伸肌腱增粗

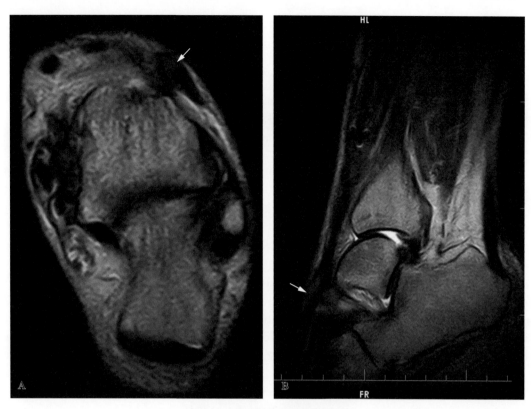

图3-7-3 趾长伸肌腱损伤术后

患者，男性，50岁，外伤致左小腿疼痛、活动受限，术后3个月余复查。左侧趾长伸肌腱增粗、信号欠均匀，边缘毛糙

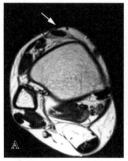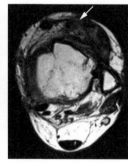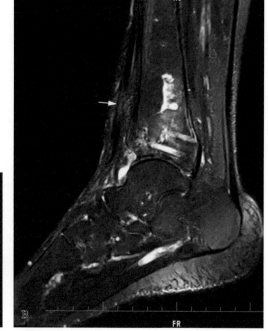

图3-7-4 踇长伸肌腱损伤

患者，男性，42岁，高处跌落致左踝部肿痛、活动受限术后1年余复查。左侧踇长伸肌腱增粗、肿胀，其内信号不匀，边缘毛糙，邻近皮下组织部分缺损；左胫骨远端陈旧性骨折术后改变

（王 娟 李绍林）

参 考 文 献

［1］高元桂，程流泉，2015. 肌肉骨骼磁共振成像诊断［M］. 修订版. 北京：人民军医出版社.

［2］高元桂，张爱莲，程流泉，2013. 肌肉骨骼磁共振成像诊断［M］. 北京：人民军医出版社.

［3］李绍林，赵文吉，2015. 踝关节运动损伤影像学研究新进展［J］. 中华医学杂志，95（18）：1350.

［4］李绍林，赵文吉，郝帅，等，2015. 男性职业足球运动员踝关节损伤影像学特征分析［J］. 中华医学杂志，95（17）：1290.

［5］刘国彬，张国平，任庆云，等，2017. 踝关节不同姿势下MRI检查对其周围韧带及肌腱损伤的诊断价值：单中心、诊断性试验［J］. 中国组织工程研究，21（4）：598.

［6］秦红卫，王娟，周守国，等，2015. 三维各向同性脂肪抑制快速自旋回波序列在评估踝关节韧带损伤中的应用研究［J］. 中华创伤骨科杂志，17（9）：796.

［7］Akoh C. C., and Phinit P, 2019. Anatomic ligament repairs of syndesmotic injuries［J］, J. Orthop.Clin. North. Am, 50（3）：401.

［8］Albano D, Martinelli N, Bianchi A, et al, 2018. Posterior tibial tendon dysfunction：Clinical and magnetic resonance imaging findings having histology as reference standard［J］. Eur J Radiol，99：55-61.

［9］Alison R. Spouge, Thomas L. Pope, 2000. Practical MRI of the foot and ankle［M］. Boca Raton：CRC Press.

［10］Allart E, Rogeau C, Grauwin MY, et al, 2015. Treatment of dystonia in extensor hallucis longus and digitorum muscles with neurotomy of the branches of the deep fibular nerve：Preliminary results［J］. Orthop Traumatol Surg Res，101（3）：341.

［11］Allet L, Zumstein F, Eichelberger P, et al, 2017. Neuromuscular control mechanisms during single-leg jump landing in subacute ankle sprain patients：a case control study［J］. PMR，9（3）：241.

［12］Andrew Sonin，等，2018. 创伤性骨肌诊断影像学［M］. 赵斌，等，译. 山东：山东科学技术出版社.

［13］Baker JC, Hoover EG, Hillen TJ, et al, 2016. Subradiographic foot and ankle fractures and bone contusions detected by MRI in elite ice hockey players［J］. Am J Sports Med，44（7）：1317.

［14］Banerje A, Singh S, Raza K, et al, 2016. Unilateral variation in extensor digitorum longus muscle［J］. Clin Ter，167（5）：150.

［15］Boruta PM, Beauperthuy GD, 1997. Partial tear of the flexor hallucis longus at the knot of Henry：presentation of three cases. Foot Ankle Int，18（4）：243-246.

［16］Ceccarini P, Rinonapoli G, Gambaracci G, et al, 2018. The arthroereisis procedure in adult flexible flatfoot grade Ⅱ A due to insufficiency of posterior tibial tendon［J］. Foot Ankle Surg，24（4）：359-364.

［17］Chadwick C, Whitehouse SL, Saxby TS, 2015. Long-term follow-up of flexor digitorum longus transfer and calcaneal osteotomy for stage Ⅱ posterior tibial tendon dysfunction［J］. Bone Joint J，97（3）：346.

［18］Collins MS, Felmlee JP, 2009. 3T magnetic resonance imaging of ankle and hindfoot tendon pathology［J］. Top Magn Reson Imaging，20（3）：175.

［19］Crim J, 2017. Medial-sided ankle pain：Deltoid ligament and beyond［J］. Magn Reson Imaging Clin. N. Am，25（1）：63.

［20］De Ridder R, Willems T, Vanrenterghem J, et al, 2015. Multi-segment foot landing kinematics in subjects with chronic ankle instability［J］. Clin Biomech（Bristol, Avon），30（6）：585.

［21］DiPaolo ZJ, Ross MS, Laughlin RT, et al, 2015. Proximal phalanx and flexor digitorum longus tendon biomechanics in flexor to extensor tendon transfer［J］. Foot Ankle Int，36（5）：585.

［22］Dombek MF, Lamm BM, Saltrick K, et al, 2003. Peroneal tendon tears：A retrospective review［J］. J Foot Ankle Surg，42（5）：250-258.

［23］Ersoz E, Tokgoz N, Kaptan AY, et al, 2018. Anatomical variations related to pathological conditions of the peroneal tendon：Evaluation of ankle MRI with a 3D SPACE sequence in symptomatic patients［J］. Skeletal Radiol，48（8）：1221.

［24］Faisal AlSayelMD, 2020. Neglected Iatrogenic Flexor Hallucis Longus Tendon Rupture After Haglund's Endoscopic Surgery：A Case Report. The Journal of Foot and Ankle Surgery，169-172.

［25］Frederick M. Azar,James H. Beaty,S. Terry Canale,2018. 坎贝尔骨科手术学（典藏版）足踝外科［M］. 第13版. 第8卷. 唐佩福，王岩，卢世璧，译. 北京：人民大学医学出版社.

［26］Goncalves H，Kajetanek C，Graff W，et al，2015. Flexor digitorum brevis tendon transfer to the flexor digitorum longus tendon according to Valtin in posttraumatic flexible claw toe deformity due to extrinsic toe flexor shortening［J］. Orthop Traumatol Surg Res，101（2）：257.

［27］Gonzalez FM，Harmouche E，Robertson DD，et al，2019. Tenosynovial fluid as an indication of early posterior tibial tendon dysfunction in patients with normal tendon appearance［J］. Skeletal Radiol，48（9）：1377-1383.

［28］Gonzalez FM，Morrison WB，2015. Magnetic resonance imaging of sports injuries involving the ankle［J］. Top Magn Reson Imaging，24（5）：205.

［29］Greaser MC，2016. Foot and ankle stress fractures in athletes［J］. Orthop Clin North Am，47（4）：809.

［30］Khoury NJ，el-Khoury GY，Saltzman CL，et al，1996. Rupture of the anterior tibial tendon：Diagnosis by MR imaging［J］. AJR Am J Roentgenol，167（2）：351-354.

［31］Lee S，Oliveira I，Li Y，et al，2019. Fluid around the distal tibialis posterior tendon on ankle MRI：Prevalence and clinical relevance［J］. Br J Radiol，22（7）：455.

［32］Lesiak AC，Michelson JD，2020. Posterior tibial tendon dysfunction：Imperfect specificity of magnetic resonance imaging［J］. Foot and Ankle Surgery，26（2）：224-227.

［33］Li Q，Ma K，Tao H，et al，2018. Clinical and magnetic resonance imaging assessment of anatomical lateral ankle ligament reconstruction：Comparison of tendon allograft and autographt［J］. Int Orthop，42（3）：551.

［34］Linklater JM，Hayter CL，Vu D，2017. Imaging of acute capsulo ligamentous sports injuries in the ankle and foot：sports imaging series［J］. Radiology，283（8）：644.

［35］Lui TH，2015. Tenosynovial（extra-articular）chondromatosis of the extensor digitorum longus tendon and synovial chondromatosis of the ankle：Treated by extensor digitorum longus tendoscopy and ankle arthroscopy［J］. Foot Ankle Spec，8（5）：422.

［36］Mark D. Miller，Stephen R. Thompson，2019. Orthopaedic sports medicine. 5th ed［M］. Philadelphia：Elsevier.

［37］Maskill JT，Pomeroy GC，2016. Flexor Digitorum longus tendon transfer and modified kidner technique in posterior tibial tendon dysfunction［J］. Clin Podiatr Med Surg，33（1）：15.

［38］McAlister JE，DeMill SL，So E，et al，2017. Surgical planning for flexor digitorum longus tendon transfers：An anatomic study［J］. 56（1）：47.

［39］Mengiardi B，Pfirrmann CW，Vienne P，et al，2005. Anterior tibial tendon abnormalities：MR imaging findings［J］. Radiology，235（3）：977-984.

［40］Mengiardi B，Pinto C，Zanetti M，2016. Spring ligament complex and posterior tibial tendon：MR anatomy and findings in acquired adult flatfoot deformity［J］. Semin Musculoskelet Radiol，20（1）：104.

［41］Michael J Coughlin，Charles L Saltzman，Robert B Anderson，2015. 曼氏足踝外科学［M］. 第1版. 唐康来，徐林，译. 北京：人民卫生出版社.

［42］Mike N，Bernhard K，Annie H，et al，2012. 3D MRI of the ankle with optimized 3D-SPACE［J］. Investigative Radiology，47（4）：231-239.

［43］Noda D，Yoshimura I，2012. Subcutaneous rupture of the flexor hallucis longus tendon：a case report. J Foot Ankle Surg. 51（2）：234-236.

［44］ONeil JT，Pedowitz DI，Kerbel YE，et al，2016. Peroneal tendon abnormalities on routine magnetic resonance imaging of the foot and ankle［J］. Foot Ankle Int，37（7）：743.

［45］Padegimas EM，Beck DM，Pedowitz DI，2017. Bilateral posterior tibial tendon and flexor digitorum longus dislocations［J］. Foot Ankle Spec，10（2）：162.

［46］Pedowitz D，Beck D，2017. Presentation，Diagnosis and nonsurgical treatment options of the anterior tibial tendon，posterior tibial tendon［J］. Foot Ankle Clin，22（4）：677-687.

［47］Pontin PA，Nogara PRB，Fonseca FCP，et al，2018. ERα Pvu II and XbaI polymorphisms in postmenopausal women with posterior tibial tendon dysfunction：A case control study［J］. J Orthop Surg Res，13（1）：316.

［48］Raikin SM，Elias I，Nazarian LN，et al，2008. Intrasheath subluxation of the peroneal tendons［J］. J Bone Joint Surg Am，90（5）：992-999.

［49］Rammelt S，Godoy-Santos AL，Schneiders W，et al，2016. Foot and ankle fractures during childhood：Review of the literature and scientific evidence for appropriate treatment［J］. Rev Bras Ortop，51（6）：630.

［50］Rice H，Nunns M，House C，et al，2016. A narrow bimalleolar width is a risk factor for ankle inversion injury in male military recruits：A prospective study［J］. Clinical Biomechanics，41（4）：14.

［51］Romash MM，1994. Closed rupture of the flexor hallucis longus tendon in a long distance runner：report of a case and review of the literature. Foot Ankle Int 15: 433-436.

［52］Russell JA，Yoshioka H，2016. Assessment of female ballet dancers' ankles in the en pointe position using high field strength magnetic resonance imaging［J］. Acta Radiol，57（4）：978.

［53］Santiago FR，Plazas PG，Fernandez JM，2008. Sonography findings in tears of the extensor pollicis longus tendon and correlation with CT，MRI and surgical findings［J］. Eur J Radiol，66（1）：112.

［54］Sharma YK，Saini N，Khurana D，et al，2019. Tendon transfer for persistent radial nerve palsy using single-split FCU technique and re-Routing of extensor pollicis longus：A prospective study of 25 Cases［J］. Indian J Orthop，53（5）：607.

［55］Stockton KG，Brodsky JW，2014. Peroneus longus tears associated with pathology of the os peroneum［J］. Foot Ankle Int，35（4）：346-352.

［56］Taljanovic MS，Alcala JN，Gimber LH，et al，2015. Highresolution US and MR imaging of peroneal tendon injuries［J］. Radiographics，35（1）：179-199.

［57］Thomas H，Berquist，2011. Imaging of the foot and ankle. 3th ed［M］. Philadelphia：Lippincott Williams & Wilkins.

［58］Tickner A，Thorng S，Martin M，et al，2019. Management of isolated anterior tibial tendon rupture：A systematic review and Meta-Analysis［J］. Foot and Ankle Surgery，58（2）：213-220.

［59］Ulrike Szeimies，Axel Staebler，Markus Walther，2014. Diagnostic imaging of the foot and ankle［M］. New York：Thieme Medical Publishers.

［60］Ulrike Szeimies，Axel Staebler，Markus Walther，2014. Diagnostic imaging of the foot and ankle［M］. Thieme.

［61］van Dijk PA，Miller D，Calder J，et al，2018. The ESSKA-AFAS international consensus statement on peroneal tendon pathologies［J］. Knee Surg Sports Traumatol Arthrosc，26（10）：3096-3107.

［62］Waldron JE，Bernhardson AS，Fellars TA，2017. Unilateral dislocation of the posterior tibialis tendon（PTT）and flexor digitorum longus tendon with contralateral PTT subluxation in a patient with congenitally shallow flexor groove［J］. Foot Ankle Spec，10（5）：480.

［63］Wright CJ，Arnold BL，Ross SE，2016. Altered kinematics and time to stabilization during drop-jump landings in individuals with or without functional ankle instability［J］. J Athl Train，51（1）：5.

［64］Yi J，Cha JG，Lee YK，et al，2016. MRI of the anterior talofibular ligament，talar cartilage and subfibulare：Comparison of isotropic resolution 3D and conventional 2D T2-weighted fast spin-echo sequences at 3.0 T［J］. Skeletal Radiol. 45（8）：899.

［65］Zember J，Rosenberg Z，Rossi I，et al，2016. The frondiform ligament and pseudotenosynovitis of the extensor digitorum longus tendon：MRI evaluation with cadaveric correlation［J］. Skeletal Radiol，45（8）：1089.

第四章

跟 腱 损 伤

第一节 概 述

跟腱是人体内最强大的肌腱，长约为15 cm，它由比目鱼肌和腓肠肌的肌腱组成，起于小腿中部后方，两种腱纤维以腱膜相连，并有不同程度的旋转，最后止于跟骨结节后面中点。跟腱不像其他肌腱有腱鞘，而是被一层薄的、富有弹性的、疏松纤维组织围绕，称为腱周组织。跟腱由下向上逐渐变薄变宽，最窄位于踝关节后部，但较厚，至止点上方4 cm处向下逐渐展阔，止点上方前后各有一滑囊衬垫，后方滑囊位于跟腱与皮肤之间，前方跟腱滑囊位于脂肪垫与跟腱之间。跟腱由跟腱肌肉结合部、跟腱部和跟腱跟骨结合部组成，分为上、中、下3段，撕裂常见于上、中段。

跟腱在人体运动中具有十分重要的作用，跟腱损伤最常见的外部原因是跟腱遭受过度应力和反复的微小损伤后引起腱周组织炎症及跟腱本身的退变和部分断裂，包括跟腱撕裂、跟腱变性、跟腱周围炎、伴或不伴Haglund畸形的跟腱止点炎等。明确损伤的部位和程度对临床治疗具有极其重要的指导价值。跟腱完全断裂及损伤范围广泛或肌腱断端相隔较远的不完全断裂，均须手术治疗；而损伤范围小，肌腱碎片相邻时可行保守治疗。因此早期确诊对患者的治疗和康复十分重要。对于闭合的跟腱损伤，因急性期肿胀、疼痛等因素，单纯临床检查不易明确诊断并判断损伤程度，所以影像学检查非常重要，可为临床诊治方案提供必要的参考信息。X线平片、CT、超声、MRI均是主要的辅助诊断方法。但是X线平片的软组织分辨率低，不能提供满意的确诊证据；CT的软组织分辨率虽有提升，但与MRI相比仍有明显差距，同时CT成像平面单一，也是制约其应用的重要因素。超声检查虽然迅速、安全、低价，并可提示损伤后跟腱变化及周围水肿情况，但超声检查结果受操作者主观判断影响较大，且对于不伴跟腱局灶病变的孤立性跟腱周围炎的精确度不如MRI，也很难鉴别跟腱部分断裂和散在的跟腱变性，若临床症状较轻，患、健侧对比不明显。

MRI具有多序列、多平面成像、软组织分辨率高等特点，不仅能显示跟腱信号及其形态改变，明确跟腱损伤部位和程度，还能显示腱周结构变化，某些特殊功能序列（如UTE序列等）可能会显示跟腱细微的结构和早期病理改变，对跟腱损伤的评价准确、全面，影像学与临床手术符合率高，因此MRI是跟腱影像学检查的首先使用的方法。

第二节 跟腱急性撕裂

【病因】

跟腱是人体中最长和最强大的肌腱，长约15cm，可以承受7000N（牛顿）的力量。但在较剧烈的体育活动中，跟腱受到的力量可达到人体重量的7倍。另外，距下关节的活动和足的过度旋前都可使跟腱受到更大的应力。解剖学的研究已证明，跟腱距跟骨止点2～6 cm处是相对缺少血供的部位，距止点4cm处跟腱周径最细，此部位最易发生损伤。

跟腱急性撕裂是一种常见的肌腱撕裂，男性明显多于女性，30～50岁多见。跟腱撕裂的原因多种多样，常见于急性外伤，如足背屈、跖屈或过度旋前等，也可在某些病变基础上撕裂，如跟腱的钙化或骨化、慢性炎症、系统性红斑狼疮、类风湿关节炎等。

【临床表现】

有外伤史，受伤时足踝后方有棒击感及弹响、疼痛、跖屈无力、不能踮脚站立、跛行等为主要临床表现。体检跟腱处可扪及凹陷，可见提踵受限伴有肿胀或皮下出血点，汤普森试验阳性。

【影像学表现】

MRI是诊断跟腱撕裂的最佳检查方法。

急性跟腱撕裂分完全撕裂（complete tears）、不完全撕裂（partial tears）、间质撕裂（interstitial tears）和微小撕裂（micro tears）。

正常跟腱在T₁WI、T₂WI序列上均呈低信号影，其内可有条状高信号影，条状信号影与跟腱平行，宽度小于1.5mm。

跟腱完全撕裂的诊断标准：①跟腱全层出现条状、片状液性高信号影，边缘毛糙不规则；②跟腱撕裂处呈"毛刷"状改变；③跟腱撕裂处分离移位，分离跟腱断面呈"柞"状改变，只要符合上面一条即可诊断为完全撕裂（图4-2-1）。跟腱不完全撕裂的诊断标准：①跟腱连续性存在，其内见斑片状或条状高信号影；②跟腱增粗，边缘毛糙不规则；③跟腱部分断裂不连续。只要符合上面一条即可诊断为部分撕裂（图4-2-2）。

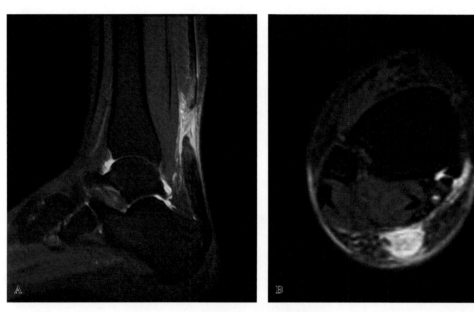

图4-2-1　跟腱完全撕裂

A.矢状面FS T₂WI显示跟腱连续性中断。B.横断面FS T₂WI显示相应平面空虚，未见跟腱

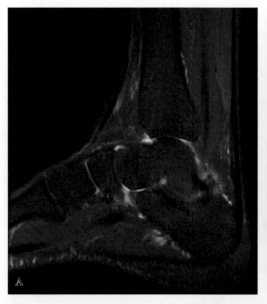 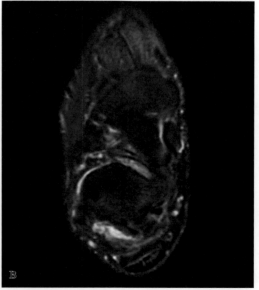

图4-2-2　跟腱不完全撕裂

A.矢状面FS T₂WI；B.横断面FS T₂WI。显示跟腱连续性存在，但其内可见条状高信号影，跟腱前缘毛糙

跟腱完全撕裂的MRI表现：断端回缩，断端裂隙宽窄反映两断端回缩的程度，断裂的絮状纤维束相互交错和重叠呈"毛刷"状改变，断裂的絮状纤维束回缩呈"栅"状改变，撕裂肌腱回缩明显时可以呈波浪状。由于渗出的液体、血液或肉芽组织等位于撕裂处，在T_2WI压脂序列上呈斑片状信号增高影。肌腱明显增粗主要原因是纤维束回缩，伴有渗出的液体、血液。跟腱不完全撕裂的MRI表现：跟腱部分撕裂，撕裂处相对正常，跟腱呈条状、斑片状、局灶性高信号影，跟腱不完全撕裂至少在一个层面上显示连续性存在。

跟腱微小撕裂在常规MRI上不能显示，在某些特殊序列，如UTE和其他功能序列上也许能早期显示。微小撕裂的存在会引起跟腱变性。跟腱间质撕裂往往是继发于黏液样变性的后果，MRI上表现为T_1WI或质子加权像上线样高信号，但外周纤维完整。

相对正常跟腱信号，撕裂跟腱信号在各序列上均呈信号增高影，如T_1WI、压脂T_2WI均表现为斑片状、片状高信号影，信号最高处位于跟腱增粗最明显处。T_1WI、压脂T_2WI像病变区呈混杂质信号影，信号的复杂主要由渗出的血液引起。氧合血红蛋白转变成脱氧血红蛋白，脱氧血红蛋白转变成高铁血红蛋白，后期转变成铁血黄素沉积。由于脱氧血红蛋白顺磁性效应加快了质子失相位使得血肿T_2值明显缩短，所以在T_2WI上表现为低信号影。因为细胞内脱氧血红蛋白对T_1值的影响较小，所以T_1WI上信号变化不明显呈略低信号影或等信号影。$3\sim6$天后，血肿在T_1WI呈高信号影是由于细胞内的高铁血红蛋白有较强的顺磁性导致T_1值明显缩短引起的，T_2WI信号较复杂，高铁血红蛋白位于细胞内T_2弛豫时间缩短，信号减低，高铁血红蛋白位于细胞外T_2弛豫时间延长，信号增高。后期，由于巨噬细胞吞噬使含铁血黄素沉积，T_2WI上为低信号影。间接反应跟腱撕裂的常见征象有脂肪垫模糊、跟腱下端跟骨附着处前方的滑囊内积液，不常见间接征象为踝关节积液。

【治疗】

跟腱撕裂的治疗，要根据撕裂的部位和范围具体分析。如果是急性期跟腱部分断裂，磁共振成像显示大部分肌腱纤维还都连接在一起，而且跟腱外面的腱膜是基本完整的情况下，保守治疗可以收获非常良好的效果。具体方法就是打一个长腿石膏，给肌腱在放松位置保持4周左右，而且4周后可拆掉石膏换跟腱靴，一般可以收到非常好的愈合效果。如果跟腱是完全断裂，同时腱膜已经不完整，断裂两端之间的距离超过1cm，这种情况下，要考虑手术治疗，通过手术将跟腱断端重新对接，这样才能够让跟腱重新愈合，重新恢复良好的功能。一旦发生了开放性损伤，跟腱的组织愈合和抗感染能力极差，这种情况还要进行清创、缝合，同时给予抗感染治疗，才能够带来良好的手术疗效。

第三节　跟腱末端病

早在20世纪20年代人们就对腱止点的组织结构有了初步的认识，然而系统地对腱止点的结构进行描述，并将腱止点处由于慢性牵拉致伤而出现的一系列病理变化归结为末端病的，则是意大利学者Lacava，他于1952年首次提出了"enthesopathy"这一概念。1959年他正式倡用"末端病"的名称，一直沿用至今。如今末端病的名称已被各国学者所接受，作为韧带肌腱附着区创伤劳损性变性疾病的共称。从此，对于腱止点的结构及在末端病时变化的研究报道越来越多，尤其近十几年来的研究日益深入。腱止点末端区的损害可以由许多因素引起。末端病的发病率在运动员中较高，这是因为运动员须长期接受大负荷的训练，当训练负荷长期与末端结构承担的负荷不协调时，腱止点末端区就会在形态结构上发生适应性的改变而导致末端病的发生。

但目前对于肌腱末端病的应用还不统一，尚有争议，常与腱变性、腱病、肌腱旁炎和腱围病等混淆，其实只是病变部位不同，肌腱末端病仅指腱止点的部分，但实际情况是往往伴发其他的一些肌腱病变，很少单独发生，在此一并描述。

【肌腱末端的解剖结构】

末端区的结构分为主要结构和附属结构两部分。有关末端病的结构，早在1929年Dolgo-sabaroff就已明确指出腱在骨上的止点结构不是骨膜，而是由腱、纤维软骨区、钙化软骨区和骨四部分组成，在纤维软骨区和钙化软骨区之间还有蓝染的潮线（tidemark）为界，部分学者也将潮线归为其主要结构的一部分。附属结构主要包括腱围、滑囊、滑膜、脂肪垫及止点下软骨或软骨垫结构等部分。1981年，我国学者于长隆等在实验研究的基础上，首先提出根据末端区附属结构的区别将末端区分为滑车型、折曲型、牵拉型，为更好地理解末端结构与功能之间相互关系及末端病的病理变化提供了解剖组织学基础。

【发病机制】

由于末端结构的复杂性及其病变的多样性，使得众多学者对末端病的认识不统一。但总体上可以从这些观点中将末端病的发病因素归纳为两个主要因素：一为末端结构的应力代偿适应；二为末端结构局部微循环障碍引起的多种活性因子对末端结构的破坏作用。但是需要注意的是，这两种主要因素对末端结构的作用并不是相互独立的，而是共同作用并贯穿末端病的整个发病过程。

1.末端结构的应力代偿适应

（1）末端结构的应力代偿改变：在末端病的发展过程中末端区在外力牵拉的作用下，首先出现的是塑性改建，其实质就是末端结构对外力的一种代偿反应。运动训练过程中，末端结构在大负荷力的反复作用下使纤维软骨区中纤维软骨细胞增多，更多胶原纤维长入骨内，增大纤维与骨的接触面积，并且随着训练强度的增强、时间的延长，活跃的软骨细胞可合成更多基质，以增强其抗拉力。但这种适应性改变是有一定限度的，它并不能无限制地持续改建下去，而是需要足够的缓冲修复时间。当这种负荷超过末端结构所能承受的范围或是缓冲修复时间过短时，就会出现失代偿反应，从而导致末端结构并发其他的病理改变。例如：潮线的上涨、增宽、中断；肌腱的胶原纤维的波状排列消失；Sharpey纤维之间呈椭圆形的纤维软骨细胞形变为梭形。

（2）潮线的上涨：潮线是末端结构中的一个重要特征，位于末端结构的纤维软骨细胞区与钙化软骨区之间，是这两部分的明确分界线，在组织学HE染色后呈蓝色，其弧度不超过骨与软骨面弧度的延伸线。现已从实验中观察到，在发生病变的末端结构中平滑的潮线变得不规则而呈"火焰"状，其弧度已超过了骨的轮廓并向纤维软骨区推进。扈盛、胡亚哲在对末端病潮线涨潮的力学分析中认为，潮线的"涨潮"是由末端结构局部受到牵拉应力造成的。根据Wolf定律，钙化受应力负荷的影响，当末端结构局部受到长期大负荷的应力时，这种刺激可以使纤维软骨细胞发生骨化，但由于末端结构的受力不均匀，引起纤维软骨区的钙化速度不同步而造成潮线呈"火焰"状的不规则蓝线。"涨潮"虽然是末端结构的一种病变，但这是为了增加末端结构承受外力负荷的能力而发生的一种适应性病变，潮线上涨可以使末端结构承受外界负荷的能力大大提高，但是当发生过度"涨潮"时，可形成跟骨结节骨刺，成为疾病的原发病因。

（3）腱纤维的应力代偿改变：在末端结构中，光镜下可见腱纤维呈波状排列，这种波状排列的腱纤维可以保证肌腱在受到外力拉伸时首先被拉长伸直，这就避免了腱纤维在骤然外力作用下而发生断裂或引起其他部位的损伤，起到了缓冲外力的作用。但是通过病变肌腱的解剖发现组成肌腱的胶原纤维的波状排列消失。这是由于在运动训练中，末端结构反复受到外力的持久牵拉，肌腱受力集中到未断裂的腱纤维上造成末端区受力不均匀，持续的这种紧张状态使得胶原纤维长时间得不到松弛而引发生适应性改变，最终肌腱失去了原有的结构特征，使肌腱承受张力的能力明显降低且容易断裂。

（4）Sharpey纤维之间的纤维软骨细胞的应力代偿改变：在纤维软骨区互相交织的Sharpey纤维之间排列着呈椭圆形的纤维软骨细胞。当肌肉收缩牵引效应促使骨活动时，Sharpey纤维被拉直同时夹杂在其中的椭圆形的纤维软骨细胞在受到挤压作用之后发生形变，从而起到缓冲外力的作用。但从发生病变的末端结构中可以观察到，椭圆形的纤维软骨细胞已经成为梭形，这是由于外力持续反复的牵拉作用使椭圆形的纤维软骨细胞发生了代偿性的病变，失去了原来的弹性，并使得其形变成为不可逆，从而使末端结构缓冲外力的能力进一步减弱。

2.末端结构局部微循环障碍　许多学者认为，末端结构长期承受大负荷的应力作用或过度使用所引起的末端区局部微循环障碍是造成末端病的主要原因。从对末端结构的解剖试验中可以观察到末端区的血管分布主要存在于腱区第2腱束之外，纤维软骨区的营养主要依靠外部血管和来自骨髓腔的血管通过钙化软骨区的营养弥散作用来供给，现已有学者通过血管造影的方法证实了末端区主要结构的血供较差，特别是在腱中央部分和未钙化纤维软骨区，这些部位的营养来源主要依靠弥散作用。因此如果末端区的主要结构长期处于被动牵拉的紧张状态时，可引起腱内及纤维软骨区内的压力升高，不利于营养的弥散，继发的组织水肿又进一步使组织内压增高。另外，慢性小损伤导致周围血管受损，发生病变，甚至破裂，同时由于长期超负荷工作，组织本身对营养和氧的需求也要求更高，可造成局部供血的相对不足，久而久之，必然引起末端区结构的长期缺氧和营养不良，导致组织坏死、发生无菌性炎症。虽然激活的免疫系统可以清除、吸收这些坏死细胞，但是当患者得不到及时的休息和治疗又投入到下一次的训练时，这些因素就会成为末端区病变反应的诱导因素。这一反应过程为：坏死组织、炎症等刺激免疫细胞（如单核巨噬细胞）直接或间接地产生白细胞介素-1（IL-1）、一氧化氮（NO）、前列腺素E2（PGE2）和肿瘤坏死因子-α（TNF-α）。这些生物活性物质，可在末端病的形成当中引起促炎症反应、细胞凋亡、新生血管和肉芽组织的增生等。

（1）白细胞介素-1（IL-1）与末端结构的血管长入和潮线上涨：当末端结构局部负荷过大和（或）反复摩擦导致周围血管受损时，末端结构的营养弥散就会受到阻碍，此时末端结构部分组织细胞会因得不到营养补充而坏死并刺激免疫细胞产生IL-1，在机体修复的过程中常有肉芽组织生成并伴有新生血管侧支侵入到末端结构腱内和纤维软骨区，在此过程中IL-1对新生血管的生成起着重要的促进作用。在末端结构的病变过程中激活的单核巨噬细胞与白细胞相互作用可产生IL-1，IL-1是一种介导传递生物信号的蛋白分子，细胞因子与其靶细胞上的受体结合后能激活特殊的生物效应，是运动后急性期反应研究具有代表性的细胞因子之一。IL-1本身不产生组织损伤，而且即使在全身浓度非常高时，IL-1也是非致死性的，它是介导急性期反应最重要的细胞因子之一，具有诱导炎症反应、细胞增生、破坏软骨细胞、促进伤口愈合、刺激造血、血管翳形成等作用。在末端结构病变的过程中，IL-1一方面在末端病中起到促炎症反应，同时也使新生血管迅速地侵入到了末端结构内部破坏末端结构的正常结构，这使得末端结构承受外力的能力更加脆弱。不仅如此，IL-1也是造成纤维软骨区潮线上涨的原因之一。在纤维软骨区的钙化软骨区内含有大量的羟磷灰石结晶。Johnson等的试验证明，IL-1可以通过活化谷氨酰胺转移酶的活性促进软骨基质磷灰石的沉着，进而促进软骨基质的钙化。软骨区的不断钙化可以使整个钙化软骨区范围增大，而钙化软骨区范围增大又可进一步导致潮线的上涨和骨的上移，最终骨髓腔向腱方向推进形成腱内骨。

（2）一氧化氮（NO）与末端病的炎症反应和软骨细胞的异常凋亡：NO（本文中指内源性NO）是在一氧化氮合酶（nitric oxide synthase，NOS）的催化下，以左旋精氨酸（L-arginine）和活性氧分子为底物生成的气体自由基。NO性质活泼、不稳定、半衰期仅有数秒，可迅速与水、氧及机体中广泛存在的氧自由基反应，生成硝酸盐和亚硝酸盐。NO在体内发生着双重作用，当其呈低速率产生、浓度较低时起着正常生理条件下的调节性和抗炎症效应，是生物体内重要的气体信号分子，具有维持机体正常的免疫防御功能。但是当大量的巨噬细胞被激活引起高水平的NO浓度时，就会导致身体结构组织的损伤。NOS是NO合成过程中的关键限速酶，目前已知有三种异构体，分别为nNOS（神经元型一氧化氮合酶）、eNOS（内皮型一氧化氮合酶）、iNOS（诱导型一氧化氮合酶）。其中前两种一氧化氮合酶具有Ca^{2+}（CaM）依赖性，其活性需要Ca^{2+}来激活，而iNOS不依赖Ca^{2+}（CaM），可被细胞因子IL-1、TNF诱导产生。我国学者扈盛、滕宇等在末端病大鼠造模组中发现大鼠跟腱、纤维软骨、钙化软骨、跟骨、骨髓腔等部位eNOS表达明显，而对照组中主要在腱围处有eNOS的大量表达。这是因为组织细胞在接收到机械应力刺激信号时，可引起细胞内游离Ca^{2+}浓度的增加，活化eNOS。eNOS的活化迅速上调了NO的在体内的浓度，高浓度的NO作为信号转换因子，将机械应力信号转换成生化信号调控细胞的增殖、分化，使末端结构产生适应性的改变。另外，在大鼠末端病造模组和正常组的对比试验可见，造模组的iNOS在大鼠跟腱、纤维软骨区、钙化软骨及跟骨的表达明显大于正常组。iNOS的大量表达使末端结构中的NO的浓度迅速升高引起促炎症反应，其过程为：当在末端结构持续出现大量的坏死细胞等异物时，大量的巨噬细胞被激活并产生IL-1，IL-1可激活iNOS，此时细胞内一系列信号通路被激活，iNOS mRNA表达迅速上调导致NO浓度升高。大量合成的NO不仅能进一步加剧炎症反应，还可引起末端病的其他病症的进一步加剧，其途径主要如下。

1）促使末端结构软骨细胞大量凋亡：研究表明异常增高的诱导型一氧化氮合酶可直接或间接诱导软骨细胞的凋亡，从而使末端结构承受外力负荷能力和修复能力变得更差，末端病变陷入一个恶性循环之中。NO作为一种细胞间信使分子，可从四个方面来诱导末端软骨细胞的凋亡：①抑制软骨细胞外基质中蛋白多糖的合成；②通过PGE2抑制软骨细胞的增殖；③上调基质金属蛋白酶的活性及基因表达，间接地使软骨基质分解增强；④持续高浓度的NO可以活化caspases蛋白酶家族，使细胞色素c释放入胞质、上调p53的表达、活化丝裂原活化蛋白激酶、抑制Bel-2的表达而促进细胞凋亡的发生。在对大鼠跟腱末端病的细胞凋亡的检测中也证明了这一点，检测结果发现造模组的大部分结构的细胞凋亡指数比正常组要大得多，特别腱围组织、腱骨关节面软骨、跟腱、纤维软骨区及跟骨等部分。文献表明，一氧化氮是软骨细胞凋亡的重要介质，是软骨损伤的重要因素而且细胞凋亡数量随NO量变化。

2）抑制末端结构胶原的合成：在末端结构中正常的腱与纤维软骨区含有大量的胶原纤维，这些胶原纤维除了构成基本结构外，还使得末端结构具有强大的抗牵引能力，同时又有一定的弹性。末端结构中IL-1刺激产生的内源性NO可通过介导IL-1降低末端结构胶原纤维的合成。在实验中观察到，用一氧化氮合酶抑制剂抑制NO的合成后，可发现由IL-1抑制的胶原得到部分恢复，说明NO可抑制胶原的合成。NO在末端结构的以上作用，最终使末端结构失去了原有的弹性、抗牵张性，末端结构的自我修复能力也进一步下降。

3）前列腺素E2（PGE2）和肿瘤坏死因子-α（TNF-α）在末端病的炎症反应、肉芽组织和血管增生中的作用：PGE2是一种非蛋白多肽的脂肪酸代谢物，是由活化的磷脂酶分解膜磷脂产生花生四烯酸（AA）后，AA在环氧酶的作用下产生。环氧酶是产生PGE2的主要限速酶，具有两种类型，分别为结构型和诱导型，在活化的巨噬细胞中都存在这两种限速酶，但以诱导型环氧酶为主，它们都能催化AA，产生PGE2。PGE2是一种重要的炎症介质，可以扩张血管，引起疼痛和炎性细胞的趋化。在运动训练中，长时间大负荷的训练会导致组织细胞坏死、产生炎症等，这些因素均可激活巨噬细胞，使巨噬细胞中的环氧酶表达上升而产生PGE2。因此随着PGE2水平的上升常可见末端病患者滑囊出现血管充血，发生剧烈疼痛等。肿瘤坏死因子-α（tumour necrosis factor，TNF-α）是一种糖蛋白的低聚物，是创伤后最早出现的细胞因子，也是创伤后炎症反应中具有始动和关键性作用的促炎免疫分子，其生物学功能十分复杂。机体不同部位的巨噬细胞受各种刺激后都有产生TNF-α的能力。在末端结构病变的过程中，低浓度的TNF-α能促进肉芽组织的生长，主要表现为诱导末端结构毛细血管的增生。TNF-α也可刺激抗原特异性T细胞的激活，诱导炎症因子的释放，从而进一步诱导中性粒细胞和单核巨噬细胞向末端结构组织内浸润，引起炎症应答，同时TNF-α可通过活化磷脂酶和促使细胞内活性氧类（reactive oxygen species，ROS）迅速增加引起细胞的脂质过氧化作用，从而导致末端结构组织细胞炎性损伤。除此之外TNF-α可直接诱导末端结构组织内趋化因子的合成和分泌，增加激活的淋巴细胞表面黏附分子的表达，放大局部炎症反应，加剧末端区的炎症。

【肌腱末端病的病理】

目前对末端病的主要病理变化已基本达成了共识，认为病变主要是腱止点胶原纤维和软骨的退行性变。其病理表现可分为主要结构和附属结构的病变。

1.主要结构的病变

（1）肌腱：肌腱病变可见腱的变性、微断裂、异位骨化等。腱的变性首先是腱纤维的波状排列消失，在染色时可见到腱基质呈均质红染，称玻璃样变。玻璃样变是腱变性最为多见的形式。此时腱的胶原纤维波状排列消失、互相融合，折光性增强，染色性差，腱细胞大多消失。严重玻璃样变的腱可继发节段变，腱纤维呈破碎状。此外，腱的纤维变、淀粉样变等也可发生。严重变性的腱容易在一次并非很大的暴力作用下发生自发性断裂。

（2）纤维软骨区：纤维软骨区病变的主要标志是潮线的改变，可见潮线的升高、增宽、中断等改变。在常规组织学HE染色后可见潮线呈不规则的"火焰"状蓝线，其弧度向纤维软骨区方向推进。另外还可见纤维软骨区的纤维排列紊乱，软骨细胞的形态发生改变，有一些细胞形态类似于成纤维细胞，而另一些细胞则簇聚成团，形成透明样软骨岛，细胞形态酷似透明软骨细胞；偶见纤维软骨区内有血管侵入。

（3）钙化软骨区和骨：随着钙化软骨区向纤维软骨区的推移，骨也相应向钙化软骨区推移，形成骨刺。因此随着潮线向纤维软骨区的推移，往往可以见到骨髓腔随潮线的推移也发生推移。

2.附属结构的病变

（1）腱围：发生末端病时，由于肌腱的慢性损伤，腱围往往出现水肿、增厚、粘连、纤维化、小动脉硬化及原有的疏松结缔组织被致密结缔组织取代等病理改变。

（2）滑囊：滑膜增生呈绒毛状，跟骨软骨面变性，细胞有退变坏死等。

（3）纤维软骨垫：镜下可见有软骨基质的变性、淡染，软骨细胞簇聚成团，软骨细胞坏死等变化。纤维软骨垫的增大不利于营养物质的渗透和弥散，最终导致纤维软骨垫的变性。在此基础上，也可见到潮线的推移、钙化软骨区的扩大和骨髓腔的推移。

（4）腱骨关节面软骨：腱骨关节面软骨变性、增生及骨刺形成。

（5）脂肪垫：病变前期出现水肿、纤维变、小静脉扩张。到后期致密结缔组织代替原有的组织，并在其中形成异位化骨，小动脉变得硬化，血栓形成。

【临床表现】

跟腱末端病可发生于各种年龄，但以运动员较多。跟腱止点一般略偏外侧，该处肿胀、疼痛，提跟时疼痛加重。局部皮色正常或潮红，温度略增高，触痛明显。休息时放松跟腱，疼痛减轻，反复发作，可见于慢性患者。

【无Haglund畸形的跟腱末端病的影像学表现】

目前临床上对于肌腱末端病的应用还不统一，尚有争议，常与腱变性、肌腱炎和腱围病等混淆，虽然肌腱末端病仅指腱止点的部分，但实际情况是肌腱末端病往往伴发其他的一些肌腱病变，较少单独发生，故在此一并描述。

1.跟腱变性（achilles tendinosis）　被认为是所有跟腱病变的前驱表现，肌腱的变性有四种机制：缺血纤维化、黏液样变、脂质沉着和钙化骨化。缺血引起的退变在跟腱撕裂中常见，常发生在跟腱跟骨止点以上2～6cm，横断面MRI上表现为梭形增粗，失去正常的跟腱前缘凹形状，但跟腱内部信号不增高（图4-3-1）。黏液样变性是最常见的无症状跟腱变性，黏液泡夹在细小肌腱纤维之间，后续导致跟腱间质撕裂，MRI上表现为T_1WI的线样高信号影，T_2WI上表现为欠连续的、不规则的肌腱内高信号影。脂肪变性常见于老年中，与跟腱黄色瘤病相关，MRI上表现为跟腱结节样增粗，所有序列上表现为低等信号影，增强后有强化表现。钙化骨化变性虽然少见，但会引起跟腱内皮质骨小梁形成，继而在X线平片和CT上得以显示。

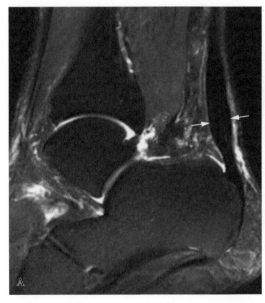
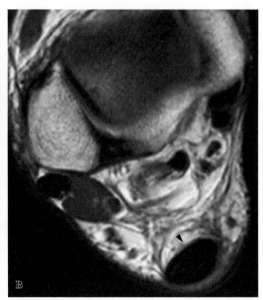

图4-3-1　跟腱变性

A.矢状面FS T_2WI；B.横断面T_1WI。显示跟腱远端梭形增粗（白箭），其内未见明显液性高信号影，同时跟腱失去前方正常的凹状形态（黑箭头）

2.跟腱周围炎和跟腱旁炎　跟腱周围炎（achilles peritendinitis）是指跟腱周围结缔组织的炎症，类似于腱鞘滑膜炎或滑膜炎，MRI上表现为肌腱周围的T_2WI高信号影，部分环绕跟腱后方，由于跟腱缺乏真正的滑膜，故T₂WI高信号没有像液体信号那么亮（图4-3-2）。跟腱旁炎（paratendinitis）和跟腱周围炎类似，虽然两者名称可以相互替代使用，但跟腱旁炎更多的是指跟腱前方Kager脂肪垫的水肿和炎症，MRI T₂WI和脂肪抑制序列上表现高信号，T₁WI上跟腱前方脂肪垫的推移（图4-3-3）。跟腱旁炎和跟腱周围炎可以伴发跟腱变性，也可以单独存在。

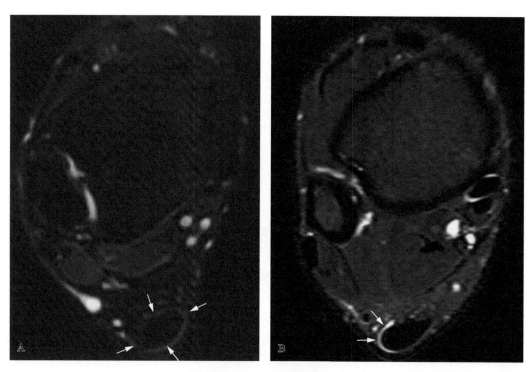

图4-3-2　跟腱周围炎

A、B.横断面FS T₂WI显示跟腱周围线样环状高信号影，跟腱内未见异常信号影（箭）

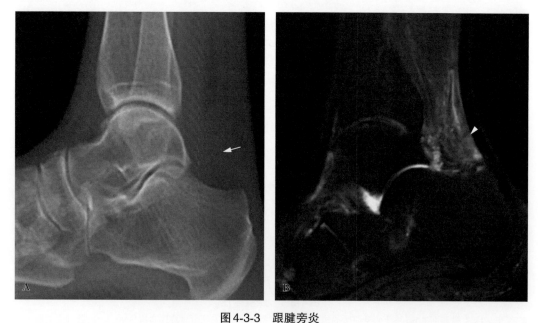

图4-3-3　跟腱旁炎

A.X线侧位片可见跟腱前方脂肪垫密度升高（箭）。B.FS T₂WI显示跟腱前方Kager脂肪垫水肿，呈高信号影（箭头）

3. 无Haglund畸形的跟腱末端病　跟腱末端病病因主要两大类。一类是跟骨Haglund畸形有关；另一类跟骨无Haglund畸形，病因不很明确，可能跟慢性劳损有关，表现跟腱末端变性。

　　无Haglund畸形的跟腱末端病的MR能直接显示：①跟腱末端增粗，粗细不一，均发生在跟腱跟骨附着点处。增粗跟腱内出现混杂的T₁WI和T₂WI混杂信号影，呈斑片状或带状，边界欠清，提示病变跟腱内炎症和变性水肿。②有时跟腱跟骨附着点处可见点状钙化，CT上表现为单发或多发的点状高密度，MR表现T₁WI和T₂WI混杂信号影。③伴或不伴附着点跟骨的骨髓水肿，表现为MR脂肪抑制T₂WI上高信号影，有时可见附着点跟骨的骨质侵蚀。④跟骨后上滑膜囊炎。⑤跟腱前Kager脂肪垫和腱后皮下脂肪垫可出现不同程度的水肿（图4-3-4，图4-3-5）。

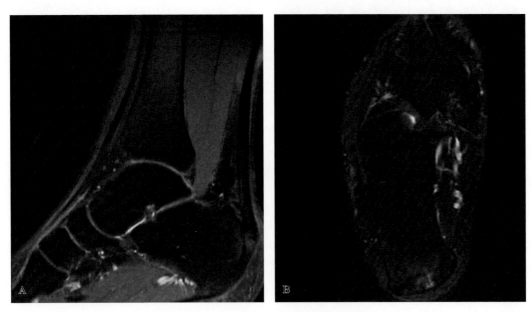

图4-3-4　无Haglund畸形的跟腱末端病（1）

　　A.矢状面FS T₂WI显示跟腱末端增粗，附着点出跟腱内出现混杂信号影。B.横断面FS T₂WI显示附着点跟骨可见骨质侵蚀伴骨髓水肿，呈高信号影

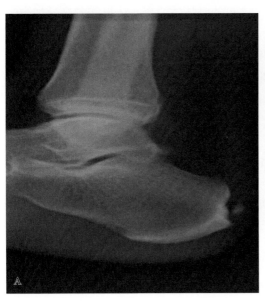
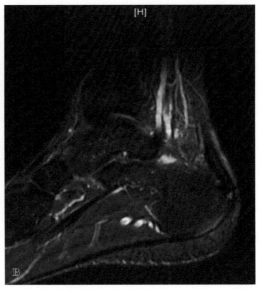

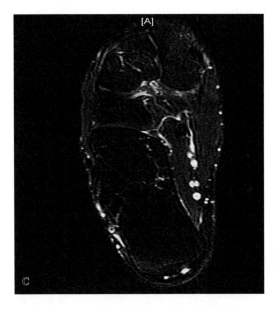

图 4-3-5　无 Haglund 畸形的跟腱末端病（2）
A. 足侧位 X 线片示跟腱跟骨附着处高密度钙化。
B. 矢状面 FS T_2WI 显示跟腱末端增粗，跟腱跟骨附着处
混杂信号影。C. 横断面 FS T_2WI 可见多个点状高信号影，
考虑伴有钙化的炎性复合体

【治疗】

1. 保守治疗

（1）药物治疗：没有迹象表明非甾体抗炎药（NASID）和可的松对腱病有任何帮助，但 COX-2 抑制剂是否有效尚在调查中。可的松注射治疗只能提供短期效果，症状很快复发，并且抑制胶原合成，可能导致腱组织部分撕裂或完全断裂。

（2）减轻运动负荷：采用支架或护具，可以减少肌腱胶原纤维的力学负荷，有助治疗，如足跟垫、跟腱等支具。

（3）理疗：常用冷疗、电疗等。冷疗对腱病十分必要，因为腱病组织中有许多新生血管，冷疗可收缩血管。电疗主要采用激光、高压电刺激等，实验室条件下电刺激可以刺激胶原合成，对腱病治疗有效。理疗有时能够使跟腱炎在几周时间内得到痊愈和自我修复，具体理疗实际时间因人而异。

（4）适当的力量锻炼：已经证实离心力量锻炼有效，可能是特殊的离心体操能刺激腱细胞的力学感受器，产生胶原，帮助逆转腱病的循环，达到治疗目的。动物实验证实，适当的肌腱负荷有助于胶原排列，刺激胶原交互连接的形成，两者均有促进胶原抗张强度的作用。

2. 手术治疗　保守治疗 6～9 个月无效者，可以采用手术治疗。手术治疗的原则为切除坏死组织和减压切除跟腱周围的炎症组织，手术治疗虽见效快，但多数将会在不同程度带来原有组织结构的变化，留下手术后遗症，术后可能需要 4～6 个月的恢复时间。

第四节　伴 Haglund 畸形的跟腱末端病

跟骨 Haglund 畸形是止点性跟腱炎、跟骨后上突增生与跟腱滑囊炎的统称，由 Haglund 在 1982 年首先提出，是引起跟腱末端病的主要原因。

【病因】

该病病因目前尚不明确，可能与以下因素有关。跟腱止于跟骨后方，跟骨后滑囊位于跟骨与跟腱之间。滑囊的前壁紧贴跟骨的软骨层，滑囊后壁紧贴跟腱腱鞘，这层腱鞘很难与跟腱组织区分开。跟腱与滑囊的位置是发生跟腱损伤及慢性炎症的解剖学原因。生物力学原因是由于背伸使得跟骨后滑囊的压力增加或者足跖屈产生的反向力作用于跟骨后滑囊。滑囊的作用可能是作为一个间隙存在于跟骨轴与跟腱轴之间。由于跟骨后上角异常骨突的存在，使得滑囊承受的应力增加，再加上反复的摩擦导致滑囊炎症，继发一系列的临床表现。

【临床表现】

单侧或双侧足跟处疼痛，有时可见跛行、足跟处轻度肿胀，跟腱走行近跟骨结节处可触及骨性凸起，压痛阳性，跟腱张力正常或较高，肤温正常，足诸关节活动尚可。

【影像学表现】

1.跟骨Haglund畸形的X线测量　跟骨Haglund畸形的X线测量指标包括，PFA角、PHTA角、CLA角、parallel pitch线、Kager三角等。①PFA角（跟骨外后上斜面与跟骨下表面之间的夹角）：正常范围为44°～69°，大于等于75°为异常，但Notari等认为PFA角大于等于65°为异常。②PHTA角（即后跟全角，指跟骨外后上斜面与地面之间的夹角）：正常范围为64°～89°，大于等于89°为异常。③CLA角（跟骨倾斜角α减去跟骨外后上斜面与地面垂线的夹角β）：正常值小于10°，大于等于10°为异常。④Parallel pitch线（斜平行线，通过距下关节后缘与跟骨下表面连线的平行线）：此线以上的骨质部分为"病理性滑囊突"。其中PFA角是最常使用的X线指标，但该角度未考虑到跟骨倾斜也会诱发撞击。PHTA角和CLA角均考虑到了这两个方面的因素。Vega等认为CLA角优于测量其他角度，但仍有15%的假阴性和17%的假阳性。但以此两项测量标准评价正常人群，则假阳性率高（图4-4-1）。⑤Kager三角：为脂肪影像，此三角区由跟腱前缘、跟骨上缘及深部屈肌腔的后缘构成。正常时此三角区影像清晰，边缘光滑。跟腱撕裂时此三角形脂肪轮廓影消失，边缘呈锯齿状模糊为Kager征阳性。

在矢状位上确定跟腱受压程度最重的部位，测量该处跟腱受压程度与跟腱正常矢状径的比值及跟腱内异常信号，进行分级。跟骨后滑囊压迫跟腱，跟骨后上角未压迫跟腱的为Ⅰ级；跟骨后上角轻微压迫跟腱，但跟腱无异常信号的为Ⅱ级；跟骨后上角轻微压迫跟腱，跟腱内有异常信号的为Ⅲ级；跟骨后上角明显压迫跟腱，跟腱有异常信号的，为Ⅳ级。

该病是由跟腱与跟骨后上角互相撞击造成的，X线测量只考虑了跟骨畸形的因素，跟腱的非骨性因素可根据术前MRI体现。MRI可清晰地显示跟骨后上角的隆起程度，与跟腱的关系和跟腱周围滑囊肿胀及跟

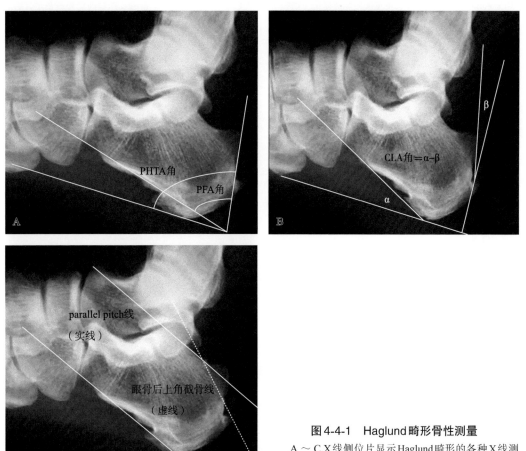

图4-4-1　Haglund畸形骨性测量

A～C.X线侧位片显示Haglund畸形的各种X线测量径线和角度

腱内变性的情况。

2. MRI表现　除了有不伴Haglund畸形的跟腱末端病的MR表现之外，伴Haglund畸形的跟腱末端病的MR表现还包括如下。①跟骨结节骨性测量的异常；②跟骨后滑囊炎表现：跟骨后滑囊和跟腱后滑囊的液体集聚，有时伴有跟骨后上结节的骨髓水肿。跟骨后滑囊前后径大于1～2mm、上下径大于7mm、横径大于11mm，则属于异常（图4-4-2，图4-4-3）。

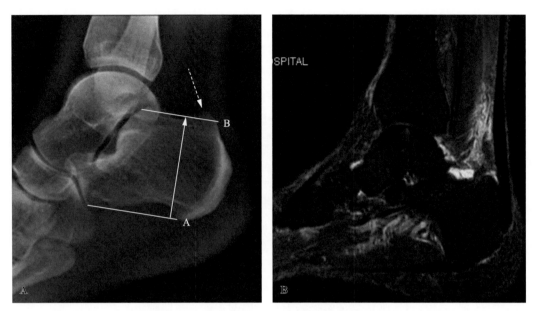

图4-4-2　伴Haglund畸形的跟腱末端病（1）

A.X线平片上parallel pitch线阳性，可见病理性滑囊突（虚箭）；B.矢状面FS T₂WI显示跟骨后及跟腱前滑囊炎及距骨后滑囊炎，呈高信号影

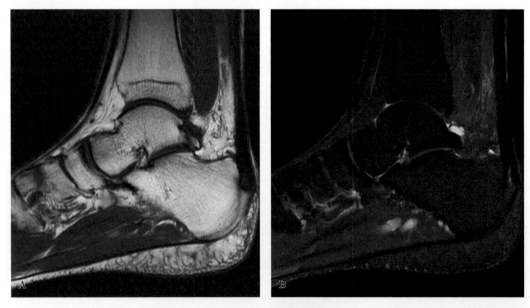

图4-4-3　伴Haglund畸形的跟腱末端病（2）

A.矢状面T₁WI，parallel pitch线阳性，可见病理性滑囊突。B.矢状面FS T₂WI显示跟骨后上结节骨髓水肿及跟骨后滑囊炎，呈高信号影

【治疗】

1.保守治疗 包括佩戴矫形支具，改善足部的对线不良；冰敷以减轻疼痛和炎症；牵拉锻炼小腿三头肌；超声及按摩等物理治疗；选择合适的鞋，减轻对足跟部的摩擦；口服非类固醇抗炎药，药物的局部注射、矫形、局部封闭等。药物的局部注射，主要有非激素类抗炎药和糖皮质激素，然而对于这些药物的作用一直存有争议，虽然注射治疗后疼痛缓解明显，疗效较好，但复发率也很高。

2.手术治疗 跟腱Haglund病经过用药、理疗等保守治疗无效后，应采用手术治疗。手术或关节镜下主要将突出的跟骨后上凸切除，跟腱下滑囊予以切除，并清理相对应的变性的跟腱组织。

（陈 爽）

参 考 文 献

[1] 陈世益，James H C，Wang Savio L Y．Woo，2005．腱病的基础与临床若干研究［J］．国外医学·骨科学分册，26（2）：83-86.

[2] 扈盛，胡亚哲，2002．末端病潮线涨潮的力学分析［J］．中国运动医学杂志，21（4）：346-348.

[3] 黄昌林，钟汉馨，张建党，2004．不同训练模式对跟腱末端纤维软骨细胞影响的实验研究［J］．实用医药杂志，3（21）：241-242.

[4] 秦岭，胡声宇，陈启明，2001．体育生物医学基础研究与进展［M］．北京：人民体育出版社：162-173.

[5] 曲绵域，于长隆，2003．实用运动医学［M］．第4版．北京：北京大学医学出版社：500-502.

[6] 任凯，龚晓明，2006．运动员腱止点末端病的回顾与展望［J］．中国康复医学杂志，2（18）：754-756.

[7] 于长隆，曲绵域，田小明，1983．兔跟腱末端病的实验病理研究［J］．中国运动医学杂志，2（3）：8-12.

[8] 张兴梅，2007．运动员腱止点末端病的研究进展［J］．中国组织工程研究与临床康复，11（23）：4658-4660.

[9] Berkowitz JF，Kier R，Rudicel S，1991．Plantar fasciitis：MR imaging［J］．Radiology，179：665-667.

[10] Bottger BA，Schweitzer ME，El-Noueam KI，et al，1998．MR imaging of the normal and abnormalretrocalcaneal bursae［J］．AJR，170：1239-1241.

[11] Erickson SJ，Cox IH，Hyde JS，et al，1991．Effect of tendon orientation on MR imaging signal intensity：A manifestation of the "magic angle" phenomenon［J］．Radiology，181：389-392.

[12] Fox JM，Blazina ME，Jobe FW，et al，1975．Degenerationand rupture of the Achilles tendon［J］．Clin OrthopRelat Res，107：221-224.

[13] Frey C，Rosenberg Z，Shereff MJ，et al，1992．The retrocalcaneal bursa：Anatomy and bursography［J］．Foot Ankle，13：203-207.

[14] Kannus P，Jozsa L，1991．Histopathological changespreceding spontaneous rupture of a tendon：A controlledstudy of 891 patients［J］．J Bone Joint Surg Am，73：1507-1525.

[15] Kumar R，Matasar K，Stansberry S，et al，1991．The calcaneus：normal and abnormal［J］．Radio Graphics，11：415-440.

[16] Leach RE，DiIorio E，Harney RA，1983．Pathologic hindfoot conditions in the athlete［J］．Clin OrthopRelat Res，177：116-121.

[17] Narváez JA，Narváez J，Ortega R，et al，2000．Painful heel：MR imaging findings［J］．RadioGraphics，20：333-352.

[18] Robson MD，Gatehouse PD，Bydder M，et al，2003．Magnetic resonance：An introduction to ultrashort TE（UTE）imaging［J］．J Comput Assist Tomogr，27：825-846.

[19] Schweitzer ME，Karasick D，2000．MR imaging of disorders of the Achilles tendon［J］．AJR，175：613-625.

第五章

踝关节撞击

第一节　概　　述

　　踝关节撞击综合征（ankle impingement syndrome）是由踝关节周围骨性或软组织之间的直接机械性作用力（如撞击、挤压、反复摩擦等）引起踝关节疼痛和（或）关节活动受限的一组临床综合征。Morris 于1943年首先描述足球运动员踝关节撞击，随后有学者称之为"足球踝"，但此类疾病也可发生于其他运动员中，如排球、跑步、滑冰等运动员及芭蕾舞演员，以及运动量较大和习惯性踝关节扭伤的正常人群。各个年龄段均可发病，以青年人多见，本病为踝关节疼痛的重要原因之一。

　　踝关节撞击综合征通常有既往创伤史，根据撞击组织的性质不同可分为骨性撞击和软组织撞击两类。骨性撞击一般是指距骨和胫骨骨赘之间的撞击；软组织撞击由关节囊、滑膜、韧带增生、肥厚或瘢痕组织增生等所致，骨性撞击和软组织撞击可同时发生。根据发生部位不同可分为：踝关节前外撞击、踝关节前方撞击、踝关节前内撞击、踝关节后方撞击和踝关节后内撞击。

　　患者的临床症状主要为踝关节肿胀、疼痛、活动受限和畸形，活动后症状加重。临床查体踝关节间隙压痛，可伴踝关节背伸或跖屈受限。大多数患者经临床干预治疗后好转，但有15% ～ 20%的患者存在着持续性的疼痛，对日常生活及工作造成严重的影响。

　　踝关节撞击综合征的诊断方法很多，如临床体格检查、影像学检查、关节镜检查等。该病在很大程度上是临床诊断，体格检查具有较高的诊断价值，既往文献报道其敏感性为94.8%，特异性为88%。影像学检查在该病的诊断中起着重要的作用，可用于评估临床可疑的踝关节撞击、明确是否存在典型的改变、帮助临床制订手术方案，且可对具有相似临床症状的疾病做出鉴别诊断。常规X线检查可用于显示骨性撞击，如踝关节X线侧位片可见胫骨远端前缘、距骨上缘或后缘的骨赘影和部分关节游离体，但对于关节内重叠结构观察价值有限，且不能显示软组织结构。CT对骨组织的显示优于X线检查，且可多方位成像，全面观察踝关节，但其软组织分辨力明显低于MR。MR是目前公认的诊断踝关节撞击的最佳影像学手段，矢状位T_1序列和脂肪抑制序列适于观察骨结构变化，而轴位和矢状位脂肪抑制T_2和PD序列可用来评估软组织异常，对于肌腱、韧带、关节囊及周围软组织的改变可做出良好的判断。MR关节造影技术与常规MR技术相比，其额外价值尚存争议，且因其有创性而较少使用。关节镜是诊断该病的"金标准"，镜下直视可清楚地观察病变的位置、范围及损伤程度，同时还能给予相应的治疗。但由于关节镜为有创检查，因此临床诊断时应用较少。

第二节　踝关节前外撞击

　　踝关节前外撞击（ankle anterolateral impingement）首先由Wolin等在1950年提出，因发现前外侧沟内"半月板样"异常组织而得名，是踝关节撞击综合征的常见分型之一。

　　踝关节前外侧沟是由骨组织、关节囊、外侧韧带复合体及软组织围成的三角形结构。胫骨和腓骨分别构成前外侧沟的后内壁和外壁，内壁为距骨关节面，前壁为距腓前韧带和关节囊，后下壁为距腓后韧带及跟腓韧带，顶壁为胫腓前韧带及胫骨外侧关节面，在正常人群中，前外侧沟中有少量积液（图5-2-1）。前外侧沟及其周围组织结构是前外踝撞击综合征发生的主要解剖结构基础。

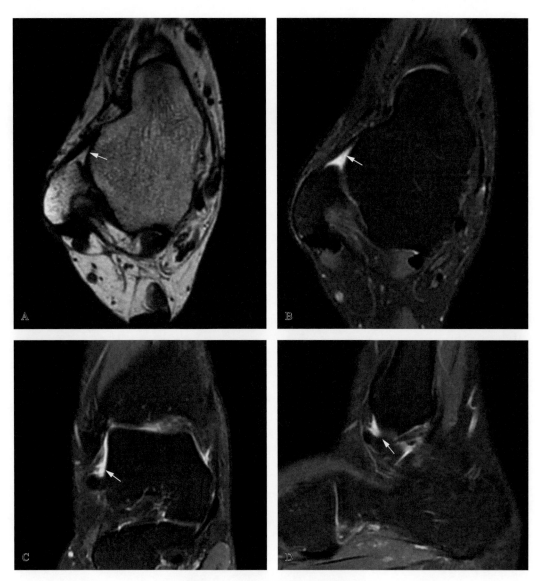

图5-2-1　踝关节正常前外侧沟结构

A、B.轴位3D-CUBE序列和FS T$_2$WI显示距腓前韧带走行连续，呈均匀的低信号影，前外侧沟少量关节积液（箭）。C、D.冠状位和矢状位FS PDWI显示正常外侧沟结构（箭）

【病因及发病机制】

踝关节扭伤是踝关节前外侧撞击的最常见病因。有文献报道，踝关节扭伤后发生踝关节前外侧撞击的概率约为3%，尤其是内翻性扭伤。当踝关节扭伤一段时间后，如保守治疗效果不佳，仍存在着持续的踝关节前外侧疼痛、肿胀未完全消退时，应高度怀疑本病。

踝关节慢性、反复损伤或过度屈曲、旋后损伤常导致胫腓前韧带、距腓前韧带、跟腓韧带或前外侧关节囊撕裂，通常伴有关节内出血，随后产生瘢痕组织或滑膜增生肥厚，导致反应性滑膜炎，滑膜炎愈合后可使前外侧沟发生纤维化，其形态在关节镜下类似膝关节半月板，因而被称为"半月板样损伤"。踝关节背屈时，前外侧距骨进入前外侧沟内，由于踝关节前外侧沟内异常软组织或（和）韧带的异常肥厚，二者发生撞击，从而引起相应的临床症状。随着时间的推移，踝关节反复屈伸可导致前外侧距骨穹隆软骨损伤，胫腓后韧带和骨间膜损伤。

踝关节前外侧撞击的结构性因素归因于胫腓前韧带下束，该韧带也被称为Basset韧带，被认为是正常结构变异。文献报道人群出现率最高可达97%，走行于胫骨远端至腓骨远端，与胫腓前韧带平行，但通过纤维脂肪膜与主韧带分离。若Basset韧带增厚，踝关节背屈时，韧带可与距骨发生接触导致撞击症状，反复的接触摩擦可进一步使韧带增厚，反过来更大程度地限制踝关节背屈活动。

【临床表现】

踝关节前外撞击的临床症状主要为踝关节前外侧疼痛、背屈状态下内翻和外翻时疼痛加剧、关节肿胀、活动受限。应注意的是踝关节前外撞击需与跗骨窦综合征相鉴别，跗骨窦综合征也可表现为踝关节前外侧、距骨下区的慢性疼痛、肿胀，是由于外伤、炎症、感染、占位等原因导致的跗骨窦区韧带损伤、窦腔积血、滑膜增生及纤维组织形成，MR上可见典型部位的异常信号影。

踝关节前外撞击的临床体格检查方法为：单腿蹲坐、踝关节背屈外翻时发生前外侧疼痛或加剧，既往文献报道该方法对于踝关节前外撞击具有较高的诊断价值。

【影像学表现】

踝关节常规X线片能提供的诊断信息有限，其只可显示骨性撞击，如患者踝关节远端有游离体或骨赘形成，则在X线片可显示（图5-2-2，图5-2-3）。最大程度的背屈位X线片可显示较多的信息，但由于可增加患者疼痛，临床上较少使用。CT能够准确地显示病变部位的骨赘影，以及其所撞击的前外侧关节囊和距骨穹隆，对于一些复杂的情况，如骨赘骨折、关节游离体等，CT也可清楚地显示（图5-2-4～图5-2-7）。

MR成像对于踝关节前外撞击有较高的诊断价值。既往研究中，MR诊断撞击患者前外侧韧带异常的敏感性和特异性分别为89%和100%。然而，在过去的20多年中，有些学者认为，以关节镜为"金标准"，MR的诊断价值仍存在着争议，尤其是踝关节无明显积液或积液较少的情况下，由于关节内结构缺乏对比，

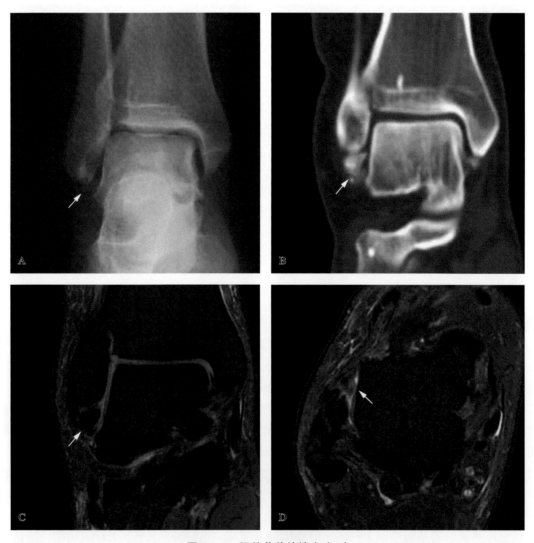

图5-2-2　踝关节前外撞击（1）

患者，男性，30岁，关节镜下诊断右踝关节前外撞击。A.X线正位片示外踝下方多发游离体（箭）。B.冠状位CT示内外踝下方多发游离体，考虑外踝陈旧骨折（箭）。C.冠状位FS PDWI示外踝下方骨性信号影（箭），周围滑膜增厚。D.轴位FS T₂WI示前外侧沟滑膜增厚，距腓前韧带断裂（箭）

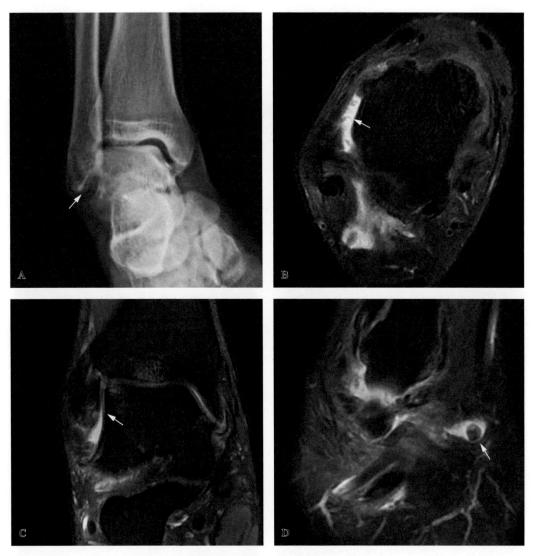

图 5-2-3　踝关节前外撞击（2）

患者，男性，18岁，关节镜下诊断右踝关节前外撞击。A.X线应力位示外踝下方游离高密度影（箭）。B.轴位FS T₂WI示前外侧沟滑膜增厚，局部积液（箭），距腓前韧带断裂，伴关节后方滑膜炎。C.冠状位FS PDWI示外踝骨髓水肿（箭），胫距关节面骨软骨损伤。D.矢状位FS PDWI示关节外侧滑膜增厚，X线所示游离体位于关节外后方（箭）

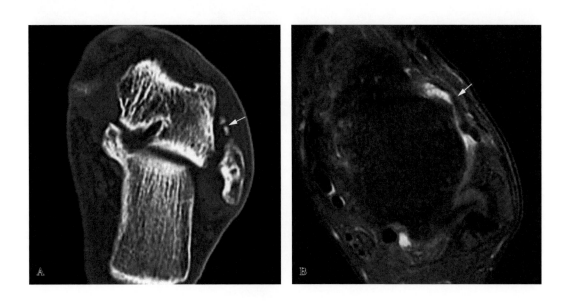

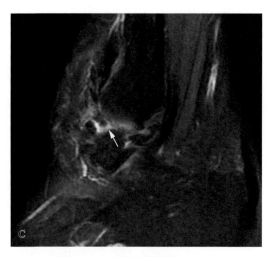

图 5-2-4 踝关节前外撞击（3）

患者，男性，28岁，关节镜下诊断左踝关节前外撞击。A.轴位CT示外踝前方多发游离体（箭）。B.轴位FS T$_2$WI示前外侧沟游离体，局部滑膜增厚，距腓前韧带增粗模糊，信号增高（箭）。C.矢状位FS PDWI示前外侧沟多发游离体，滑膜增厚（箭）

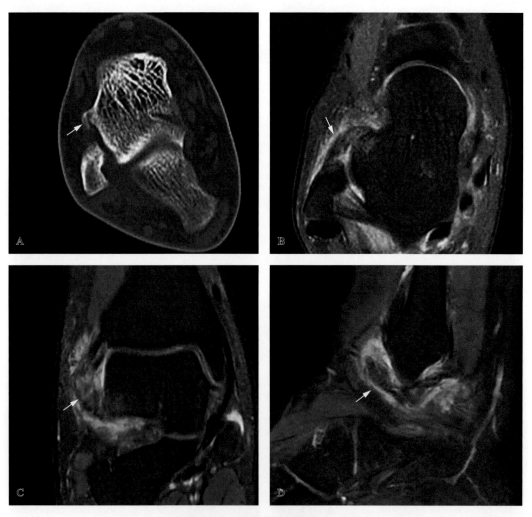

图 5-2-5 踝关节前外撞击（4）

患者，男性，20岁，关节镜下诊断右踝关节前外撞击。A.轴位CT示距骨外侧缘骨赘影，考虑陈旧撕脱性骨折（箭）。B.轴位FS T$_2$WI示距骨外侧缘骨髓水肿，前外侧沟滑膜增厚，距腓前韧带断裂（箭）。C、D.冠状位和矢状位FS PDWI示前外侧沟滑膜炎（箭）

此时MR的诊断准确性较低。

　　踝关节前外撞击在MR成像上显示局部区域信号异常，如观察到结节状或团状长T_1稍长T_2信号影，则提示滑膜炎的存在，此时在轴位层面脂肪抑制序列上观察最佳。滑膜炎的出现应仔细观察邻近的韧带，尤其是距腓前韧带和胫腓前韧带，创伤后韧带信号可增高，形态上可增厚、变薄或断裂显示不清，由于韧带内侧软组织的异常，韧带可向外凸起。MR对于骨髓水肿和骨软骨损伤非常敏感，骨髓水肿呈长T_1长T_2信号，脂肪抑制序列显示清楚，骨软骨损伤表现为局部软骨信号增高，伴或不伴缺损，软骨下骨质可见水肿信号影，MR还可发现隐匿性骨折。此外，关节囊增厚、周围软组织肿胀也是踝关节前外撞击的常见异常表现（图5-2-2～图5-2-9）。然而，由于MR成像有一定的假阳性率，所以当其显示踝关节前外侧异常形态及信号时，仅能表明患者可能存在着撞击，而不能作为最终诊断的依据。

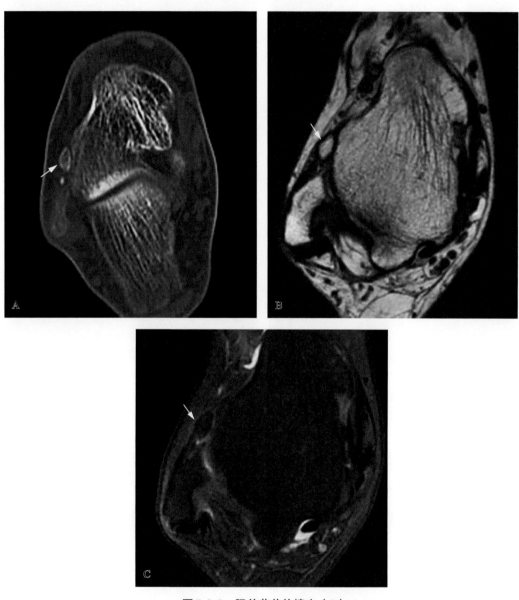

图5-2-6　踝关节前外撞击（5）

　　患者，男性，38岁，关节镜下诊断右踝关节前外撞击。A～C.轴位CT、CUBE序列和FS T_2WI示外踝前方、距骨外侧缘游离体（箭），局部滑膜轻度增厚，距腓前韧带变细（箭）

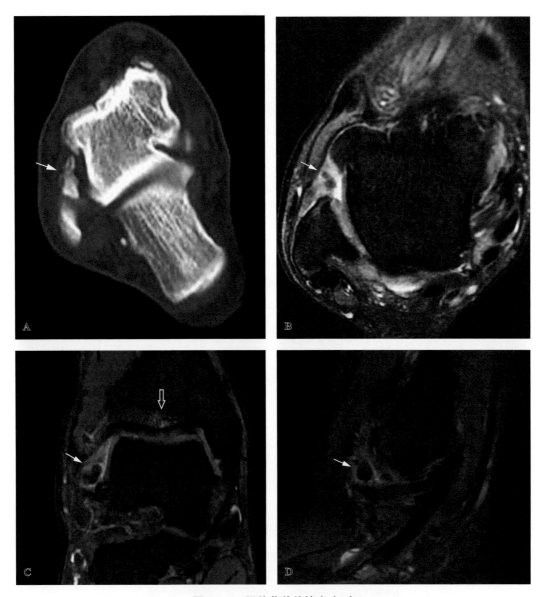

图5-2-7 踝关节前外撞击（6）

患者，男性，24岁，关节镜下诊断右踝关节前外撞击。A.轴位CT示距骨外侧缘多发游离体（箭）。B～D.轴位FS T₂WI、冠状位和矢状位FS PDWI示前外侧沟游离体部分信号增高（箭），滑膜明显增厚，距腓前韧带损伤（箭）。此患者为胫骨远端骨软骨损伤（空箭）

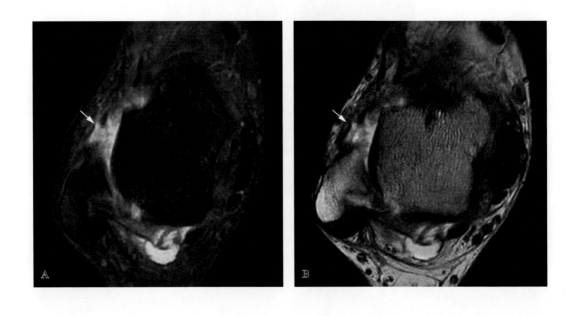

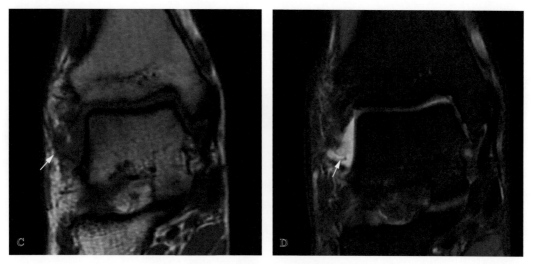

图5-2-8 踝关节前外撞击（7）

患者，男性，30岁，关节镜下诊断右踝关节前外撞击。此例患者为软组织撞击，前外侧沟滑膜明显增厚、信号增高（箭），距腓前韧带损伤

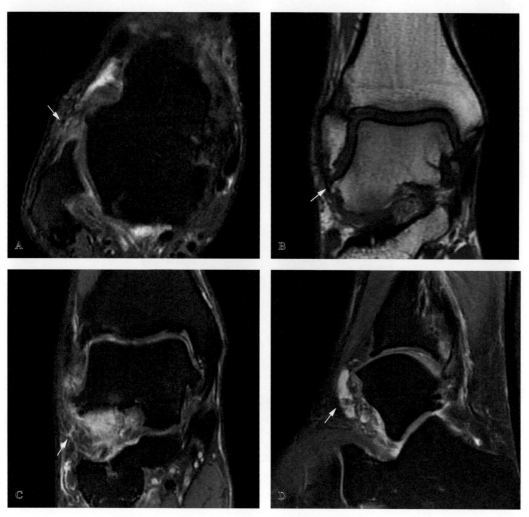

图5-2-9 踝关节前外撞击（8）

患者，男性，29岁，关节镜下诊断右踝关节前外撞击。A.轴位FS T$_2$WI示外踝前缘骨赘形成，前外侧沟滑膜增厚，距腓前韧带断裂（箭）。B.冠状位T$_1$WI示外踝下缘、距骨外侧缘骨赘影（箭）。C、D.冠状位和矢状位FS PDWI示前外侧沟滑膜炎（箭）

【治疗】

踝关节前外撞击首选保守治疗，包括制动休息、理疗、局部注射非甾体抗炎药、康复训练等。保守治疗失败后采取手术治疗，关节镜下病灶清理是目前常用的手术方式，其安全性高、术后并发症低，术后满意度达76%～100%。

第三节　踝关节前方撞击

踝关节前方撞击（ankle anterior impingement）较前踝关节前外侧撞击少见，以运动员多见，尤其是足球运动员、芭蕾舞演员，是运动员前踝疼痛的常见原因。

踝关节前方"凹槽样"结构由胫骨远端、距骨顶部和前关节囊形成。通常，这个空间主要包含脂肪、滑膜组织，有时可见少量的生理性关节积液，前关节囊从胫骨远端延伸至距骨颈部（图5-3-1）。

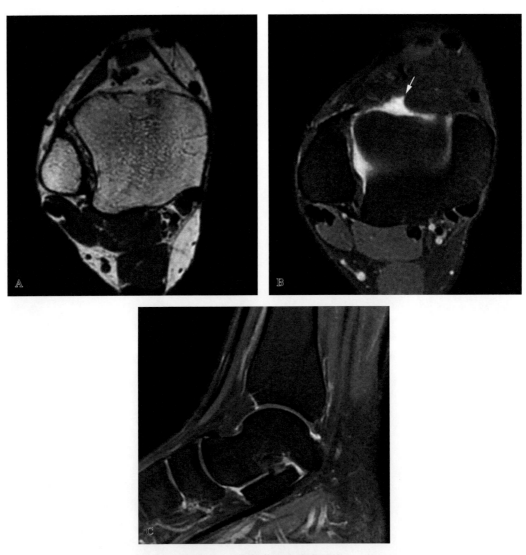

图5-3-1　踝关节正常前方结构

A、B.轴位3D CUBE序列和FS T₂WI示踝关节前方正常结构，其内少量关节积液（箭）；C.矢状位FS PDWI示踝关节前方骨质及软组织形态及信号正常

【病因及发病机制】

既往认为，踝关节反复过度跖屈，前关节囊附着处张力增加，导致关节囊撕裂损伤，引起局部牵引性骨赘形成，此即为牵引学说。然而，近年来越来越多的证据表明，这些骨赘实际上是在前关节凹处形成，离关节囊附着处较远，可能是由于踝关节过度跖屈时产生的压力反复作用于踝关节，引起局部软骨损伤、胫骨远端和距骨骨小梁骨折及骨膜出血，反复微损伤愈合导致纤维化，最终骨赘形成，这些骨赘反过来限制踝关节的屈曲活动。

然而，踝关节前方骨赘形成并不一定会引起撞击症状。既往研究发现，45%的足球运动员和59%的舞蹈演员行X线检查发现前骨赘形成，但并无相应的临床症状，而踝关节前方滑膜炎的出现对于撞击症状最具有指示意义。

【临床表现】

踝关节前方撞击主要为踝关节前方慢性疼痛，背屈及运动后疼痛加剧，伴有踝关节肿胀、活动受限等。疼痛并非来自于骨赘，而是由于炎性软组织嵌入骨赘之间并受到挤压所产生。

临床体格检查可发现踝关节前方压痛，可扪及骨赘及肿胀的软组织结构，过度背屈后症状加重。评估踝关节前方撞击时可向关节内注射局部麻醉药，可能会对那些诊断存在疑问的情况有所帮助。关节内注射局部麻醉药后症状缓解，对踝关节撞击综合征的诊断有提示作用。

踝关节前方撞击在很大程度上是一个排除性诊断，临床症状和其他一些疾病相似，但治疗上却不相同，需要鉴别的主要包括骨折、骨关节病伴或不伴关节内游离体、单纯性骨软骨病变等。区分这些疾病需要临床和影像学相结合。

【分度和分级】

根据骨赘大小，踝关节前方撞击可分为4度。

Ⅰ度：滑膜撞击，X线提示有炎性改变，骨赘＜3mm。

Ⅱ度：骨软骨反应性骨赘＞3mm。

Ⅲ度：严重的外生骨赘，伴或不伴有骨赘碎裂，在距骨背侧可见继发性骨赘，常伴有骨赘碎裂。

Ⅳ度：胫距关节骨性关节炎改变。

【影像学表现】

标准的踝关节侧位X线片可用以观察胫骨远端前缘、距骨前上缘是否有"鸟嘴样"骨赘形成，但该检查方法往往会低估骨赘形成的程度（图5-3-2～图5-3-7）。最大程度的背屈位X线片可用来量化关节受限的程度，斜位X线片可以更清楚地显示出胫距骨骨赘影，且对于可疑的前方撞击如果侧位片对骨赘显示不明显时，可行斜位X线检查。踝关节X线片还能显示胫距关节面的退变情况，退变也可伴有骨赘形成，如同时存在关节间隙狭窄，提示骨关节炎，踝关节前方撞击不会有关节间隙狭窄，可因此来鉴别二者。

如X线检查已清晰地显示出踝关节前骨赘的位置和大小，此时不必常规扫描CT片，对于X线片上骨赘显影不清晰，或需要观察其他额外信息时，可考虑CT检查，从而发现X线片上因重叠而漏诊的骨赘、关节游离体等（图5-3-2，图5-3-4～图5-3-7）。

MR图像上也可显示骨性撞击，骨赘一般呈低信号影，伴有骨髓水肿或微骨折时在T_1序列上呈低信号影，T_2或PD序列上呈高信号影，骨折线呈低信号影。另外，MR还可观察到关节游离体、关节间隙是否狭窄等。对于骨质改变不明显、临床怀疑踝关节前方撞击的患者，MR表现出了其较大的优势。踝关节前方滑膜炎于矢状位脂肪抑制T_2或STIR序列观察最佳，呈现高信号影，而在T_1和非脂肪抑制序列呈低或中等信号影（图5-3-2～图5-3-7）。文献报道，常规MR成像对于滑膜炎的诊断敏感性和特异性分别为92%和64%。如MR图像上发现相应部分的软骨损伤时，应仔细观察其邻近骨质，是否伴有骨髓水肿或软骨下骨囊肿，以此为临床医师选择治疗方案提供更多帮助。此外，MR成像通过多方位观察可详细评估相关的韧带、肌腱和周围软组织情况等。

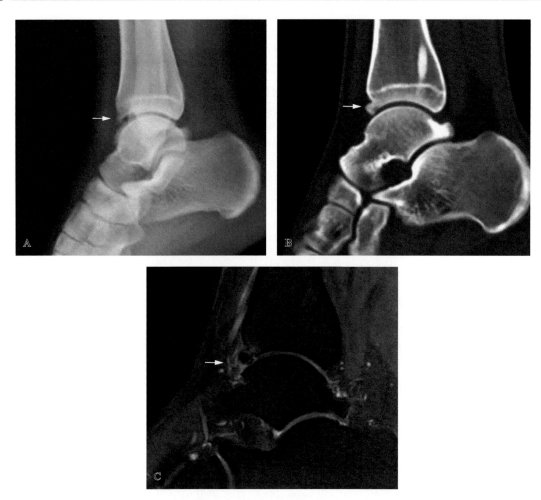

图5-3-2　踝关节前方撞击（1）

　　患者，男性，17岁，关节镜下诊断左踝关节前方撞击。A.X线侧位片示胫骨远端前缘骨质增生（箭）。B.矢状位CT示胫骨远端前缘唇样骨赘影（箭）。C.矢状位FS PDWI示胫骨远端前缘骨赘影伴局部骨髓水肿，周围滑膜增厚（箭）

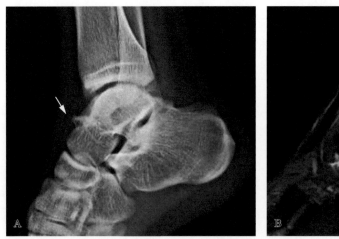
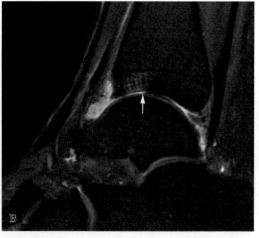

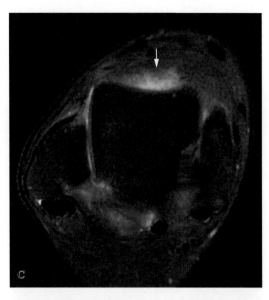

图5-3-3　踝关节前方撞击（2）

患者，男性，18岁，关节镜下诊断右踝关节前方撞击。A.X线侧位片示距骨上缘骨赘形成（箭），胫骨远端前缘骨质增生。B.矢状位FS PDWI示距骨上缘、胫骨远端前缘骨赘影，前方滑膜增厚，胫骨远端软骨损伤伴软骨下骨髓水肿（箭）。C.轴位FS T$_2$WI示踝关节前方滑膜增厚（箭）

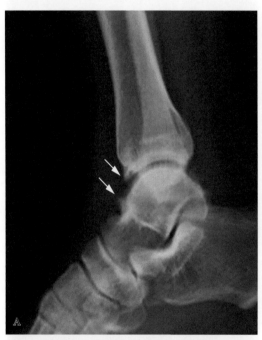

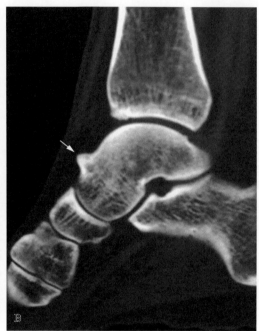

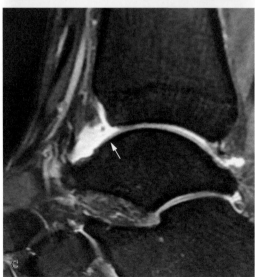

图5-3-4　踝关节前方撞击（3）

患者，男性，31岁，关节镜下诊断左踝关节前方撞击。A、B.X线侧位片和矢状位CT示距骨上缘骨赘形成、胫骨远端前缘骨质增生（箭）。C.矢状位FS PDWI示踝关节前方滑膜增厚、关节积液（箭）

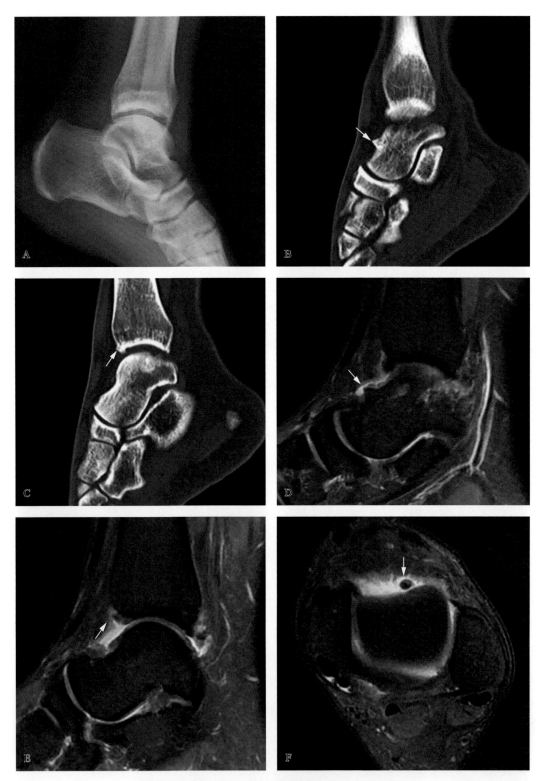

图5-3-5　踝关节前方撞击（4）

　　患者，男性，28岁，关节镜下诊断左踝关节前方撞击。A.X线侧位片示距骨上缘、胫骨远端前缘骨赘影显示不清（箭）。B～E.矢状位CT和FS PDWI示距骨上缘、胫骨远端前缘骨赘影（箭），伴前方滑膜增厚（箭）。F.轴位FS T$_2$WI示踝关节前方滑膜增厚、关节游离体（箭）

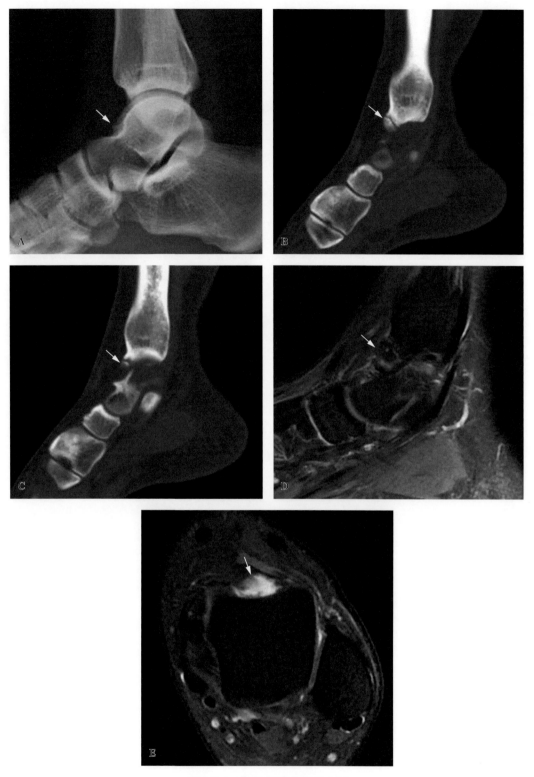

图5-3-6 踝关节前方撞击（5）

　　患者，男性，26岁，关节镜下诊断左踝关节前方撞击。A.X线侧位片示距骨上缘小骨赘影（箭），胫骨远端未见明显异常。B～D.矢状位CT和FS PDWI示胫骨远端前缘游离骨块（箭），距骨上缘骨赘影，周围滑膜增厚。E.轴位FS T$_2$WI示踝关节前方滑膜增厚、信号增高（箭）

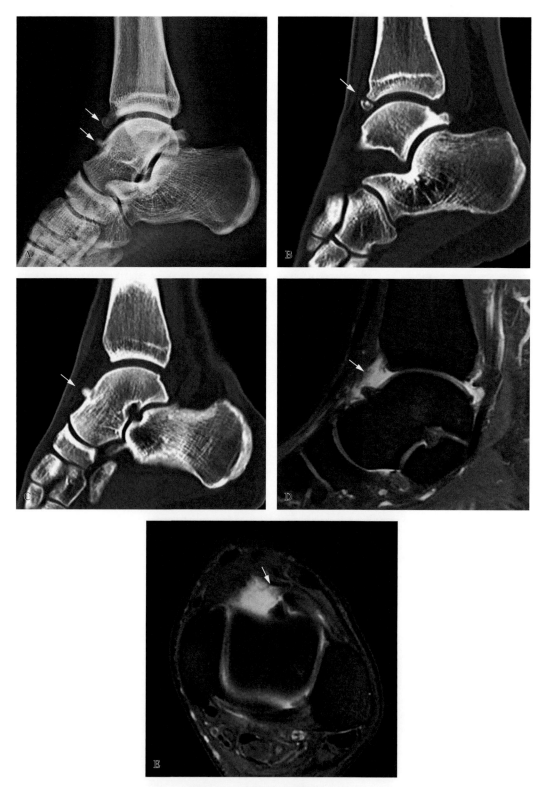

图5-3-7　踝关节前方撞击（6）

　　患者，男性，19岁，关节镜下诊断左踝关节前方撞击。A.X线侧位片距骨上缘、胫骨远端前缘骨赘影（箭）。B～D.矢状位CT和FS PDWI示胫骨远端前缘骨赘游离（箭），距骨上缘骨赘影（箭），周围滑膜增厚。E.轴位FS T$_2$WI示踝关节前方滑膜增厚、信号增高及低信号游离体（箭）

【治疗】

　　踝关节前方撞击首选保守治疗，但往往这些措施无法缓解症状。关节镜下彻底清除增厚的滑膜和软组织、联合使用小骨刀和电动刨刀切除骨赘可获得良好的远期效果。

第四节　踝关节前内撞击

踝关节前内撞击（ankle anteromedial impingement）发病率较低，且很少单独出现，常与踝关节前外侧撞击、踝关节前方撞击同时存在。

踝关节前内侧间隙由骨质和软组织结构围成，外侧壁为距骨，内侧壁为内踝，下壁为三角韧带中的浅层胫距前韧带，后壁为胫距后韧带，前内侧壁为关节囊结构（图5-4-1）。

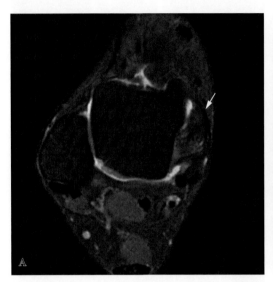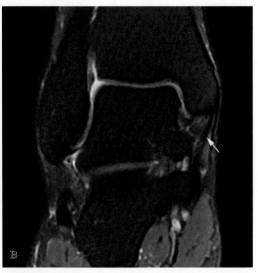

图5-4-1　踝关节正常前内侧结构
A、B.轴位FS T$_2$WI和冠状位FS PDWI示踝关节前内侧骨质及软组织未见异常（箭）

【病因及发病机制】

踝关节急性或反复的内翻性、旋转性损伤可导致前内侧间隙软组织病变。有文献指出，外翻性损伤偶尔可导致前内侧软组织受到牵连，此病因较为少见。踝关节内翻伤后位于内踝和距骨内侧缘的胫距韧带和关节囊受到挤压，损伤后增厚、肉芽组织及纤维组织形成，反复的纤维化可导致纤维半月板样病灶形成，常伴有局部滑膜增厚、滑膜炎。此外，内侧三角韧带断裂后韧带断端可嵌入内侧关节间隙，造成撞击。

有些学者认为，软组织撞击是踝关节前内撞击的单独因素，但是，越来越多的研究发现，骨质异常也是踝关节前内撞击的重要病因。骨性撞击多由各种创伤所造成，如踝关节内翻损伤造成距骨内侧缘和内踝的骨软骨"对吻性"骨折，踝关节扭伤后距骨内侧缘发生剥脱性骨软骨炎、骨软骨块游离，引起局部撞击，陈旧性外踝不稳造成踝关节内侧反复撞击，关节内游离体形成等。

【临床表现】

踝关节前内撞击典型的表现为踝关节前内侧疼痛、肿胀，背屈及内翻时活动受限、疼痛加重，可伴关节弹响。临床触诊前内侧关节处疼痛时，要考虑到本病的可能。前内侧撞击需与副舟骨损伤相鉴别，副舟骨损伤也可导致踝关节前内侧慢性疼痛，影像学上可予以区分。

【影像学表现】

1. X线表现　常规X片诊断价值有限，内踝和距骨内侧缘的骨赘、微小骨折及游离体可在正位X线片上观察（图5-4-2～图5-4-5），但可能由于重叠显示不清，而这些异常通常可在斜位X线片上显影，摄片时须X线管与肢体长轴成45°，患者足外旋30°。

2. CT表现　CT对于细微的骨质改变（如骨赘、关节游离体等）较X线敏感，对距骨骨软骨病变的显示也更为清晰（图5-4-2，图5-4-4，图5-4-5）。然而，大部分踝关节前内撞击继发于软组织损伤，而CT对软组织的分辨力较差，从而限制了其在前内撞击诊断中的应用。

3. MRI表现　MR因其良好的软组织分辨力，可有效地评估踝关节前内侧的韧带和关节囊的损伤情况。

有文献报道，MR对三角韧带复合体浅层韧带的检测敏感性和特异性分别为83%和94%，对深层韧带的检测敏感性和特异性分别为96%和98%。韧带损伤后正常的纤维结构消失、内部模糊、信号增高，胫距韧带损伤在冠状位观察最佳，矢状位也可看到，宜采用脂肪抑制T$_2$或PD序列观察。此外，韧带损伤也可引起神经节囊肿而产生撞击症状。滑膜炎在脂肪抑制T$_2$或STIR序列呈高信号影，纤维化组织在所有序列上呈低信号影。MR还可显示一些骨性撞击征象，包括内踝和距骨内侧缘骨髓水肿、判断骨赘的来源及大小、骨赘是否存在微骨折等（图5-4-2～图5-4-5）。

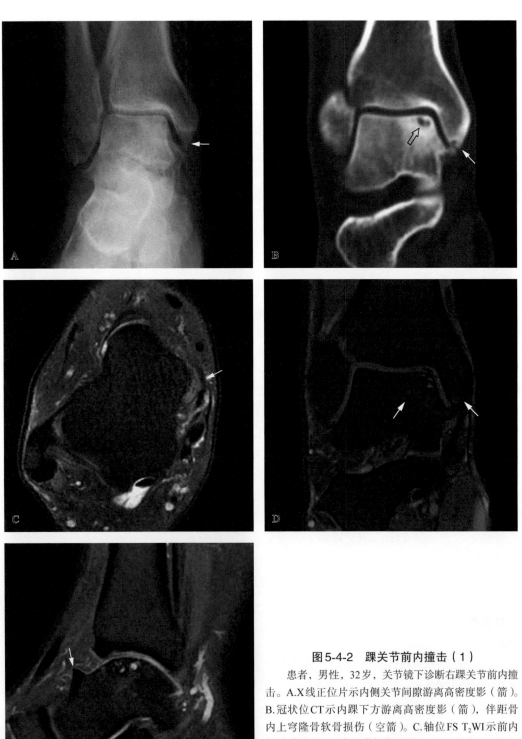

图5-4-2　踝关节前内撞击（1）

患者，男性，32岁，关节镜下诊断右踝关节前内撞击。A.X线正位片示内侧关节间隙游离高密度影（箭）。B.冠状位CT示内踝下方游离高密度影（箭），伴距骨内上穹隆骨软骨损伤（空箭）。C.轴位FS T$_2$WI示前内侧滑膜增厚，三角韧带损伤（箭）。D.冠状位FS PDWI示内踝下方游离体，内踝、距骨内侧缘骨髓水肿（箭）。E.矢状位FS PDWI示该病例伴距骨上缘骨赘影（箭），但无明显前踝撞击症状

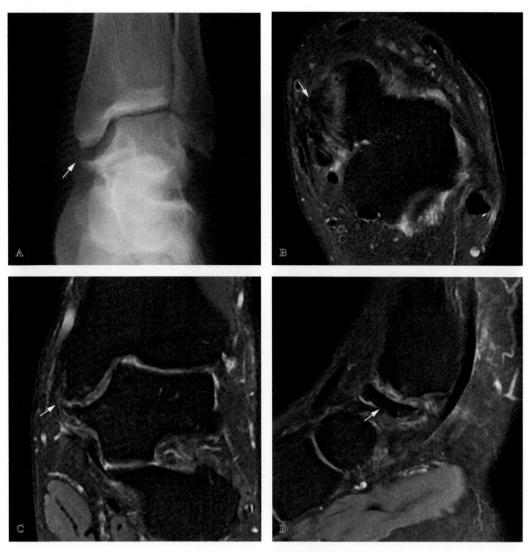

图5-4-3　踝关节前内撞击（2）

　　患者，男性，34岁，关节镜下诊断左踝关节前内撞击。A.X线正位片示内踝下缘、距骨内侧缘骨赘影（箭）。B.轴位FS T₂WI示前内侧滑膜增厚、信号增高，三角韧带边缘模糊（箭）。C.冠状位FS PDWI示内踝下缘、距骨内侧缘骨赘影伴局部骨髓水肿，滑膜增厚（箭）。D.矢状位FS PDWI示距骨骨赘伴局部滑膜炎（箭）

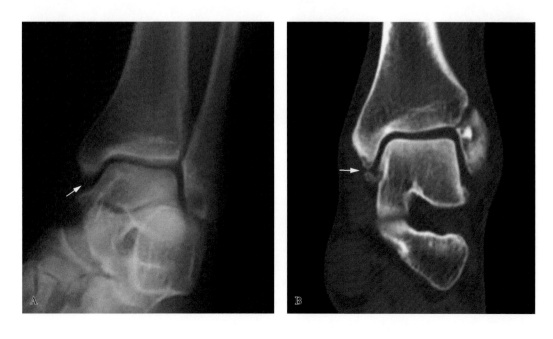

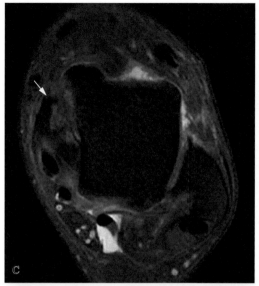

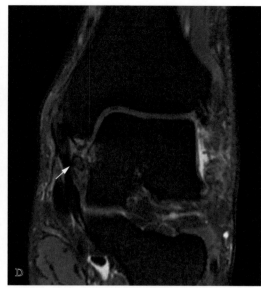

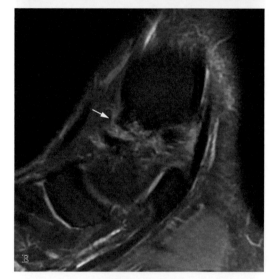

图5-4-4　踝关节前内撞击（3）

患者，男性，39岁，关节镜下诊断左踝关节前内撞击。A.X线正位片示内踝下方可疑游离体（箭）。B.冠状位CT示内踝下方游离体，邻近骨质小囊变（箭）。C.轴位FS T₂WI示前内侧滑膜增厚，三角韧带边缘模糊（箭）。D.冠状位FS PDWI示内踝下方游离体信号增高（箭），内踝、距骨内侧缘骨髓水肿。E.矢状位FS PDWI示内踝局部骨髓水肿伴周围滑膜炎（箭）

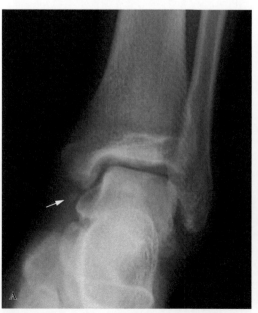

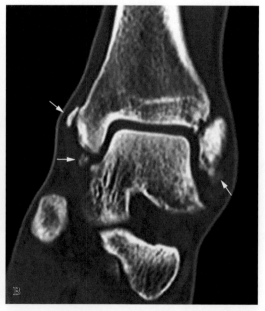

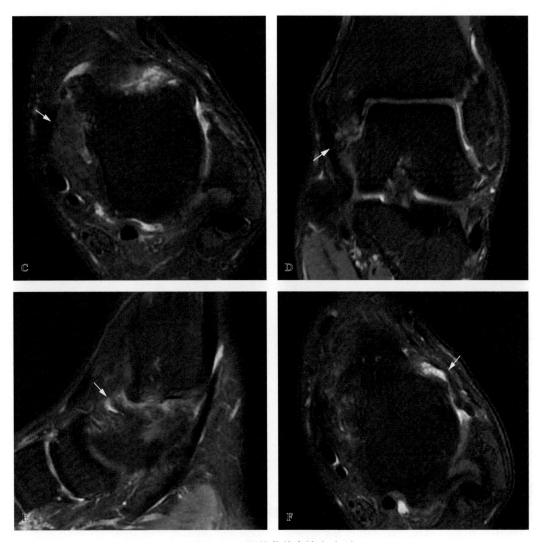

图5-4-5　踝关节前内撞击（4）

患者，男性，28岁，关节镜下诊断左踝关节前内撞击。A.X线正位片示内踝下方游离体（箭）。B.冠状位CT示内外踝多发游离体（箭）。C.轴位FS T₂WI示前内侧滑膜明显增厚，三角韧带损伤（箭）。D.冠状位FS PDWI示内踝下方游离体（箭），内踝、距骨内侧缘骨髓水肿。E.矢状位FS PDWI示前内侧滑膜炎（箭）；F.该病例合并前外撞击（箭）

4. MR关节造影　也可用来诊断踝关节前内撞击，既往研究通过向关节腔内注射造影剂，可检测到患者踝关节前内侧软组织的异常，包括滑膜炎、胫距前韧带损伤、关节囊增厚等，随后关节镜也证实了这些病变。然而，MR关节造影技术为有创检查，其在临床的应用受到限制。

【治疗】

踝关节前内撞击保守治疗的效果存在一定的争议，其失败率较高，因此，有些学者建议对于踝关节前内撞击患者应积极采取手术治疗。常见术式为关节镜下病灶清理术。

第五节　踝关节后方撞击

踝关节后方撞击（ankle posterior impingement）是指由急性创伤或踝关节过度使用、慢性损伤所致的后方骨性结构及软组织受压、撞击而产生的疼痛综合征，是后踝疼痛的常见原因之一。既往被称为三角骨综合征、距骨挤压综合征、踝关节后方功能障碍。本病常见于职业运动员，以足球运动员和芭蕾舞演员多见。

踝关节后方骨结构包括胫骨后缘、距骨后突和跟骨后上结节。距骨后部有2个骨性突起，即后内侧突和后外侧突，后外侧突通常较大，如果在发育过程中，后外侧突的次级骨化中心没有与距骨融合，则形成分离的距后三角骨，距后三角骨与距骨后部之间以纤维软骨结构相连。姆长屈肌腱自距骨后内侧突和后外侧突之间的纤维–骨性通道穿过（图5-5-1）。踝关节后方韧带包括距腓后韧带、踝间韧带、胫腓后韧带。踝间韧带存在于60%～80%的正常人群中，位于距腓后韧带近端，斜行于内踝和外踝的后表面。

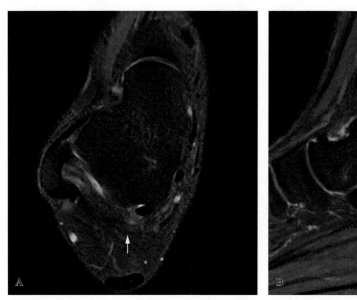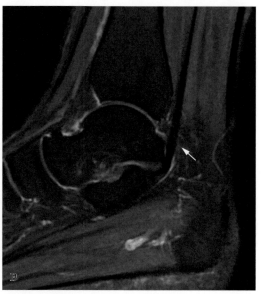

图5-5-1　踝关节正常后方结构
A、B.轴位FS T₂WI和矢状位FS PDWI示踝关节后方骨质及软组织未见异常（箭）

【病因及发病机制】

踝关节后方撞击综合征发病因素包括骨性撞击和软组织撞击，以前者多见。骨性撞击最常见的病因为距后三角骨损伤，距后三角骨是此部位常见的解剖变异，正常人群出现率为14%～25%，且其中大部分无明显临床症状。踝关节外伤、慢性劳损后，由于关节跖屈时距后三角骨会受到上方胫骨和下方跟骨的反复挤压，而出现反应性骨质增生、水肿、骨内囊变，如果外力较大将会发生骨折或纤维软骨断裂。此外，距骨后突过长和增生、骨折，关节游离体形成也会导致踝关节后方撞击。

软组织撞击的病因包括姆长屈肌腱腱鞘炎，距腓后韧带、踝间韧带、胫腓后韧带损伤，滑膜炎，软骨损伤等。姆长屈肌腱位于距骨后内侧突和后外侧突之间，可与骨性结构发生摩擦撞击从而产生症状。后间骨性撞击还可引起局部滑膜充血水肿，从而进一步加重症状。

【临床表现】

踝关节后方撞击综合征表现为踝关节后方的慢性疼痛，可伴局部软组织肿胀，跖屈活动时疼痛加重，有些患者过度背屈时也可产生疼痛，因为过度背屈后可导致后方关节囊和距腓后韧带受到牵拉，两者均附着于距骨后突。后方撞击需与踝关节后方骨关节病相鉴别，骨关节病也可表现为踝关节后方疼痛、肿胀及活动受限，以老年人多见，影像学上可见关节骨质硬化、关节间隙狭窄等，另外也要注意与其他引起踝后部疼痛的疾病相鉴别，如跟腱病变、跟骨后滑囊炎等。

临床体格检查可发现距骨后方压痛，可在腓骨肌腱和跟腱之间触及。临床常用被动跖屈试验及诊断性封闭来确诊。被动跖屈试验时踝关节屈曲90°，反复快速跖屈踝关节并轻度内旋和外旋，如出现踝关节后方疼痛，则试验为阳性。封闭时从后外侧进针，将利多卡因注入距骨后缘关节囊内，如跖屈时疼痛消失，可诊断为后方撞击。

【影像学表现】

踝关节后方撞击综合征是一组疾病的总称，包括距后三角骨损伤、距骨后突过长或骨折、游离体、姆长屈肌腱腱鞘炎、韧带损伤、滑膜增生、软骨损伤等。

1. X线表现　骨性撞击可首先在X线平片观察，踝关节X线正位片常无阳性发现，侧位片可发现距骨后方三角形或椭圆形的三角骨，观察其形态是否规则及距骨后突是否过长等，以负重侧位片观察最佳（图5-5-2～图5-5-6）。对于疑似病例，过度跖屈位X线检查可以显示三角骨对胫骨的撞击，再者此体位下患者踝关节后方出现疼痛可提示后撞击。

2. CT表现　CT可用来进一步观察骨质结构，可帮助确定损伤程度并准确定位损伤部位，以及发现关节后方的游离骨片和钙化灶（图5-5-2～图5-5-9）。CT能清晰地显示三角骨与距骨相连接界面的异常变化，如骨软骨硬化、骨囊性变及连接间隙变宽。

3. MRI表现　MR检查对于骨性撞击和软组织撞击的显示具有其他检查方法无法比拟的优势。距后三角骨损伤后呈T_1低信号、T_2高信号，结构模糊、变形，周围软组织水肿，距后三角骨与距骨之间的低信号纤维连接中断，出现液性高信号影，相对连接面的骨质发生囊变，胫骨后下和跟骨上缘可见骨髓水肿。有文献报道，84%的踝关节后方撞击患者会出现骨髓水肿，于踝关节矢状位和轴位观察最佳。距骨后突过长伴骨折时呈T_2高信号，邻近软组织水肿。关节游离体一般呈低信号影。踇长屈肌腱腱鞘炎可在2/3的后方撞击患者中出现，MR可见腱鞘内的液性高信号，肌腱本身可正常或信号增高。韧带损伤后信号增高，边缘模糊，距腓后韧带较为坚韧，临床上单独损伤者少见。炎性或创伤后软组织异常在矢状位观察最为清晰，滑膜炎常出现于距后三角骨的上方和后方，在有症状的患者中出现率高达100%（图5-5-2～图5-5-12）。

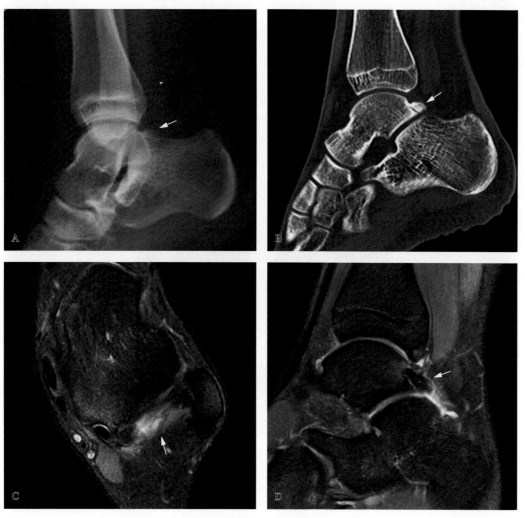

图5-5-2　踝关节后方撞击（1）

患者，男性，14岁，关节镜下诊断左踝关节后方撞击。A.X线侧位片示距后三角骨（箭）。B.矢状位CT示距后三角骨，局部骨质轻度增生硬化（箭）。C、D.轴位FS T_2WI和矢状位FS PDWI示距后三角骨与距骨间线样高信号影，邻近距骨骨髓水肿，周围滑膜增厚（箭）

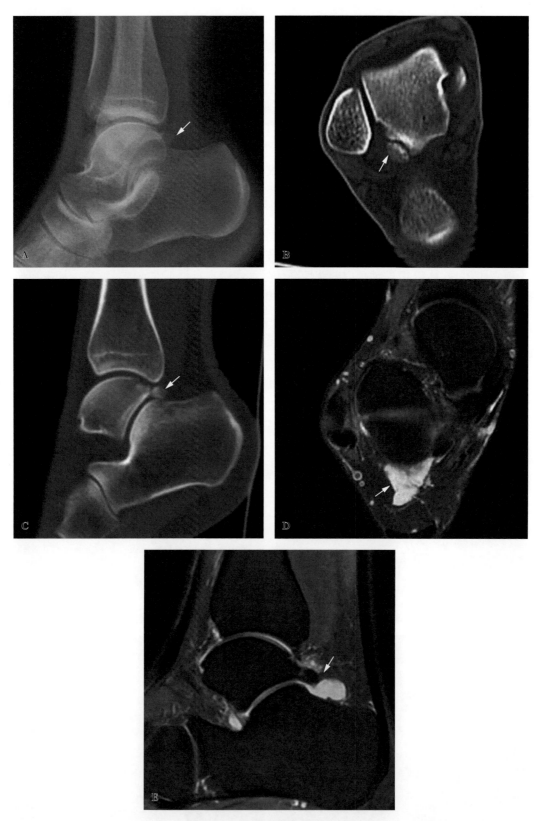

图5-5-3　踝关节后方撞击（2）

患者，女性，32岁，关节镜下诊断右踝关节后方撞击。A～C.X线侧位片、轴位和矢状位CT示距后三角骨，局部骨质硬化（箭）。D、E.轴位FS T$_2$WI和矢状位FS PDWI示距后三角骨少许骨髓水肿，周围滑膜增厚、积液（箭）

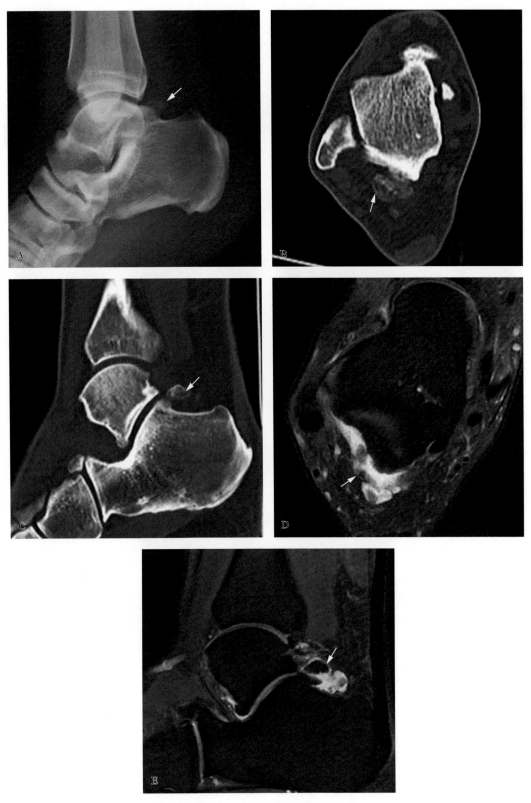

图5-5-4　踝关节后方撞击（3）

患者，男性，34岁，关节镜下诊断右踝关节后方撞击。A～C.X线侧位片、轴位和矢状位CT示距后三角骨与邻近距骨分离（箭）。D、E.轴位FS T₂WI和矢状位FS PDWI示距后三角骨周围滑膜增厚、积液（箭）

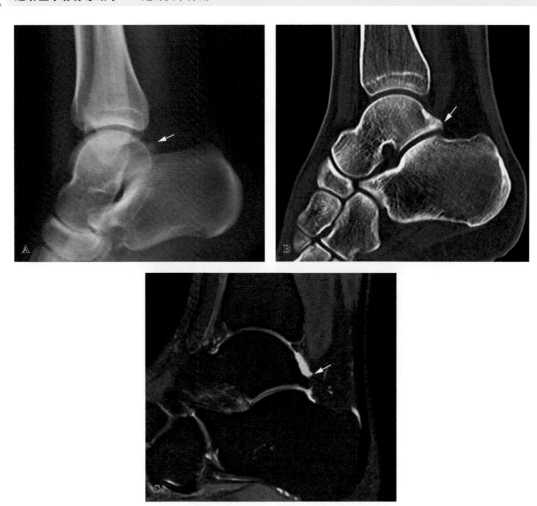

图5-5-5 踝关节后方撞击（4）

患者，男性，32岁，关节镜下诊断右踝关节后方撞击。A、B.X线侧位片和矢状位CT示距骨后突延长（箭），局部轻度骨质硬化。C.矢状位FS PDWI示距骨后突周围关节积液（箭）

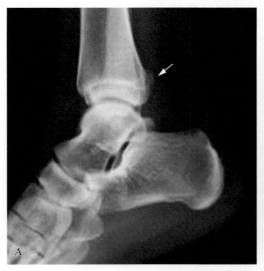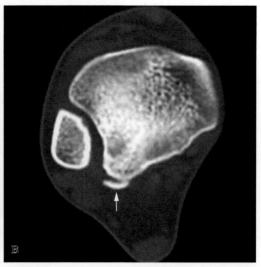

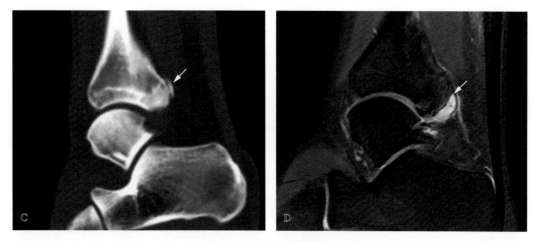

图5-5-6　踝关节后方撞击（5）

患者，男性，16岁，关节镜下诊断右踝关节后方撞击。A～C.X线侧位片、轴位和矢状位CT示后踝撕脱性骨折（箭）。D.矢状位FS PDWI示后踝骨质不整、骨髓水肿，周围滑膜增厚、积液（箭）

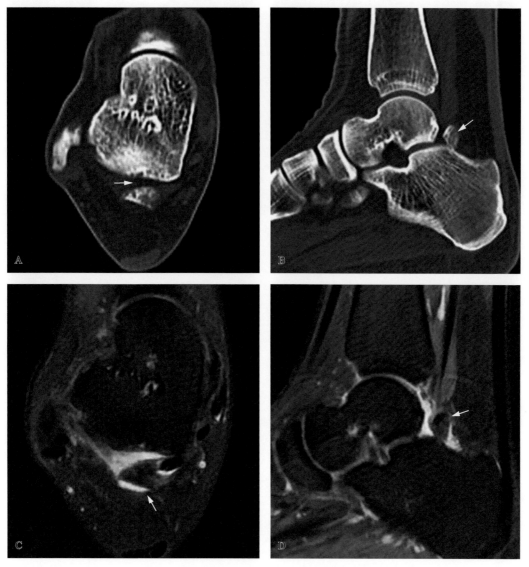

图5-5-7　踝关节后方撞击（6）

患者，女性，35岁，关节镜下诊断右踝关节后方撞击。A、B.轴位和矢状位CT示距后三角骨与邻近距骨分离，邻近骨质多发小囊变影（箭）。C、D.轴位FS T₂WI和矢状位FS PDWI示距后三角骨骨髓水肿，周围滑膜增厚、积液（箭）

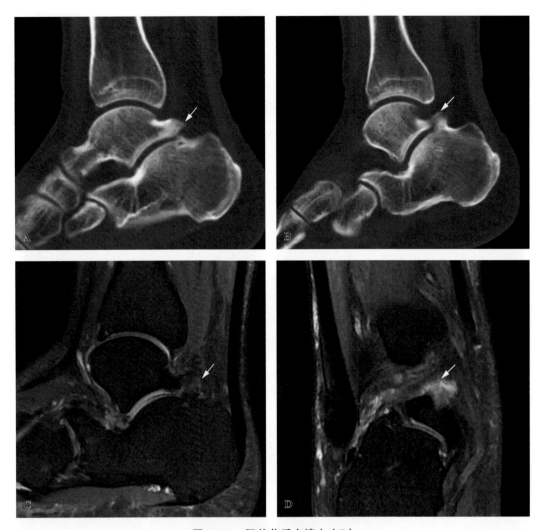

图5-5-8 踝关节后方撞击（7）

患者，男性，47岁，关节镜下诊断右踝关节后方撞击。A、B.矢状位CT示距下关节骨质增生退变明显（箭），跟骨形态不规整。C、D.矢状位和冠状位FS PDWI示距骨后方滑膜增生（箭）

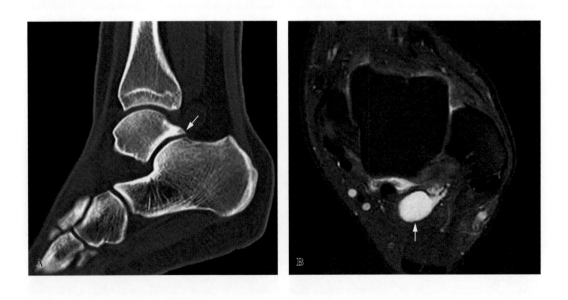

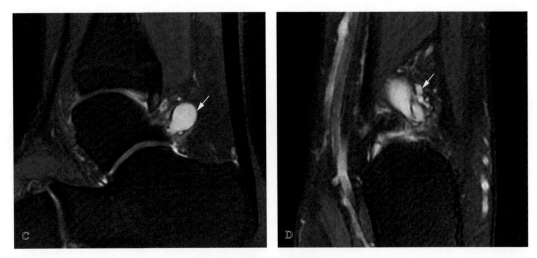

图5-5-9 踝关节后方撞击（8）

患者，男性，14岁，关节镜下诊断左踝关节后方撞击。A.矢状位CT示距骨后突延长（箭）。B～D.轴位FS T₂WI、矢状位和冠状位
FS PDWI示距骨后方囊肿形成（箭），周围滑膜增厚

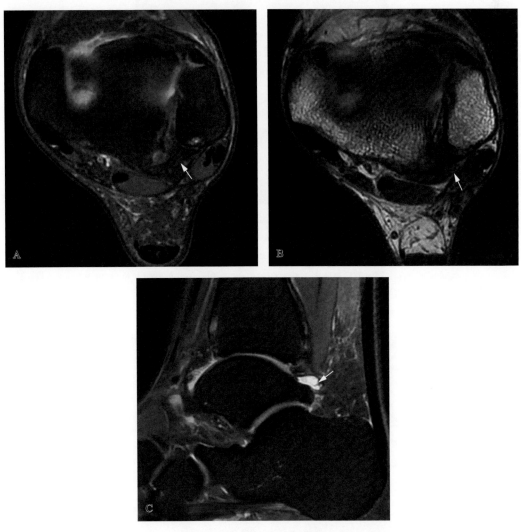

图5-5-10 踝关节后方撞击（9）

患者，男性，29岁，关节镜下诊断左踝关节后方撞击。A、B.轴位FS T₂WI和T₂WI示胫腓后韧带断裂，局部软组织紊乱（箭）。C.矢
状位FS PDWI示距骨后突过长，周围滑膜增厚（箭）

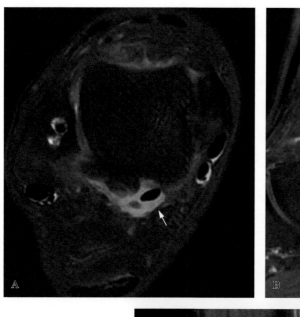
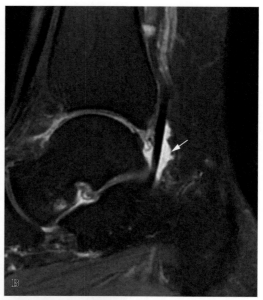
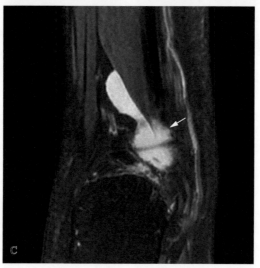

图5-5-11　踝关节后方撞击（10）

　　患者，男性，40岁，关节镜下诊断右踝关节后方撞击。A ～ C.轴位FS T₂WI、矢状位和冠状位FS PDWI示姆长屈肌腱腱鞘积液、周围滑膜增厚（箭），导致踝关节后方软组织撞击

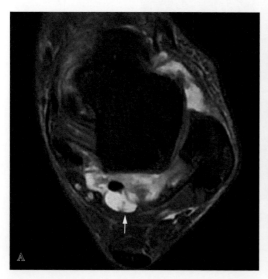
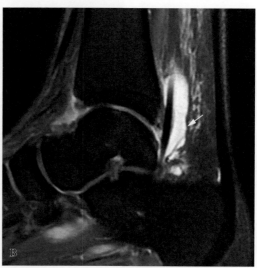

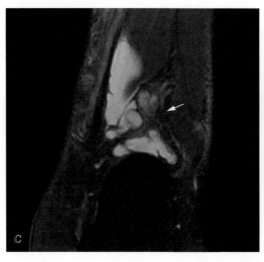
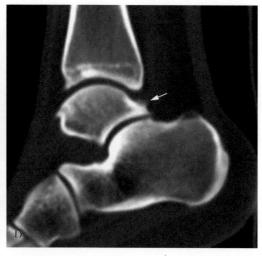

图5-5-12　踝关节后方撞击（11）

患者，女性，22岁，关节镜下诊断左踝关节后方撞击。A～C.轴位FS T$_2$WI、矢状位和冠状位FS PDWI示踇长屈肌腱腱鞘积液、周围滑膜明显增厚（箭），导致踝关节后方软组织撞击。D.矢状位CT示距骨后缘骨质增生硬化（箭）

【治疗】

踝关节后方撞击首选保守治疗，60%以上的患者通过保守治疗可取得良好的效果，对于严重的或者伴有急性后外侧突骨折的患者应支具固定4～6周，然后缓慢恢复到正常活动。保守治疗失败后采取手术治疗，如关节镜下切除产生撞击的距后三角骨、增大的距骨后突及增生的软组织、松解踇长屈肌腱等，从而减轻踝后部区域的压力。

第六节　踝关节后内撞击

踝关节后内撞击（ankle posteromedial impingement）临床和影像学上非常少见，是踝关节撞击综合征最少见的类型。

踝关节后内侧间隙由骨质和软组织结构围成，前壁为内踝和胫距后韧带，后壁为关节囊结构，内侧壁为距骨。后内侧间隙深而狭长，位于趾长屈肌腱和胫后肌腱深方（图5-6-1）。

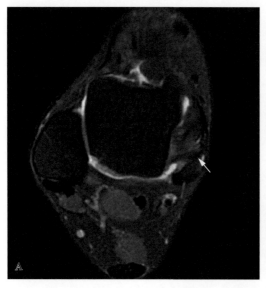
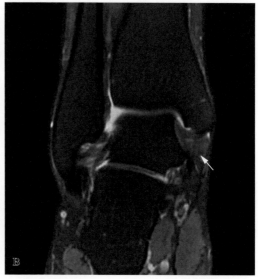

图5-6-1　踝关节正常后内侧结构

A、B.轴位FS T$_2$WI和冠状位FS PDWI示踝关节后内侧骨质及软组织未见异常（箭）

【病因及发病机制】

踝关节急性或反复严重的跖屈、内翻、旋后性损伤可导致后内侧间隙的三角韧带深层纤维（胫距后韧带）和关节囊损伤、增厚、纤维化，从而引起踝关节后内撞击综合征，趾长屈肌腱和胫后肌腱可被增厚的纤维组织包绕。此外，创伤后后内侧间隙骨化或韧带损伤后发生钙化也会导致踝关节后内撞击。还有一些病例由于距骨后内侧缘、胫距后韧带附着处发生撕脱性骨折，刺激局部组织增殖、愈合反应而引起撞击症状。

【临床表现】

踝关节后内撞击综合征主要引起踝关节后内侧疼痛、活动受限，跖屈及内翻活动后疼痛加重。临床体格检查可触及踝关节后内侧与内踝之间的压痛及软组织肿胀。需注意与胫后肌腱功能障碍相鉴别，后者有后足内侧疼痛病史，压痛位于胫骨肌腱走行处，提踵试验阳性。

【影像学表现】

影像学表现同踝关节前内撞击综合征相似，X线平片诊断价值有限，偶尔可发现内踝和距骨体的骨赘影、关节游离体等。CT对骨质异常的显示较X线敏感（图5-6-2）。

MR诊断踝关节后内撞击最佳，可清晰地观察到韧带损伤、滑膜炎及纤维组织。滑膜炎和纤维化可向周围延伸，包绕趾长屈肌腱和胫后肌腱，肌腱本身通常正常，呈均匀的低信号影（图5-6-2～图5-6-4）。

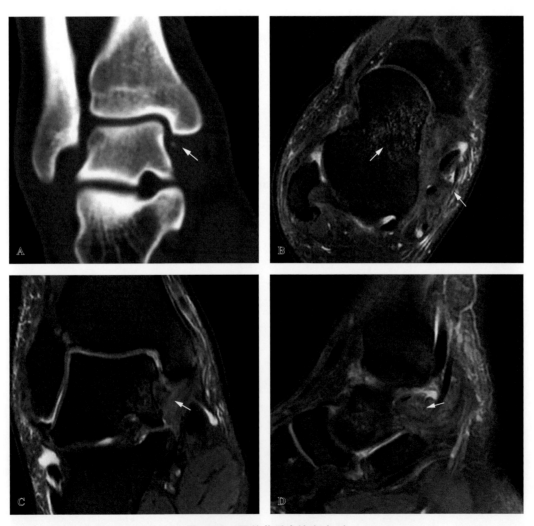

图5-6-2 踝关节后内撞击（1）

患者，男性，18岁，关节镜下诊断右踝关节后内撞击。A.冠状位CT示内踝下方斑点状高密度影（箭）。B.轴位FS T_2WI示后内侧滑膜明显增厚，包绕趾长屈肌腱和胫后肌腱（箭），三角韧带模糊不清，邻近距骨骨髓水肿（箭）。C、D.冠状位和矢状位FS PDWI示后内侧滑膜炎、三角韧带损伤（箭），邻近距骨骨髓水肿

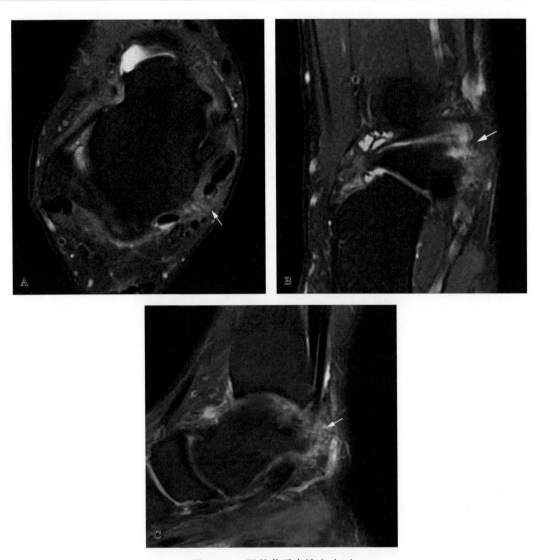

图5-6-3 踝关节后内撞击（2）

患者，男性，31岁，关节镜下诊断右踝关节后内撞击。A～C.轴位FS T₂WI、冠状位和矢状位FS PDWI示后内侧滑膜增厚、信号增高，部分包绕趾长屈肌腱和胫后肌腱（箭）

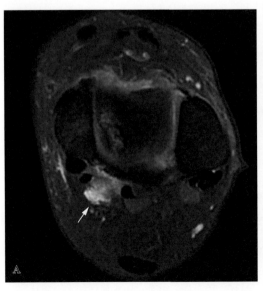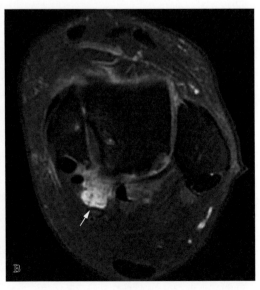

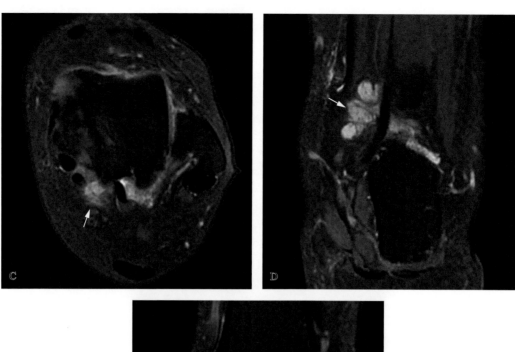

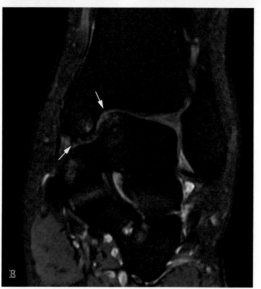

图5-6-4　踝关节后内撞击（3）

　　患者，女性，27岁，关节镜下诊断左踝关节后内撞击。A～C.轴位FS T₂WI示后内侧滑膜明显增厚、信号增高（箭）。D.冠状位FS PDWI示后内侧滑膜增厚呈分叶状（箭）。E.该病例合并踝关节前内撞击和距骨骨软骨损伤（箭）

【治疗】

　　踝关节后内撞击同其他撞击综合征治疗方法相似，首选保守治疗，保守治疗失败后积极采取关节镜下病灶清理术。

（高丽香　郎　宁）

参 考 文 献

［1］高元桂，张爱莲，程流泉，2013. 肌肉骨骼磁共振成像诊断［M］. 北京：人民军医出版社.

［2］Albtoush OM, Taib AA, Reinert CP, et al, 2018. Posterior impingement syndrome of the ankle joint［J］. Rofo, 190（4）：314-317.

［3］Al-Riyami AM, Tan HK, Peh WCG, 2017. Imaging of ankle impingement syndromes［J］. Can Assoc Radiol J, 68（4）：431-437.

［4］Andrew Sonin, et al, 2018. 创伤性骨肌诊断影像学［M］. 赵斌，等，译. 山东：山东科学技术出版社.

［5］De Maeseneer M, Wuertzer S, de Mey J, et al, 2017. The imaging findings of impingement syndromes of the lower limb［J］.

Clin Radiol，72（12）：1014-1024.

［6］Dimmick S，Linklater J，2013. Ankle impingement syndromes［J］. Radiol Clin North Am，51（3）：479-510.

［7］Hess GW，2011. Ankle impingement syndromes：A review of etiology and related implications［J］. Foot Ankle Spec，4（5）：290-297.

［8］Hopper MA，Robinson P，2008. Ankle impingement syndromes［J］. Radiol Clin North Am，46（6）：957-971.

［9］Lavery KP，McHale KJ，Rossy WH，et al，2016. Ankle impingement［J］. J Orthop Surg Res，9；11（1）：97.

［10］Lee JC，Calder JD，Healy JC，2008. Posterior impingement syndromes of the ankle［J］. Semin Musculoskelet Radiol，12（2）：154-169.

［11］LiMarzi GM，Khan O，Shah Y，et al，2018. Imaging manifestations of ankle impingement syndromes［J］. Radiol Clin North Am，56（6）：893-916.

［12］Linklater J，2009. MR imaging of ankle impingement lesions［J］. Magn Reson Imaging Clin N Am，17（4）：775-800.

［13］Martins N，Seixas MI，Couto M，et al，2018. Posterior ankle impingement syndrome［J］. Reumatol Clin，14（4）：244-245.

［14］Milos RI，Fritz LB，Schueller-Weidekamm C，2017. Impingement syndrome of the ankle［J］. Radiologe，57（4）：309-326.

［15］Molinier F，Benoist J，Colin F，et al，2017. Does antero-lateral ankle impingement exist?［J］. Orthop Traumatol Surg Res，103（8S）：249-252.

［16］Molloy S，Solan MC，Bendall SP，2003. Synovial impingement in the ankle：A new physical sign［J］. J Bone Joint Surg Br，85（3）：330-333.

［17］Russo A，Zappia M，Reginelli A，et al，2013. Ankle impingement：A review of multimodality imaging approach［J］. Musculoskelet Surg，97（2）：161-168.

［18］Sellon E，Robinson P，2017. MR imaging of impingement and entrapment syndromes of the foot and ankle［J］. Magn Reson Imaging Clin N Am，25（1）：145-158.

［19］Spiga S，Vinci V，Tack S，et al，2013. Diagnostic imaging of ankle impingement syndromes in athletes［J］. Musculoskelet Surg，97（2）：145-153.

［20］Wong GNL，Tan TJ，2016. MR imaging as a problem-solving tool in posterior ankle pain：A review［J］. Eur J Radiol，85（12）：2238-2256.

［21］Zbojniewicz AM，2019. Impingement syndromes of the ankle and hindfoot［J］. Pediatr Radiol，49（12）：1691-1701.

第六章

足踝软骨损伤

第一节　概　　述

足踝关节软骨，包括距下关节、中足及前足关节软骨，该部分软骨多附着于骨端，较薄。仅跖板位于足跖趾关节底，为梯形状纤维软骨板，参与跖趾关节的构成。

足踝部单独的软骨损伤通常在平片上无法发觉。如果同时伴有软骨板及软骨下骨松质的骨折，骨折线可以在平片上显示出来。随着疾病的慢性化，局部软骨损伤可以出现中央骨赘形成、软骨下囊性变或硬化，也有可能出现关节边缘骨赘形成。CT对于非移位骨折、软骨下囊性变、硬化及中央骨赘形成的显示更为敏感。然而，CT不能够用于直接评估关节软骨，也不会显示软骨下骨髓水肿。高分辨率的MRI可以较清晰地显示足踝软骨（图6-1-1），用于直接评估关节软骨和骨髓水肿，这些征象有学者认为与软骨病变的活动相关。为了显示踝关节的软骨病变，高分辨率MRI可用于显示距下关节、中足及前足的软骨病变。

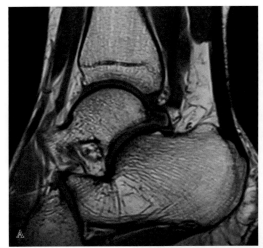
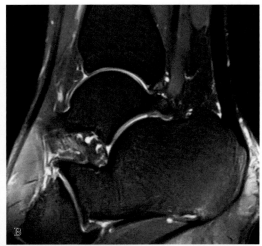
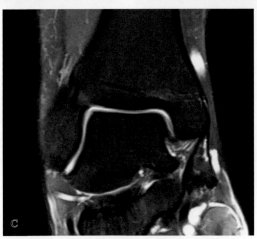

图6-1-1　正常的足踝关节软骨MRI

A.T₁加权冠状面；B、C.PD抑脂矢状面、冠状面。显示胫距骨关节、距下关节及中足关节软骨，呈连续线状，表面光滑，T₁加权和抑脂序列均为略高信号影

　　骨软骨损伤是由于单个急性创伤事件或重复的软骨下骨微创，导致部分或全部骨软骨碎片脱离，并伴有或不伴有骨坏死（图6-1-2）。骨软骨损伤一词比剥脱性骨软骨炎更受欢迎，因为它更好地描述了这些损伤的创伤性质。经软骨骨折是指仅累及关节软骨，没有相关的软骨下骨片的损伤。

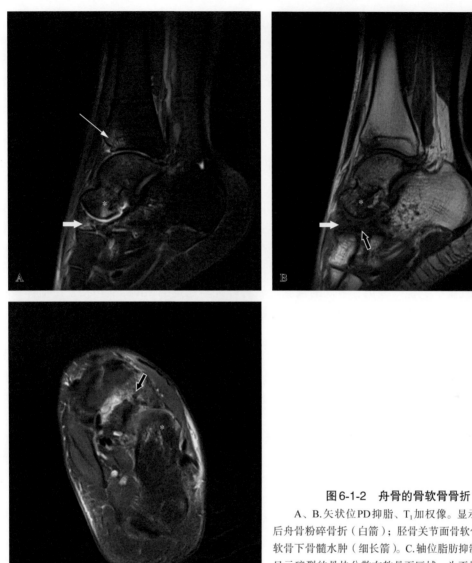

图6-1-2　舟骨的骨软骨骨折

　　A、B.矢状位PD抑脂、T_1加权像。显示内翻损伤后舟骨粉碎骨折（白箭）；胫骨关节面骨软骨损伤伴骨软骨下骨髓水肿（细长箭）。C.轴位脂肪抑制T_2加权像显示碎裂的骨块分散在软骨下区域，为不规则低信号（黑箭），距骨头有相关的骨髓挫伤（星号）

　　距骨穹隆最常受到影响，特别是在外侧角的中1/3和内角的后1/3，较少见的是，骨软骨损伤只发生在胫骨关节面，有一小部分患者中，可以检测到距骨和胫骨损伤。

　　足背屈内翻损伤导致距骨外侧骨软骨损伤，常伴有外侧副韧带撕裂。相反，踝关节内翻损伤与足底屈曲导致距骨后内侧穹隆损伤。外侧距骨软骨损伤通常继发于急性创伤事件，它们也往往很痛，形状像晶片一样，而且不稳定。距骨内侧损伤更多见，较少与急性创伤相关，它们多呈杯状，比外侧病变疼痛略轻，病变更稳定。

　　由Cheng和Ferkel提出并由Mintz等稍做修改的较新的分级系统则更加关注关节软骨的完整性。其分级如下：0级，正常软骨；1级，信号异常但软骨完整；2级，软骨裂隙但裂隙不延伸至骨；3级，存在皮瓣或骨外露；4级，碎片松散未移位；5级，碎片移位。有学者将该分类系统地分解为疾病阴性状态（0级和1级）和疾病阳性状态（2～5级），以关节镜为金标准，MRI的敏感性为95%，特异性为100%，阴性预测值为88%，阳性预测值为100%。

　　早期骨软骨损伤的主要治疗目标是血运重建、愈合和防止骨折脱落。当关节软骨被保留并且病变被认为是可存活和稳定时，推荐保守治疗。关节镜下清创和钻孔可促进愈合，被推荐用于不稳定的骨软骨碎片，在关节不协调及碎片存在骨坏死的情况下，推荐使用关节镜下自体骨软骨移植（马赛克成形术）和自体软骨细胞移植。最近，也有技术使用分离的骨软骨碎片作为自体软骨细胞植入的细胞来源，此技术可以避免从原本健康的膝盖上获取软骨。

　　磁共振成像是唯一可以提供有关骨软骨损伤的大小和位置及覆盖的关节软骨的状况、关节面的一致性、骨碎片的生存能力、骨软骨碎片与供体部位之间的稳定性或愈合程度，以及移位的骨软骨碎片的位置等信息的唯一技术。对骨软骨损伤的分级通常需要高分辨率的MR序列，该序列可以显示覆盖的软骨。在最近的一项研究中，3.0T MRI在显示身体距骨标本中金刚石钻头造成的关节软骨破坏和软骨下缺损方面明显优于1.0T MRI。

　　识别骨软骨病变的理想脉冲序列仍然存在争议，但最近基于膝关节成像的报道倾向于薄层3D毁损梯度回波（SPGR）技术，包括脂肪饱和度和具有脂肪饱和度的快速自旋回波。一些学者还建议使用关节内注射钆来改善覆盖软骨的可视化。

　　正常骨和骨软骨碎片之间的交界处的信号强度引起了人们的注意。T_2加权脉冲序列上界面的低信号表明愈合和稳定，而长度大于5 mm的高信号可能表明碎片和供体部位之间有液体存在，因此是不稳定的。一个潜在的风险是在愈合肉芽组织之间出现高信号。在这些情况下，关节内注射钆可能会有所帮助；在碎片和供体部位之间存在造影剂表明缺乏愈合和不稳定。相反，如未发现造影剂则表明覆盖的软骨完整，肉芽组织愈合，稳定性好。其他一些仍有争议的预测骨软骨碎片不稳定的MR标准包括：①流体敏感序列上位于碎片深处发现一个离散的囊状圆形均匀高信号区域，至少测量5 mm；②软骨缺损至少5 mm；③横跨软骨和软骨下板的线性T_2高信号。

　　在CT和MRI上，经常可以看到沿着骨软骨碎片和供体部位相对表面的囊肿形成。尽管该囊肿的存在已包括在最新的分期系统中，并被认为是一个预后不佳的迹象，但其临床意义尚不完全清楚。在最近的一项研究中，保守治疗的距骨骨软骨病变的随访MRI研究发现，持续存在或新发囊肿是病变严重程度和疾病进展为退行性骨关节炎的不可靠征象。

　　骨软骨碎片本身的信号强度也很有意义。所有脉冲序列上的低信号强度都表明坏死，而T_2加权图像上的高信号反映了可存活的骨髓。可以通过使用静脉注射钆的脂肪抑制T_1加权脉冲序列来进一步评估这一点。如果碎片的骨髓增强，则表示有活性组织，而缺乏增强则表示无活性组织。

第二节　距骨骨软骨损伤

　　距骨骨软骨损伤（osteochondral lesionsoftalus，OLT）是导致踝关节反复疼痛的重要原因之一，它指距骨关节面软骨或软骨连同部分软骨下骨的剥脱或骨折，多表现为局部关节软骨剥脱，并可累及深部的软骨下骨。在相关文献中，距骨剥脱性骨软骨炎、距骨骨软骨骨折、距骨骨软骨病、经软骨距骨骨折、距骨骨软骨缺损、距骨穹隆骨折和隐匿性骨软骨等均用来描述该类疾病。由于这些疾病在症状、体征及影像学表现上难以区分，且治疗原则、方法基本相同，因此目前统称为距骨骨软骨损伤。

　　骨软骨损伤最初被称为剥脱性骨软骨炎。1922年Kappis首先报道了发生于踝关节的剥脱性骨软骨炎。1959年，Berndt等首先报道了发生于距骨的剥脱性骨软骨炎。近来研究发现，炎症并不是导致该病的主要因素，创伤在病程演变中起着主要作用，因而，将其称为"距骨骨软骨损伤"。

　　距骨骨软骨损伤累及关节软骨和软骨下骨质，外伤是造成该病的主要原因，男性多于女性，比例约为7:3。25岁左右的年轻人多见，第二个发病年龄峰为40～60岁，儿童不常见。

　　对本病的准确评价有助于治疗方法的选择，但X线、CT往往不能有效地显示病变，MRI是对距骨骨软骨损伤进行诊断和分级的有效无创手段。

【病因】

距骨穹隆由滑车关节面覆盖，承受着全身的重量。距骨穹隆呈梯形，前部较后部宽约2.5mm，内、外侧关节面分别与内、外踝相关节，与距骨穹隆上关节面相延续。距骨没有肌肉和肌腱附着。表面约60%的区域由关节软骨覆盖。距骨头和距骨颈主要由足背动脉供血，距骨体主要由跗骨窦动脉和跗骨管动脉供血。跗骨窦动脉和跗骨管动脉汇合形成血管吻合悬吊于距骨下方，经跗骨窦进入距骨颈。

目前认为，大多数距骨骨软骨损伤是由创伤引起的。几乎所有发生于距骨外侧缘的距骨骨软骨损伤患者均有创伤史，发生于距骨内侧缘的距骨骨软骨损伤患者中的64%～82%有创伤史，少数距骨骨软骨损伤与创伤无关。目前有关其非创伤性病因的报道主要包括反复的微创伤、骨化异常、内分泌因素、血供异常、血栓和遗传缺陷等。

透明软骨、软骨下骨板和软骨下网状骨可看作一个解剖单位。如果此解剖单位遭受的剪切力大于关节软骨和软骨下骨质所能承受的剪切力，则将造成关节软骨和软骨下骨质损伤；如果此解剖单位遭受的剪切力小于关节软骨所能承受的剪切力，而大于软骨下骨质所能承受的剪切力，则将只造成软骨下骨质损伤。

距骨骨软骨损伤好发于距骨穹隆中部的内、外侧缘，发生于距骨内侧缘的距骨骨软骨损伤较外侧缘者常见，而且病变的大小及深度也较发生于外侧缘者更甚。内侧缘距骨骨软骨损伤是由内翻、跖屈和外旋力联合造成的，该力导致距骨穹隆的内侧缘与内踝关节面发生撞击。关节软骨的平均厚度与平均压力系数成反比，内踝的关节软骨硬度较距骨相对应解剖位置的关节软骨高18%～37%，距骨穹隆内侧缘承受的压力较高。内侧缘距骨骨软骨损伤通常位置较深，呈杯状，可能与所受剪切力方向更具垂直性有关。外侧缘距骨骨软骨损伤是由内翻和背屈力造成的，该力导致距骨穹隆的外侧缘与外踝关节面发生撞击。外侧缘距骨骨软骨损伤通常较内侧缘距骨骨软骨损伤位置表浅，且更扁平，可能与所受剪切力方向更具切线性有关。

力量过大可造成软骨损伤，或仅形成软骨下骨的骨折，也可以造成骨和软骨的压缩和撕脱。典型的病理表现是软骨碎片、软骨下骨板缺损、囊变、游离体和关节积液，碎骨片可稳定或不稳定。可伴或不伴骨坏死，软骨下骨折易并发骨无菌性坏死，而骨坏死的过程中又导致软骨下骨折，塌陷和关节内滑液压力增高，使液体进入骨折部位，阻止骨折愈合，扭力性撞击也可能为一诱因，10%～30%为双侧病变。

【临床表现】

急性踝关节损伤后往往很少立即做出距骨骨软骨损伤的诊断。典型的表现是在踝关节扭伤病史后，出现持续慢性踝关节疼痛。疼痛通常存在损伤的特殊部位，可以出现反复肿胀、无力、活动受限或走路弹响，经常反复出现踝关节扭伤的患者会出现踝关节不稳定，皮肤点触觉模糊。

距骨骨软骨损伤，在踝关节跖屈时距骨顶的前外侧存在压痛，提示距骨前外侧骨软骨损伤。而在踝关节背屈时距骨顶的前内侧存在压痛，提示距骨后内侧骨软骨损伤。测量踝关节活动度需与对侧对比，体检应除外神经与血管性疼痛。

【分类和分级】

对于小病灶距骨骨软骨损伤的显示，X线和CT均欠敏感，X线可能表现为阴性。出现骨坏死时，CT表现为骨密度的增高，坏死灶周围继发的血管充血，表现为低密度，但X线和CT不能评估软骨损伤和软骨下微小骨损伤。MRI检查的价值在于发现软骨损伤，同时发现软骨下微小骨折，显示软骨缺损和撕脱骨片。MRI对于距骨骨软骨损伤的定位、定性、损伤程度分级、治疗方案的确定均起重要作用，同时也是治疗后随访的重要手段。

距骨骨软骨损伤的分型方法有多种，分别基于X线、CT、MRI和关节镜的表现进行分型，从不同的方面反映了距骨骨软骨损伤的病理，并能指导治疗及判断预后。

1. X线平片　当怀疑此病时，X线平片是首选的影像学检查方法。虽然X线平片对发现骨软骨病变和评估其稳定性方面并不敏感，但是X线也可以显示距骨骨软骨损伤的部位、复位及程度。无临床症状的一侧踝关节X线平片也应被获得，作为对照以发现对侧病变，10%～25%的患者可以发现病灶。

（1）Berndt分级：1959年，由Berndt和Harty提出的距骨骨软骨病变平片分级系统是目前最被广泛认可的。

1级：小片状软骨下骨压缩。

2级：骨软骨碎片部分撕脱。

3级：骨软骨碎片完全撕脱，但无移位。

4级：骨软骨碎片完全撕脱，且移位。

（2）Loomer分型：1993年，Loomer和Coworkers提出了平片五分型法，增加了骨内囊肿型（图6-2-1）。

1型：软骨下压缩性骨折。

2型：骨软骨骨折局部分离性骨折。

3型：完全分离但无移位性骨折。

4型：骨软骨分离并移位性骨折。

5型：出现软骨下骨囊肿。

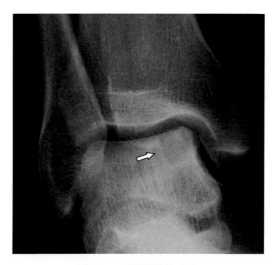

图6-2-1　距骨囊性病变

数字X线摄影（DR）踝关节正位，显示距骨内侧软骨下骨内类圆形低密度区囊变区，周围见高密度骨质硬化（白箭）

"FOG"分型：1995年Dore和Rosset进行了"FOG"分型。

F型：骨折型，单纯的骨软骨骨块，没有骨质坏死和囊肿改变。

O型：坏死型，骨质中有透亮线和微小的囊变。

G型：囊变型，在骨质中形成囊肿。

2. CT分型系统　CT不擅长于发现骨髓水肿，因此对早期阶段的骨软骨病变尤其是那些无移位或只明显累及关节软骨的病变并不十分敏感。虽然如此，多层CT通过发现软骨下囊肿、分离、碎裂和移位这些征象，对发现那些可能表现为骨软骨碎裂的不稳定性病变具有重要的价值。

Ferkel分型：1990年Ferkel和Sgalione提出了距骨骨软骨病变CT分型系统（图6-2-2）。

1型：距骨顶部囊性变，距骨顶部完整。

2型：软骨下囊变通入关节面。

3型：距骨关节面损伤合并无移位骨块。

4型：软骨下囊肿并无移位骨块。

5型：骨块有移位。

3. 关节镜的分级系统　关节镜可以清晰、直观地看到关节内软骨的变化，基于关节镜所见的分型方法对于指导治疗更有意义，随着踝关节镜技术的出现，外科医师曾经在一段时期使用这种分型的方法。

Cmfra分级：1995年，Cmfra等提出了应用于关节镜的分级系统。

A级：关节面光滑、完整，但硬度降低，稳定。

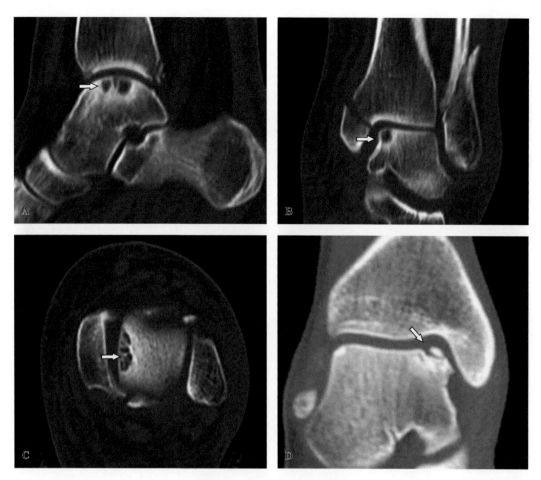

图6-2-2　Ferkel分型CT表现

A（矢状面）、B（冠状面）、C（横断面）为同一病例，显示关节面完整，关节面下多发低密度囊性变，周围骨质有高密度硬化。D. 分离骨块有移位（白箭）

B级：关节面粗糙，稳定。

C级：原纤维形成或关节面有裂隙，稳定。

D级：软骨片悬垂或软骨下骨质暴露，不稳定。

E级：松弛、无移位的骨碎片，不稳定。

F级：有移位的骨碎片，不稳定。

4. MRI的分型系统　MRI分型也多由X线分型发展而来，MRI有较好的组织分辨能力，对于诊断关节软骨、软骨下骨及软组织损伤有巨大优势，因此，目前MRI分型应用更广泛。

在Berndt分期系统的基础上，许多研究者提出了应用于MRI的分型系统。1989年Anderson和他的同事们修正了由Berndt和Harty提出的原始分级系统，根据MRI关节软骨和软骨下骨的表现，增加了一个2a期，包括骨软骨病变的软骨下囊肿的形成阶段。

（1）Anderson分期

1期：损伤累及软骨下骨，可见骨小梁压缩和骨髓水肿，但关节软骨完整（图6-2-3～图6-2-5）。

2期：骨软骨块不完全分离（图6-2-6）；软骨下囊变（2a期，图6-2-7）；关节软骨与软骨下骨部分分离（2b期，图6-2-8）。

3期：骨软骨块分离，无脱落或无移位的软骨片和（或）骨片周圈有液体（图6-2-9，图6-2-10）。

4期：软骨碎片和（或）骨片剥离移位，进入关节隐窝，形成游离体（图6-2-11）。

此距骨骨软骨病变分级系统表明，骨软骨的分离发生于软骨表面的病变之后，然而，关节镜和高分辨MRI研究表明并非一定如此。某系列研究中，约50%的骨软骨分离的患者的软骨表面是完整的。

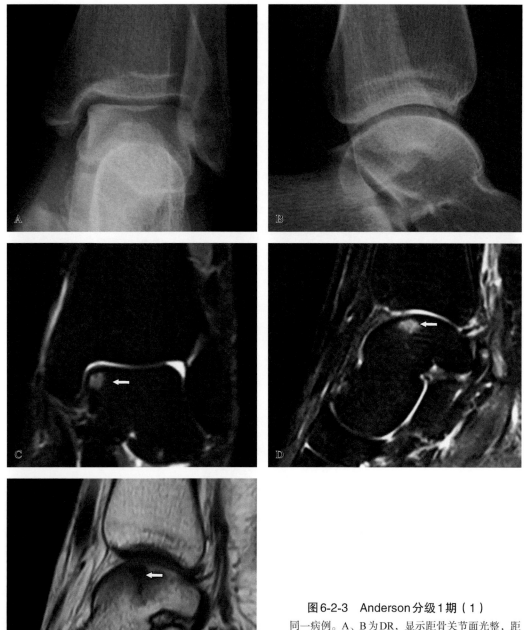

图6-2-3　Anderson分级1期（1）

同一病例。A、B为DR，显示距骨关节面光整，距骨骨小梁结构正常；C、D为PD抑脂序列冠状面、矢状面；E为T_1WI矢状面，显示距骨内侧关节软骨连续，软骨下见骨髓水肿，T_1WI呈片状低信号影，抑脂序列为片状高信号影（白箭）

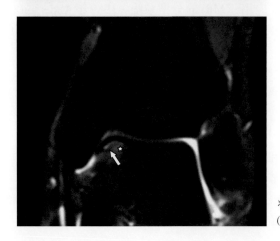

图6-2-4　Anderson分级1期（2）

PD抑脂冠状面见关节软骨完整，软骨下骨质见线状低信号影（白箭），压缩的骨质，周围见骨髓水肿（星号）

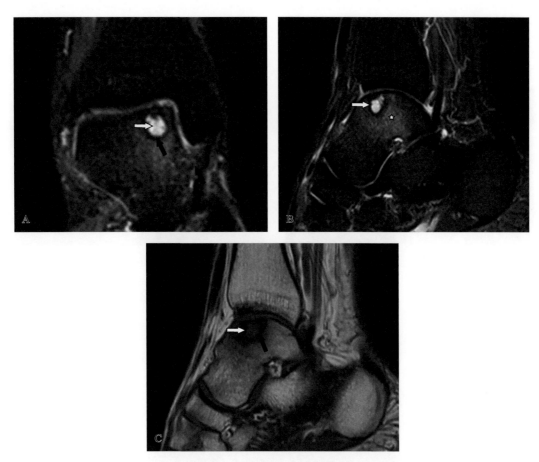

图6-2-5　Anderson分级1期（3）

A ～ C为同一病例。A.PD抑脂冠状面；B.PD抑脂矢状面；C.T₁WI矢状面。显示距骨内侧关节面完整，其下方骨质内见囊性病变（白箭），抑脂为高信号影，T₁WI为等信号影，周围见硬化环（黑箭），各序列均为低信号环，周围骨髓见水肿（星号）

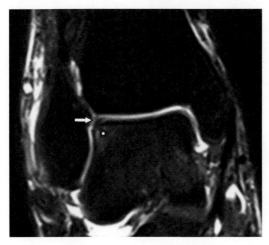

图6-2-6　Anderson分级2期

PD抑脂冠状面，显示距骨内侧骨软骨部分分离（白箭），下方骨质内骨髓水肿（星号）

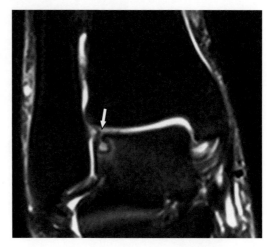

图6-2-7　Anderson分级2a期

PD抑脂冠状面，显示距骨内侧骨软骨部分分离断（白箭），无移位，下方骨质内见高信号囊性病变

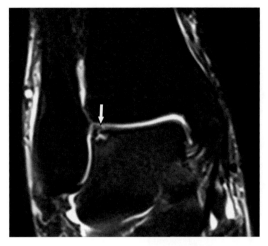

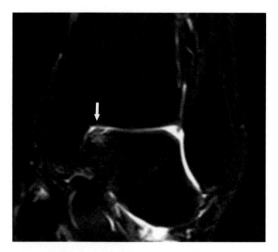

图6-2-8　Anderson 分级 2b 期

PD抑脂冠状面，显示距骨内侧骨软骨部分离断（白箭），无明显移位

图6-2-9　Anderson 分级 3 期（1）

PD抑脂冠状面，显示距骨内侧骨软骨完全离断（白箭），无移位，下方骨质内见骨髓水肿

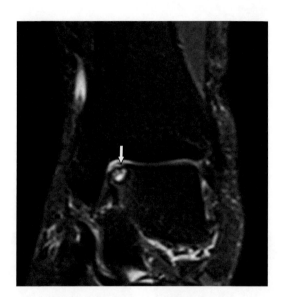

图6-2-10　Anderson 分级 3 期（2）

PD抑脂冠状面，显示距骨内侧骨软骨完全离断（白箭），无移位，下方骨质内见骨囊性变

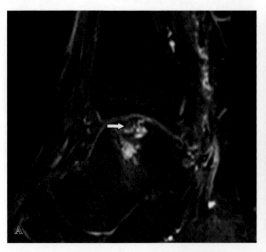

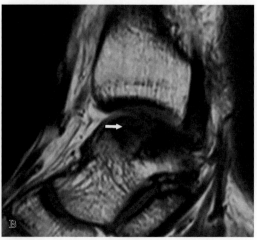

图6-2-11　Anderson 分级 4 期

A、B同一病例，T_1WI及PD抑脂矢状面，显示距骨内侧骨软骨完全碎裂、骨块移位（白箭），下方骨质内见骨囊性变和骨髓水肿

（2）Dipaola分期：1991年Dipaola等提出了基于MRI质子密度加权成像的分期系统。

1期：关节软骨增厚，呈低信号改变。

2期：关节软骨破坏，骨碎片下有线状低信号，即骨碎片与软骨下骨质呈纤维附着。

3期：关节软骨破坏，骨碎片下有高信号改变，即骨碎片与软骨下骨质间有滑液。

4期：骨碎片脱落。

1999年，Hepple等在此基础上，提出了应用于MRI的修正分型。这种方法强调了关节软骨下囊肿形成，并且定为五型，根据MRI表现，可对骨髓水肿及囊肿所处的位置及大小进行判断，从而指导关节镜手术的治疗方案，目前Hepple分型得到临床医师的广泛认可。

（3）Hepple分型（图6-2-12）

1型：仅有关节软骨损伤（图6-2-13）。

2A型：关节软骨损伤，伴有软骨下骨折和周围骨髓水肿（图6-2-14）。

2B型：关节软骨损伤，伴有软骨下骨折，无周围骨髓水肿（图6-2-14）。

3型：骨碎片分离，但无移位（图6-2-15）。

4型：骨碎片分离，有移位（图6-2-16）。

5型：关节软骨下囊肿形成（图6-2-17）。

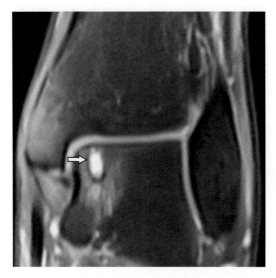

图6-2-12　Hepple分型

MR显示关节软骨下囊肿形成，距骨关节软骨下椭圆形高信号影，边界清晰（白箭）

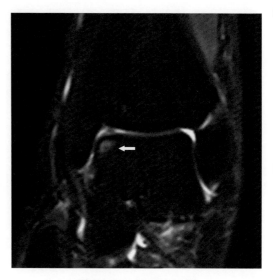

图6-2-13　Hepple 1型

PD抑脂冠状面，显示距骨内侧关节软骨损伤伴骨髓水肿（白箭）

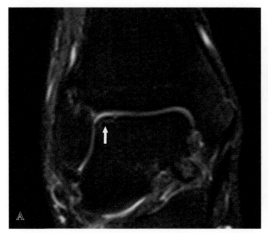

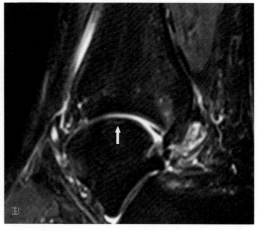

图6-2-14　Hepple 2型

A.PD抑脂冠状面；B.矢状面。显示距骨内侧关节软骨损伤，伴有软骨下骨折（白箭）

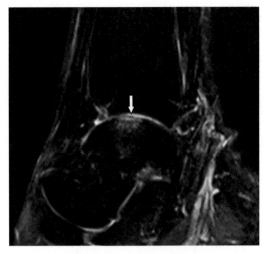

图6-2-15 Hepple 3型
PD抑脂矢状面，显示距骨内侧骨碎片分离，但无移位（白箭）

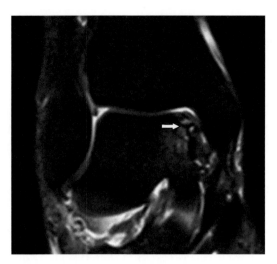

图6-2-16 Hepple 4型
PD抑脂冠状面，显示距骨内侧骨碎片分离，有移位（白箭）

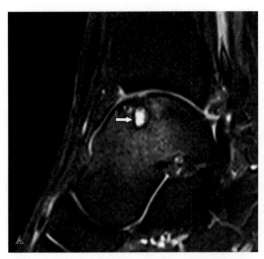

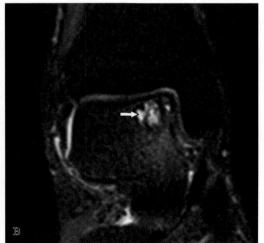

图6-2-17 Hepple 5型
PD抑脂冠状面、矢状面，显示距骨内侧骨软骨损伤，骨内囊肿形成（白箭）

5.同时适用于MRI和关节镜的分型　以上介绍的方法均是偏重于某一方面，并不有利于手术前的判断和手术中的治疗，因此，同时适用于MRI和关节镜的分型方法更加受到临床医师的欢迎。

MRI虽然对软骨自身的微小病变显示不佳，但是对软骨深层病变显示敏感，尤其是对软骨下囊肿的显示。关节镜虽能清楚暴露软骨表面病变，但发现深部软骨、软骨下骨病变较困难。MRI的Hepple分型强调了距骨软骨下囊肿这一特殊表现，对关节镜治疗具有很强的指导意义，术前MRI确定囊肿的位置及大小，可以对手术方案及术中关节镜入路的选择有重要指导意义。由于距骨关节软骨面为不规则且具有弧度，其损伤面积难以用探钩或测量尺在关节镜下进行准确测量，常常低估软骨下骨的病损程度，而通过MRI检查可精确的分析距骨骨软骨损伤的大小。

（1）Mintz分期：2003年Mintz等提出了同时适用于MRI和关节镜的分期系统。

0期：正常。

1期：关节软骨面保持完整但在T_2WI上呈高信号影。

2期：关节面原纤维形成或有裂隙，但未累及软骨下骨质。

3期：软骨片悬垂或软骨下骨质暴露。

4期：有松弛、无移位的骨碎片。

5期：有移位的骨碎片。

同时适用于MRI和关节镜的距骨骨软骨损伤分期系统对临床具有很好的指导意义。

（2）Griffith分级：随着距骨骨软骨病变影像学和关节镜研究的进一步发展，有学者已经提出了与这些病变相一致的分级系统。Griffith分级系统是依据高分辨率的MRI表现和记录的关节镜表现及两者的相关性制定出来的。此分级系统分为五级，每一级又被划分为a型和b型两种类型。b型强调软骨分离在距骨骨软骨病变的重要性。

最常见的骨软骨病变类型，约占所有病变的45%，是骨软骨连接的分离（2a级），通常与表面软骨的骨折具有相关性（2b级），由Griffith在高分辨率MRI发现。在3a和3b级病变中，受影响的骨和关节软骨呈受压改变，不伴骨软骨的分离。高分辨率MRI显示这种表现通常与不同程度的修复性软骨增生相关。不伴软骨骨折的骨软骨分离（4a级）可能与沿着骨软骨病变或其周围受影响骨质吸收所形成的缝隙的合并有关。这一级别中，软骨骨折（4b级）与骨软骨分离的稳定性的相关性很小。完全分离的骨软骨病变（5级）很少发生。MRI可以发现各种各样的骨软骨骨折。坏死性骨折在所有序列均表现为低信号影，增强后没有强化。

距骨骨软骨损伤是临床研究的热点问题之一，随着研究的不断深入，必定还有更加科学、更加方便的分型方法供临床使用。

【影像学表现】

对怀疑有距骨骨软骨损伤的患者行踝关节负重位标准正、侧、斜摄片是首要的影像学检查，可以用来排除骨折。拍摄Canale位（足旋后15°、球管与头部成75°投照）X线片有助于评估软骨下骨表面的情况。然而，X线平片对于诊断距骨骨软骨损伤有高达50%的漏诊率，而且不能评估软骨的情况，所以，需要使用更加高级的影像学诊断仪器。CT同X线片一样缺乏对软骨的评价能力，但是可以细致地显示骨的损伤，如损伤的面积、形状及移位的程度。MRI可以显示骨挫伤、软骨损伤及其他软组织的情况，并可以和关节镜相互参照。尽管MRI是诊断距骨骨软骨损伤的金标准，但是临床医师应该意识到距骨的MRI信号可能使我们高估骨损伤的严重程度。

1.距骨骨软骨损伤的MRI检查方法　MRI具有多方位、多序列成像的优势，是目前诊断距骨骨软骨损伤最满意的无创性手段。

（1）常规MRI检查方法：MRI扫描线圈的有效选择是提供最佳影像资料的前提。尽管Verhagen等认为，头线圈是踝关节成像的最佳选择，但目前多数研究均应用四肢线圈进行成像，并取得了良好的图像信噪比。近年来，随着MRI线圈的不断开发，踝关节专用线圈已越来越多地应用于临床。

用于距骨骨软骨损伤的MR成像主要包括冠状面和矢状面扫描。冠状面扫描是距骨MRI扫描的主方位，适宜于评价距骨的内、外侧缘。当发现距骨阳性改变时，应追加矢状面和横断面扫描。横断面显示病变前后径和左右径的形态和其特点，显示一个距骨内侧和外侧两个不同的病变。

覆盖距骨穹隆的关节软骨通常较薄，软骨损伤也可能较轻微。因而距骨软骨MR成像时需选用薄层成像。

常用于显示软骨的成像序列包括快速自旋回波（fast spin echo，FSE）T_1WI、T_2WI，脂肪抑制T_1WI，短时反转恢复序列（short time inversion recovery，STIR），质子密度加权成像和脂肪抑制T_1WI三维毁损梯度回波序列。建议质子密度加权成像作为主序列，FSE T_1WI、STIR、3D双回波稳态（dual echo steady state，DESS）序列、脂肪抑制FSE T_2WI作为辅助序列。T_1WI，T_2WI及GRE序列是显示骨和软骨的理想序列，尤其是T_2WI加脂肪抑制技术或STIR序列对显示病变尤为重要，GRE序列则能更好地显示关节软骨。

应用于软骨的成像序列还包括磁化传递成像（magnetization transfer imaging，MTI）、短回波时间投影重建成像（short echo time projection reconstruction imaging）、投影重组波谱成像（projection reconstruction spectroscopic imaging）、驱动平衡傅里叶转换成像（driven equilibrium Fourier transfer imaging）、扩散加权成像（diffusion weighted imaging，DWI）和对比增强成像（contrast enhanced imaging），均可用于软骨病变的早期检查。

（2）高场MR成像系统的应用：高场MR成像系统在提供较高的图像分辨力的同时，还提供了较高的信噪比。另外，还可通过应用局部梯度线圈来提高图像分辨力。高场MR成像系统与局部梯度线圈联合应用对于提高软骨成像的图像分辨力有重要作用。3T MR成像系统可以提供更清晰的薄层关节软骨扫描层面，缩短扫描时间和图像后处理时间，更好地显示软骨正常结构并可早期检出损伤。

（3）MRI关节造影：MRI关节造影为关节软骨的观察、稳定性的评估和关节内游离小体的发现提供了一种更好的方法。MRI关节造影可以观察病变内液体的流通，有利于2级、1级病变的鉴别，从而有助于治疗计划的选择。

间接MRI关节造影已经被提出可以作为另一个确立距骨顶部骨软骨病变稳定性诊断的检查方法。然而，痊愈的骨软骨病变下颗粒组织强化的潜能和缺少充分的关节扩张使这个间接检查方法的特异性不如直接MRI关节造影。

2.距骨骨软骨损伤的MRI表现　　MRI能够清晰地显示关节液、软组织、软骨及骨。可用于评价距骨骨软骨损伤中骨碎片的稳定性。距骨骨软骨损伤在MRI的各序列上通常表现为边界清楚的低信号区。在T_2WI上，损伤和宿主骨之间呈显著高信号影，代表液性界面或修复肉芽组织。

距骨骨软骨损伤Hepple分期各期的MRI表现：1期，病变区仅见长T_1、长T_2信号影，代表早期损伤所致的骨髓水肿；2期，损伤和宿主骨之间见不连续长T_1、长T_2信号分界，代表骨碎片不完全分离；3期，损伤周围见连续长T_1、长T_2信号影围绕，代表骨碎片完全分离但未移位；4期，完全分离的骨碎片移位；5期，软骨下类圆形长T_1、长T_2信号影，代表囊肿形成。

传统的MRI可以非常好地发现隐匿性距骨骨软骨病变。然而，鉴于这些病变较小，关节软骨较薄，并且骨和软骨发生的相关改变可能是微小的，通过传统的MRI并不能完全诊断清楚，因此传统的MRI对骨软骨病变的特异性的结构特征不太敏感。

MRI对骨和软骨的缺损、撕脱性骨片、关节内的游离体，关节积液能很好地显示。对关节软骨表面的改变及软骨下骨水肿的显示MRI是唯一的方法。距骨穹隆表面关节软骨为透明软骨，在T_1WI和T_2WI上为等信号。在PDWI上为低到等信号，在FS FSE T_2WI、FS PD FSE呈高信号影，在T_2^*和FSPGRE信号更高。骨质由于骨髓内含有脂肪，在T_1WI和T_2WI上为高信号影，在FS FSE T_2WI、FS PD FSE序列上为低信号影。

距骨骨软骨损伤的MRI表现：关节表面软骨变薄、增厚、剪曲、结节样改变或软骨断裂；损伤区软骨信号可高、可低，或为高、低并存的信号，距骨穹隆软骨下骨骨皮质在T_2WI、FS PD FSE、T_2^*均呈弧形条状低信号影，其断裂处呈星点片状高信号影。正常骨皮质（如弧线状）连续柔和，断裂处两侧骨皮质高低不同（如台阶状），无移位的骨片可向上拱突，分离的骨皮质片呈低信号影，有时可见骨碎片的移位（图6-2-11）。软骨下骨髓水肿在T_2WI上呈高信号影，在T_1WI上呈低信号影，水肿范围取决于损伤的严重程度，但是水肿为可逆性改变，治疗后复查，其范围可明显缩小；软骨和骨软骨骨折部位下方T_2WI所见边缘清楚的网格状高信号，可能为骨小梁压缩，或骨小梁压缩与骨髓水肿并存（图6-2-9）。软骨-骨下方囊性变在T_2WI上呈高信号影，在T_1WI上呈低信号影，T_1WI囊变信号比骨髓水肿和进入骨碎片下的液体信号高，为中等T_1，可能与囊变液体内蛋白质成分较多有关，囊变周围的骨性硬化在T_1WI、T_2WI均呈低信号影（图6-2-5）。关节积液在T_2WI均呈高信号影，在T_1WI为低信号影，有时可见高信号的关节积液进入软骨面下，提示软骨有小的裂隙或软骨断裂。

有的病例骨皮质下可见斑片状或条状短T_1短T_2信号，因T_1WI周围无地图样低信号，不像死骨片，其相邻骨皮质虽有断裂，但无塌陷，也不像塌陷骨片，可能是骨皮质-骨松质相连的骨折片。以上表现可以为一种或多种同时存在，取决于病损的严重程度。内侧距骨骨软骨损伤常见前、后胫距（三角）韧带深层损伤，其中还合并距腓前、后韧带和内侧跳跃韧带损伤，胫骨顶棚撕脱性骨片，内踝尖骨挫伤（图6-2-18）。

鉴别稳定和不稳定或潜在不稳定的骨软骨病变是非常重要的，因为治疗方法也会随之变化。不稳定型骨软骨病变的较可靠的征象是T_2加权图像上在母体骨和分离的骨碎片之间出现一条平行于关节积液的线状高信号影，它可能代表颗粒样组织或液体。

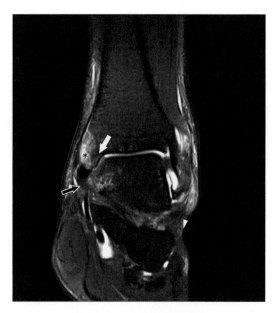

图6-2-18 PD抑脂冠状面

内侧距骨骨软骨损伤（白箭）常见前、后胫距（三角韧
带）韧带深层损伤（黑箭），其中还合并距腓前、后韧带和跟
腓韧带损伤（白箭头箭），内踝尖、距骨内侧骨挫伤（星号）

按照这些严格的标准诊断不稳定型距骨骨软骨损伤可能导致假阴性诊断。MR上其他相关的不稳定征象包括病变下母体骨的囊性改变，母体骨内与最近创伤不相称的大范围的骨髓水肿，创伤后关节面间隔性塌陷。

稳定性或痊愈的骨软骨分离的特征是骨软骨病变、母体骨间缺乏高信号强度信号影和不稳定分离的其他间接的MRI征象。

De Smet等提出了MRI确认距骨骨软骨损伤不稳定的4个标准：①骨碎片和宿主骨之间薄线状长T_1长T_2信号影（长度＞5mm）；②损伤区下方不连续的圆形不均匀长T_1长T_2信号影（直径＞5mm）；③损伤的关节表面局灶性缺损（宽度＞5 mm）；④自损伤区贯穿关节软骨和软骨下骨板的长T_1、长T_2信号影。距骨骨软骨损伤不稳定的最常见征象是损伤区下方的线状长T_1长T_2信号影。

距骨骨软骨病变应该用高分辨率的1.5T或3.0T MR设备检查，用表面线圈和小FOV。距骨骨软骨病变的影像学检查应该包括矢状面和冠状面的扫描，以充分评估关节软骨的完整性、关节表面的凹陷情况、病变的稳定性等特征。除此之外，高分辨率的MRI还可以显示距骨骨软骨病变其他临床相关的特征，如骨软骨连接处的分离、软骨增生和累及或不累及软骨的骨折。这些发现对制订更好的治疗计划有重要的意义。

总之，MRI可检出距骨骨软骨病变并对其进行分级，有助于临床治疗方案的选择。随着3T MRI设备及一些软骨成像新序列的不断出现，MRI对距骨骨软骨病变诊断的精确性必将越来越高。

3.距骨骨软骨损伤的MRI与关节镜比较　MRI和关节镜均是评价距骨骨软骨损伤的有效检查手段。现已有多位研究者对距骨骨软骨损伤的MRI和关节镜检查的相关性进行了研究。De Smet等研究表明，MRI可准确预测软骨面的完整性和骨碎片的稳定性。Loren等认为，关节镜是评价距骨骨软骨损伤的有效检查手段。Dipaola等研究结果显示，MRI检查结果与关节镜表现基本一致，同时还指出MRI是区分2期和3期距骨骨软骨损伤的有效检查手段。Mintz等研究结果表明，应用软骨敏感脉冲序列能够准确评价覆盖于距骨骨软骨损伤表面的关节软骨改变，MRI与关节镜检查结果高度相关，MRI检查尤适用于仅需保守治疗的患者。Verhagen等对距骨骨软骨损伤的各种检查手段进行了前瞻性研究，认为在检出距骨骨软骨损伤方面关节镜不比MRI具有优势。

关于MRI评估稳定型骨软骨分离的准确性仍存在争议。与关节镜对照的研究表明，术前MRI分级和关节镜结果的相关性较差，按照Berndt和Harty系统分级为4级的50%的患者关节镜下关节软骨是完好的，然而，关节镜是仅对关节表面的观察，无法观察软骨下骨的情况，因此骨质病变的范围可能会被低估。从这方面来看，MRI和关节镜在这些损伤的评估上起着互补的作用。

MRI是目前评价距骨骨软骨损伤的最佳无创性的检查方法，它可以显示软骨下病变。但由于MRI技术的限制，对发生于关节软骨的一些微小病变有时不能清晰地显示。关节镜能清楚地暴露软骨病变，但不能显示软骨下病变。联合应用MRI和关节镜是准确评价距骨骨软骨损伤的必需检查手段。

【治疗】

距骨骨软骨损伤是运动医学中具有挑战性的疾病之一。临床治疗策略包括保守治疗和手术治疗，保守治疗在儿童患者中效果最佳，对于成人患者常常选择进行手术治疗。

目前常见的外科手术治疗方案包括关节镜下骨髓刺激、自体软骨细胞植入、自体骨软骨移植、同种异体骨软骨移植或同种异体青少年软骨微粒移植等。关节镜下骨髓刺激技术（特别是微骨折）适用于较小的病灶，是常见的一线治疗方案，中短期临床疗效令人满意，但长期疗效有待进一步观察。自体骨软骨移植常用于伴有较大囊性病变的距骨骨软骨损伤患者，有着较好的中短期临床疗效，然而术后存在囊肿复发和供区并发症的发生。近年来有大量文献报道其他生物治疗措施，如骨软骨损伤区域注射富含血小板血浆或者浓缩骨髓细胞等，均有一定的临床疗效。

第三节　跖板退变与撕裂

跖板位于足跖趾关节底，为梯形状纤维软骨板，参与跖趾关节构成，对维持跖趾关节稳定具有重要意义，普遍公认的临床表现是前足的疼痛和畸形。

由于第1跖板与第2～5跖板解剖结构和功能的不同，目前，临床将第1跖板的损伤归为"草皮趾"，"草皮趾"定义为第1跖趾关节跖侧关节囊及韧带损伤（见第八章第三节）。根据受力方向，第1跖趾关节囊韧带复合体的任何部分都可以受到损伤，包括肌腱拉伤、骨挫伤、骨软骨损伤（跖板），甚至是籽骨骨折。

第2～5趾跖板慢性损伤引起的足底疼痛、肿胀统称为"跖痛症"，不同于"草皮趾"的受伤机制（急性运动损伤造成第1趾跖关节跖板损伤），其他跖趾关节跖板撕裂的典型病因是随负荷增加而引起的慢性退行性改变。由于医师对其认识不足，常造成跖板损伤漏诊，忽视对跖板的修复，导致跖趾关节持续性疼痛及后期关节畸形或脱位。

【解剖】

第1跖趾关节（MTP关节）与其他跖趾关节不同，具有更复杂的关节组成，除跖趾关节外，还有距骨头和籽骨之间的关节。籽骨的作用除可以吸收作用到前足的震动外，还可以限制第1跖趾关节的外展，像滑轮一样把皮肤表面压力转移到距骨头，以及减负和增加第1趾屈肌腱的机械优势。籽骨横跨位于第1跖骨头跖面处的纵向骨嵴，这样可以限制籽骨向内外侧的移位，而保证籽骨在第1跖趾关节的矢状平面运动，籽骨可以是二分体的，甚至更为罕见的多分体。10岁开始骨化，通常内侧籽骨大于外侧籽骨。

4组成对韧带连接第1跖骨头、籽骨和近节趾骨，与跖板、籽骨间韧带和深横韧带一起，维持第1跖趾关节的稳定性。短屈肌腱的内侧束和外侧束首先通过相应籽骨，随后才止于近节趾骨的内侧和外侧边缘。除了关节面之外，籽骨包埋在纤维软骨性的跖板内。籽骨之间通过跖板的籽骨间韧带部分相互连接。通过外展肌腱的附着，使胫侧籽骨进一步得到稳定，而部分腓侧籽骨的稳定性是通过内收肌腱的附着而实现的。长屈肌腱从籽骨之间通过，位于籽骨间韧带的跖侧。纤维性关节囊包绕整个第1跖趾关节，并附于籽骨的跖侧（图6-3-1）。

第2～5跖趾关节与第1跖趾关节跖板的主要不同是没有籽骨。即跖板与跖骨头跖侧直接构成关节，同时也不具备籽骨的相应功能，如提供关节稳定和减震。跖板近端附着于跖骨头，远端止于近节趾骨，在水平面上为远短近宽的梯形。有学者报道，跖板厚度为2～5mm，在横断面呈现出中间厚、两侧薄的结

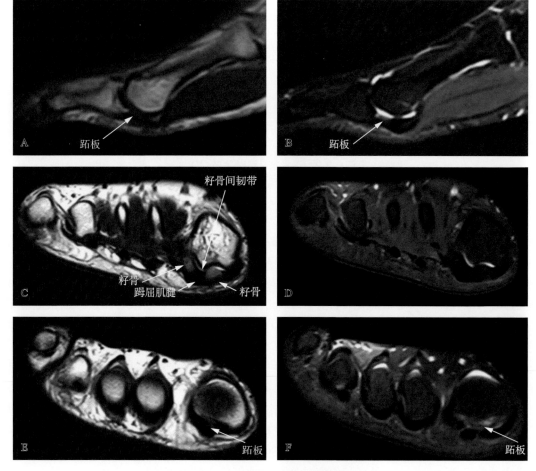

图6-3-1　正常第1跖趾关节跖板MRI
A、C、E.T₁WI；B、D、F.PD抑脂序列图。A、B.矢状面；C ～ F.横断面

构特点。背侧浅层跖板紧贴跖骨头并向内、外侧延伸，成为侧副韧带附着点，深层有跖深横韧带附着，跖面又有跖腱膜附着，并有屈肌腱鞘通过。

组织学上，跖板的成分与膝关节半月板类同，主要由Ⅰ型胶原蛋白构成。Gregg等通过显微镜观察分析跖板的组织解剖，指出跖板主要是由丰富的成纤维细胞、胶原纤维束和较少的软骨细胞等构成的。组织解剖学，指出跖板主要是由丰富的成纤维细胞、胶原纤维束和较少的软骨细胞等构成的。

跖板是一种坚固、柔韧的纤维软骨结构。第2跖趾关节处其平均长度为20mm，平均厚度为2mm。在跖趾关节处，韧带、关节囊和肌腱组织附着于跖板，它也是足底筋膜的远端止点。跖板跖侧1/3的纤维软骨与深部横向跖间韧带混合，而背侧表面光滑，类似于关节面，在行走期间与跖骨头构成关节（图6-3-2）。

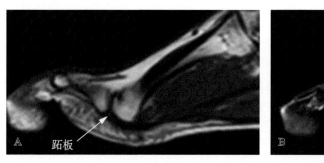
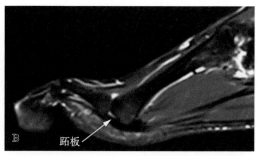

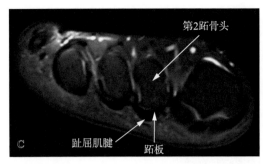
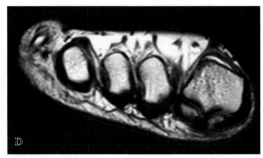

图6-3-2　正常第2跖趾关节MRI
A、B.矢状面；C、D.横断面。A、D.T1W；B、C.PD抑脂

由跖趾关节处的跖板、关节囊、相关韧带构成的复合体是维持跖趾关节静态稳定的基本结构，跖板则是该复合体的核心。跖板主要作用有：①支持与减震功能。跖板犹如软垫支撑跖骨头并缓冲跖趾关节拉伸及跖骨头直接冲击的负荷。②应力传导枢纽功能。跖板作为韧带、腱膜附着点，各组织可通过跖板对跖趾关节屈曲发挥最大效应。③稳定跖趾关节功能。Joseph等通过实验发现，若破坏跖板，相比正常跖趾关节，其在矢状面上稳定性可减少29%。

【病因】
跖板的损伤机制可分为跖板急性损伤与跖板慢性损伤。跖板急性损伤多见于跖趾关节过度背屈，尤其是负重过程中关节的极度背屈，这种损伤常见于第1跖趾关节处的跖板。Sonner-Cottet等又指出较大的运动幅度和鞋子对第5跖趾关节的直接挤压，也会造成该处跖板出现急性撕裂损伤。跖板慢性损伤是一渐进过程，其常见机制有：①长期穿高跟鞋引起跖板承受过度背屈负荷。②神经性疾病、软组织创伤等引起内在肌功能丧失或肌肉挛缩导致跖趾关节畸形，进而使得跖板移位、负荷异常。③类风湿关节炎（RA）等特异性或非特异性炎症性疾病引起的跖板组织破坏与水肿可导致跖板慢性损伤。Siddle等研究认为，患RA疾病的跖板损伤多位于第4、5跖趾关节，原发病产生的关节滑膜炎和骨水肿扩大可累及跖板。④踇外翻引起的相邻跖趾关节变形，导致跖板破损、撕裂。⑤先天性跖骨过长（以第2跖骨常见），导致相应跖趾关节承受负荷增加，可增加跖板损伤的概率。上述原因引起跖板损伤后，可引发跖趾关节半脱位或全脱位，进一步导致跖趾关节承受的负荷压力增大，造成跖板损伤加重的恶性循环。

【临床表现】
急性撕裂损伤表现为较重的疼痛，可伴有肿胀、跖趾关节畸形。慢性跖板损伤早期表现为跖底顽固性隐痛或放射性刺痛，负重或背伸时疼痛加重。

临床上诊断跖板损伤只依赖于体检。跖板损伤体检不需要特殊器械，非常容易实施。体检时，挤压第2跖趾关节即可诱发疼痛，检查者可以感觉到位于跖侧局部水肿或饱满感；检查跟腱是否挛缩、小腿后间室有无其他问题，因为它们都会导致前足跖痛。进行足印试验时，患侧足印图上可以看到跖痛点，或足趾触碰不到地面。Hamilton-Thompson试验（跖趾关节Lachman试验）是诊断跖板损伤的最好方法：检查者用2个手指抓住跖骨，另一手将足趾向背侧推，就像膝关节抽屉试验那样，如果患者出现疼痛，则视为阳性。

跖板是第2～5跖趾关节的主要稳定机构，跖板的变性和撕裂导致关节的不稳定。可以进一步通过由Thompson和Hamilton描述的抽屉试验来评估。作用在足趾的背侧和跖侧外力可以引起受累跖趾关节的疼痛，当跖板和关节囊撕裂时，则可以引发跖趾关节半脱位。抽屉试验是最可靠的用于评估第2～5跖趾关节稳定性的临床检测试验，并与实时超声联合对跖痛症患者进行评估。

【分类和分级】
无论是急性撕裂还是慢性损伤，跖板损伤多见于黏附相对牢固的远端部位，呈横向损伤或撕裂状。从组织学上看，跖板损伤表现为正常的纤维致密组织由血管、水肿物、疏松结缔组织、不规则的致密结缔组织代替。Weil把跖板损伤分为5个等级。

0级：跖板变薄，无明显撕裂。

1级：单处撕裂，损伤不超过50%。

2级：单处撕裂，损伤超过50%。

3级：纵向或横向多处撕裂（可伴有侧副韧带撕裂）。

4级：出现纽扣眼样多处多点损伤，通常伴有跖板移位。

【影像学表现】

选择合适的辅助检查可判断有无跖板损伤及其损伤程度。虽然普通X线片不能直接检查出跖板损伤，但对排除骨折及其他疾病有着重要意义。对于前足痛病例的评估主要通过临床检查完成并辅以标准X线检查。CT技术通过消除骨性重叠的影响，可以提供更为精细的骨皮质、骨小梁及关节的细节信息。借助MRI可明确诊断跖板损伤与否。另外，通过MRI还可了解跖趾关节下水肿、跖板移位、侧副韧带损伤等情况。此外，跖板损伤在超声检查中表现为低回声或不均匀回声。考虑到超声检查不仅相对廉价，还可动态性地对跖板进行探查，并比较不同跖板的损伤情况，有学者提议将其纳入常规检查。另外，还可以通过在跖趾关节内注入造影剂来检查跖板的完整性。综合以上诸种辅助检查手段，以目前的临床实用性及可靠的诊断价值为衡量标准，MRI是检查跖板损伤的首选方法。

X线表现如下。

跖趾关节囊和（或）跖板的慢性变性和撕裂的第2～5趾逐渐形成固定的跖趾关节过伸畸形。X线片可能显示受累跖趾关节由滑膜炎引起的关节间隙增宽，当外侧关节囊韧带组织发生退行性松弛或撕裂时，或者跖板撕裂时，可能会发生第2趾的胫侧偏移或半脱位。此时经常伴有第2趾和第3趾的间距增加，对这些常见的细微影像学异常的正确认识，有助于指导我们应用超声或MRI等技术在更早期诊断跖板和关节囊的损伤。而此时也正是可以治疗时期。

跖趾关节不稳定引起的最严重终末期畸形是第2趾抬高，向胫骨侧偏斜，在背侧与趾交叉。

超声和MRI都可以提供高分辨率的图像以显示跖趾关节的软组织的稳定结构及周围跖骨间和跖骨下组织。虽然超声技术已被验证可以敏感而准确地诊断跖板撕裂，但是在实践中，结果的判读要依赖于操作者的经验和技术。严重的足趾固定畸形可以遮挡跖骨头，从技术上限制了对跖板和关节囊的显像。

在长轴超声图像中，正常跖板通常表现为有回声的纤维组织。当出现撕裂和内部变性时表现为低回声缺陷。应该注意，在正常的跖板图像中，有一个最大可达2.5mm的不连续的低回声区域，并延伸至关节面中线远端跖板插入处。这是正常的透明软骨，不能错误地诊断为撕裂。当跖板变性或撕裂且延伸穿越中线时，此低回声区域将会变长。因为趾板撕裂发生最常见部位是在远端外侧，所以这个附着点必须清楚地在超声图像中被显示。当第2～5跖趾关节不稳定时，会因为跖骨旋转而给显示附着点在技术上增加很大的困难，为了保证跖板外侧的成像，当获取长轴图像时，必须从内侧开始逐步横跨中线以显示外侧附着处结构。

与超声技术相比较虽然MRI不能提供实时、动态图像，但是它可以同时直接观察跖板、跖趾关节的关节囊韧带结构、关节周围软组织，以及发展过程中的骨和关节畸形、应力相关的骨髓水肿和退行性囊肿样变化。跖板和关节囊的撕裂通常表现为T_2加权像上的高信号影。

正常透明软骨在中线处插入跖板，表现为边界清晰的T_2高信号区域，在矢状面上测量不超过2.5mm（图6-3-3），这与超声图像下的离散低同声带类似。同样，在高信号区域变长，跖板变薄、变形、结构及边界不清晰时则提示跖板变性或撕裂（图6-3-4～图6-3-8）。跖板的部分撕裂可能伴有跖骨下的腱鞘囊肿，以及周围偶发的滑囊炎症。因为跖板跖趾关节的主要稳定结构，它的退变或撕裂会引起相应跖骨在其长轴上的旋转不稳定和足趾的外旋。此时，还有可能伴发趾短屈肌腱和趾长屈肌腱向外侧移位，偏离跖板下表面中线的凹槽，使足趾畸形进一步加重。

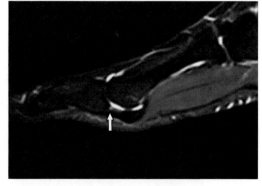

图6-3-3　正常跖板

正常透明软骨在中线处插入跖板，表现为边界清晰的T_2高信号区域，在矢状面上测量不超过2.5mm（白箭）

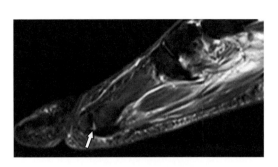

图6-3-4　跖板完全撕裂

PD抑脂矢状面，第2跖板趾骨近端附着处完全撕裂（白箭）

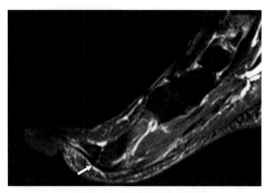

图6-3-5　跖板部分损伤

PD抑脂矢状面，第2跖板趾骨近端附着处部分撕裂，体部损伤（白箭）

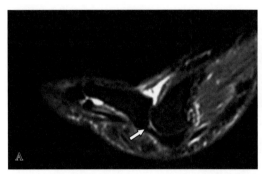
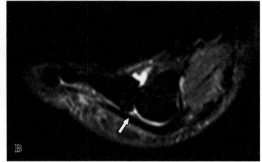

图6-3-6　跖板部分撕裂

A、B.PD抑脂矢状面，连续层面显示踇趾跖板趾骨附着处部分撕裂，局部跖板变薄（白箭）

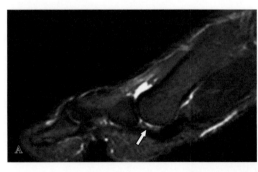
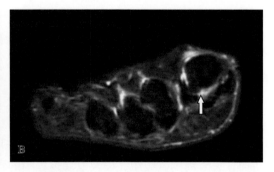

图6-3-7　第1跖板损伤（1）

A.矢状面；B.横断面。STIR序列第1跖板体部不连续、变形、边界不清，体部部分撕裂（白箭）

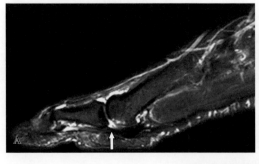
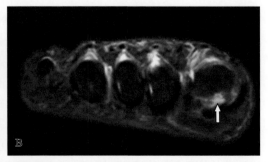

图6-3-8　第1跖板损伤（2）

A.矢状面；B.横断面。STIR序列第1跖板内侧趾骨附着处中断，跖板约50%部分撕裂，周围见积液（白箭）

【治疗】

近年来，修复跖板的外科技术得到了显著的创新，但现在仍然不可能通过背侧切口对跖板进行修复。潜在的瘢痕是跖侧入路的顾忌。手术过程通常包括滑膜切除、软组织再平衡、骨性减压及纠正跖趾关节的对线异常。更新的手术过程通过背侧入路，进行Weil跖骨缩短截骨，可以暴露关节囊及跖板，清理撕裂和退变的组织并在近节趾骨基底牢固地重建跖板的止点。

由于现在手术治疗跖板退变和撕裂是可行的，可通过及时而准确的诊断进一步改善临床结果和手术效果。所以放射科医师是否能熟悉掌握这些情况的临床和影像学表现变得比以往更为重要。

（常晓丹　王　帅　刘文飞）

参 考 文 献

［1］陈克敏，陆勇，2015. 骨与关节影像学［M］. 上海：上海科学技术出版社.

［2］高元桂，程流泉，张爱莲，2015. 肌肉骨骼磁共振成像诊断［M］. 第2版. 北京：人民军医出版社.

［3］郝大鹏，王振常，张建中，2008. 距骨骨软骨损伤的MRI研究进展［J］. 国际医学放射学杂志，31（6）：466-468.

［4］Bohndorf K，1998. Osteochondritis（osteochondrosis）dissecans：A review and new MRI classification［J］. Eur Radiol，8（1）：103-112.

［5］Canale ST，Kelly FB Jr，1978. Fractures of the neck of the talus：Longterm evaluation of seventy-one cases［J］. J Bone Joint Surg Am，60（2）：143-156.

［6］Chuckpaiwong B，Berkson EM，Theodore GH，2008. Microfracture for osteochondral lesions of the ankle：Outcome analysis and outcome predictors of 105 cases［J］. Arthroscopy，24（1）：106-112.

［7］Coughlin MJ，Schutt SA，Hirose CB，et al，2012. Metatarsophalangeal joint pathology in crossover second toe deformity：A cadaveric study［J］. Foot Ankle Int，2：133-140.

［8］Elias I，Jung J W，Raikin S M，et al，2006. Osteochondral lesions of the talus：Change in MRI findings over time in talar lesions without operative intervention and implications for staging systems［J］. Foot Ankle Int，27（3）：157-166.

［9］Gregg J，Silberstein M，Schneider T，et al，2006. Sonographic and MRI e-valuation of the plantar plate：A prospective study［J］. Eur Radiol，12：2661-2669.

［10］Hepple S，Winson I G，Glew D，1999. Osteochondral lesions of the talus：a revised classification［J］. Foot & Ankle International，20（12）：789-793.

［11］Joseph R，Schroeder K，Greenberg M，2012. A retrospective analysis oflesser metatarsophalangeal joint fusion as a treatment option for ham-mertoe pathology as sociated with metatarsophalangeal joint instability［J］. J Foot Ankle Surg，1：57-62.

［12］Lee KB，Bai LB，Park JG，et al，2008. A comparison of arthroscopic and MRI findings In staging of osteochondra lesions of the talus［J］. Knee Surge Sports Traumatol Arthroscopy，16（11）：1047-1051.

［13］Mintz DN，Tashjian GS，Connell DA，et al，2003. Osteochondral lesions of the talus：A new magnetic resonance grading system with arthroscopic correlation［J］. Arthroscopy，19（4）：353-359.

［14］Rossbach BP，Paulus AC，Niethammer TR，et al，2016. Discrepancy between morphological findings in juvenile osteochondritis dissecans（OCD）：A comparison of magnetic resonance imaging（MRI）and arthroscopy［J］. Knee Surg Sports Traumatol Arthrosc，24（4）：1259-1264.

［15］Shang XL，Tao HY，Chen SY，2016. Clinical and MRI outcomes of HA injection following arthroscopic microfracture for osteochondral lesions of the talus［J］. Knee Surg Sports Traumatol Arthrosc，24（4）：1243-1249.

［16］Sonnery-Cottet B，Archbold P，Thaunat M，et al，2012. Fifth toe plantarplate repair in a professional soccer player：Case report［J］. Foot An-kle Int，7：598-601.

［17］Sung W，Weil L Jr，Sr WLS，et al，2012. Diagnosis of plantar plate injuryby magnetic resonance imaging with reference to intraoperative find-ings［J］. J Foot Ankle Surg，5：570-574.

［18］Tamam C，Tamam MO，Yildirim D，2015. Diagnostic value of single-photon emission computed tomography combined with computed tomography in relation to MRI on osteochondral lesions of the talus［J］. Nucl Med Commun，36（8）：808-814.

［19］Thomas L. Pope，Hans L. Bloem，Javier Beltran，等，2018. 肌肉骨骼影像学［M］. 陆勇，严福华，王绍武，译. 上海：上海科学技术出版社.

第七章

足部其他损伤

第一节　足底筋膜炎

足底筋膜炎（plantar fasciitis），又称足底腱膜炎，是由慢性重复性微创伤导致的足底腱膜变性、微小撕裂等非炎症性的损伤，如果持续过度使用，足底腱膜会发生断裂，足底筋膜炎是成人跟痛症的最常见原因。

【病因及发病机制】

本病的病因尚不完全清楚，目前认为是多因素共同作用的结果。生物力学风险因素包括对足底腱膜造成机械负荷过大的重复性应力，如长时间站立、过度行走或跑跳、不良的工作习惯、肥胖、足部畸形、足弓高度异常、跟腱紧绷等。退变性因素包括与年龄增长有关的足内旋增加和足跟脂肪垫萎缩等。当足底腱膜承受了超过其生理限度的作用力时，会造成足底腱膜的变性、撕裂。

【临床表现】

足底筋膜炎好发于40～60岁，年轻人主要见于经常长跑者和士兵，性别比例无明显差异，单侧多见，约30%的患者可双侧发病。临床症状主要表现为足跟或足底部疼痛不适与行动障碍，该病可在晨起活动时或长时间休息后站立时骤然出现疼痛，疼痛通常会随着活动量的逐渐增加而减轻，在过度运动或负重后疼痛可再次加剧。最常见的体征是跟骨结节内下侧疼痛和局限性压痛，神经感觉异常相对少见。如将痛侧与对侧足跟相比，可发现有轻微肿胀及发红。

【影像学表现】

1.影像相关解剖　足底腱膜起自跟骨结节，向前延伸，位于足底浅筋膜的深部，足底腱膜分为3束，即内侧束、中间束、外侧束。内侧束最薄，起自跟骨结节的内侧缘，覆盖于足踇展肌的浅侧面，此束的近侧与屈肌支持带内侧及足背腱膜相连接，外侧移行于足底腱膜的中间束。中间束最厚，又称为跖腱膜，起自跟骨结节的前下和内缘，呈三角形，其后端厚而狭窄，位于趾短屈肌的浅侧面并与其连接紧密。自跟骨结节向前逐渐变宽、变薄，约在中足底处分成5束，止于跖骨头的跖板，各束之间有横行的纤维束相连接，其中在近跖趾关节处最为密集并形成韧带结构与趾背腱膜相续。外侧束起自跟骨结节外缘，覆盖于小趾展肌的浅面，也是近段厚，远端薄，在跟骨结节和第5跖骨的基底部之间形成跟跖韧带。外侧束的内侧与中间束相连接，外侧与足背筋膜相续。正常的足底腱膜菲薄，呈细线状，厚度为2～3 mm，在MRI各个序列上表现为均匀低信号影（图7-1-1）。

2.足底腱膜炎影像学表现　MRI是显示足底腱膜炎的最佳影像学检查方法。足底腱膜炎几乎总是累及足底腱膜的中间束，即跖腱膜，多位于跟骨结节附着点及足底腱膜的近端，表现为足底腱膜的增厚及信号异常。足底腱膜多呈梭形增厚，厚度＞4mm。足底腱膜信号增高，T_1WI上表现为等或略低信号影，液体敏感序列呈略高或高信号影，呈液体样高信号影提示足底腱膜撕裂，矢状位及冠状位液体敏感脂肪抑制序列显示最清晰，增强扫描可呈多种强化方式。可伴有跟骨附着处骨髓水肿，可伴有足底脂肪垫、趾短屈肌、小趾展肌水肿（图7-1-2～图7-1-8）。

诊断足底筋膜炎不需要X线平片检查，部分患者跟骨足底部可见骨刺形成（图7-1-9），但也可见于无症状的健康个体，存在跟骨骨刺对于足底筋膜炎无诊断与排除价值。X线跟骨侧位片可以排除跟骨应力骨折及其他骨质病变。足底筋膜炎患者趾短屈肌可出现钙化。

【鉴别诊断】

1.足底腱膜断裂　外伤或急性运动损伤等可引起足底腱膜断裂。自发性足底腱膜断裂可能发生在局部注射类固醇治疗的足底腱膜炎的患者。

足底腱膜断裂常发生在足后段，最常累及中间束，在MRI上表现为足底腱膜连续性部分或完全中断，急性断裂在液体敏感序列上腱膜内出现液体样高信号影。足底腱膜断裂常伴有深部的趾短屈肌急性损伤，趾短屈肌可通过足底腱膜缺损处疝入足底脂肪垫（图7-1-10，图7-1-11）。

足底腱膜陈旧性断裂，局部增生的纤维瘢痕在T_1WI及T_2WI上均表现为梭形或结节样低信号影，增强扫描瘢痕无强化。陈旧性断裂处局部也可见慢性血肿或继发性囊肿形成，边界清晰，位于足底腱膜的深、浅层之间。

2.足底纤维瘤病　1897年由德国学者Ledderhoose首次报道，因此又称为Ledderhoose病。足底纤维瘤病是位于足底的良性、纤维增生性结节，具有局部侵袭性，可与其他浅表部位的纤维瘤病伴发，常与手掌纤维瘤病伴发。

足底纤维瘤病多累及足底腱膜的中间或内侧束，常位于足底腱膜远端，但也可位于近端。MRI上表现为足底腱膜下缘边界清晰的单发或多发结节，结节在T_1WI上多呈低信号影，T_2WI上多呈中、低信号影，可能与病变内细胞成分少、胶原含量高有关（图7-1-12）。足底纤维瘤病在液体敏感序列上也可表现为高信号影（图7-1-13）。大的病变信号多不均匀，可伴有足底肌肉浸润。增强扫描呈多种强化方式，可表现为无强化、中等或明显强化，强化均匀或不均匀。

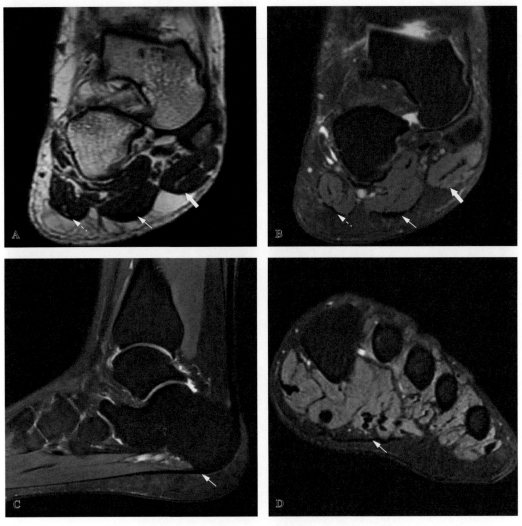

图7-1-1　足底腱膜

患者，女性，17岁。A.冠状位T_1WI；B.FS T_2WI。显示足底腱膜外侧束（虚箭），其深面为小趾展肌；足底腱膜中间束（实箭），其深面为趾短屈肌；足底腱膜内侧束（粗箭），其深面为足踇展肌。C.矢状位FS T_2WI显示跖腱膜起自跟骨结节向远端延伸（实箭）。D.冠状位FS T_2WI显示跖腱膜远端（实箭）

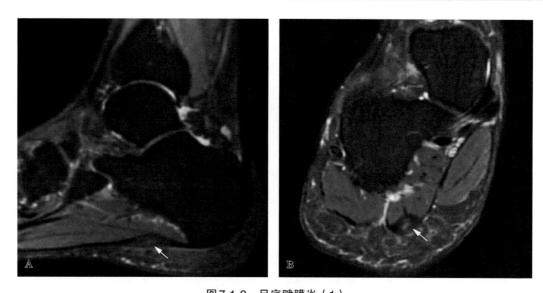

图7-1-2 足底腱膜炎（1）

患者，男性，49岁。A.矢状位FS T₂WI；B.冠状位FS T₂WI。显示足底腱膜近端梭形增粗，信号略增高（箭）

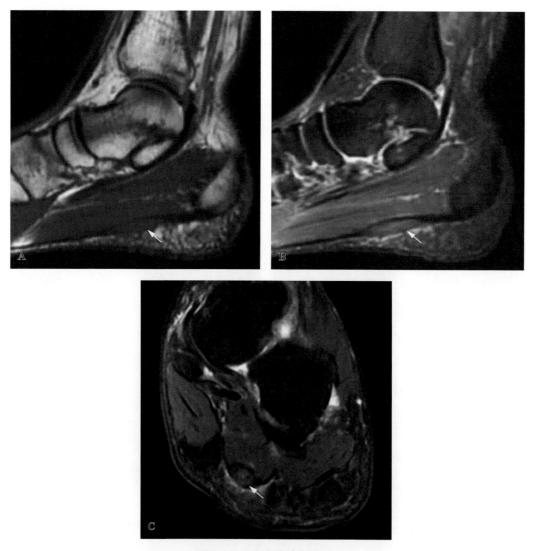

图7-1-3 足底腱膜炎（2）

患者，男性，50岁。A.矢状位T₁WI。显示跖腱膜近端呈条带状增粗，局部呈等信号影（箭）。B.矢状位FS T₂WI；C.冠状位FS T₂WI。显示增粗的跖腱膜呈略高信号影（箭），邻近足底脂肪垫水肿

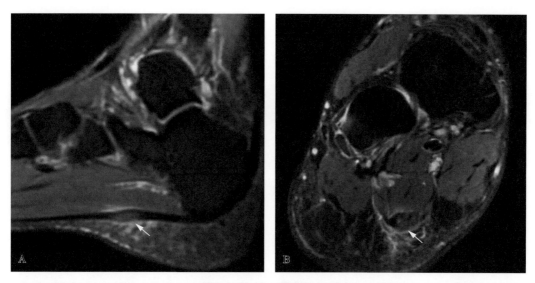

图7-1-4 足底腱膜炎（3）

患者，男性，51岁。A.矢状位FS T₂WI；B.冠状位FS T₂WI。显示跖腱膜近端增粗，信号略增高影（箭），邻近趾短屈肌及足底脂肪垫水肿

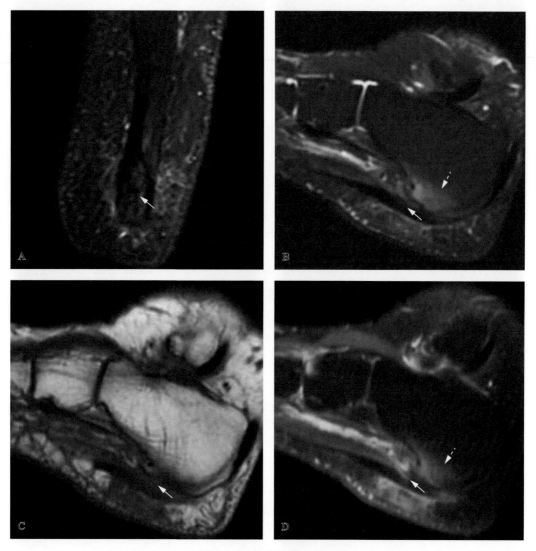

图7-1-5 足底腱膜炎（4）

患者，女性，69岁。A.横轴位FS T₂WI；B.矢状位FS T₂WI。显示跖腱膜跟骨附着部增粗、信号增高影（实箭），跟骨结节可见骨髓水肿（虚箭），足底脂肪垫水肿。C.矢状位T₁WI显示跖腱膜跟骨附着部增粗呈等信号影（实箭）。D.矢状位FS T₁WI增强扫描显示跖腱膜轻度强化（实箭），跟骨结节骨髓水肿明显强化（虚箭），足底脂肪垫水肿明显强化

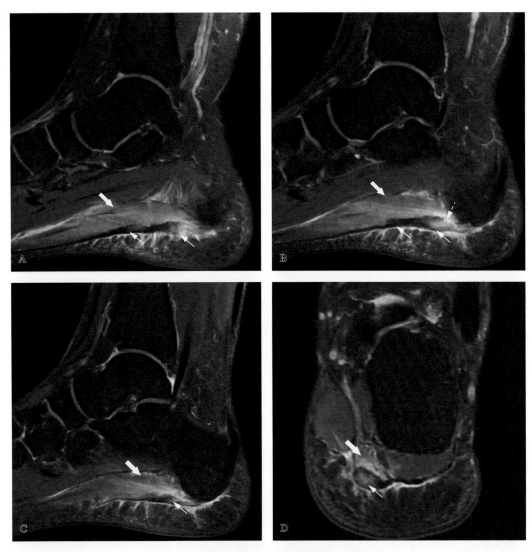

图7-1-6　足底腱膜炎伴足底腱膜部分撕裂（1）

　　患者，男性，38岁。A～C.矢状位FS T₂WI；D.冠状位FS T₂WI。显示跖腱膜近端不均匀增粗，信号增高影（实箭），跟骨附着点纤维部分撕裂，呈线状高信号影（虚箭），趾短屈肌、小趾展肌水肿，小趾展肌为著（粗箭），足底脂肪垫水肿

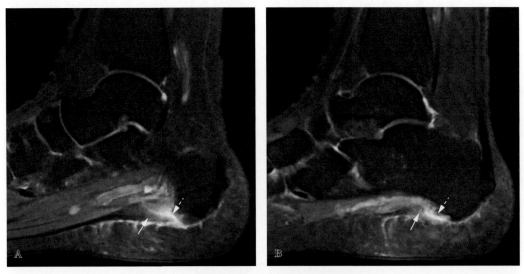

图7-1-7　足底腱膜炎伴足底腱膜部分撕裂（2）

　　患者，女性，65岁。A、B.矢状位FS T₂WI显示跖腱膜近端明显梭形增粗，信号增高（实箭），跟骨附着点及近端跖腱膜部分断裂，局部呈液体样高信号影（虚箭）

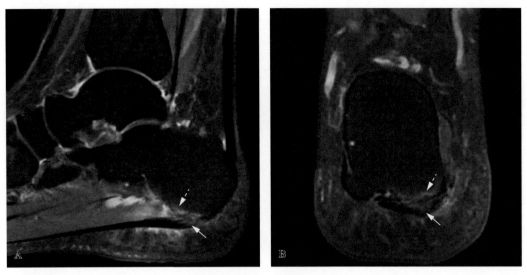

图7-1-8　足底腱膜炎（5）

　　患者，女性，59岁。A.矢状位FS T₂WI；B.冠状位FS T₂WI。显示足底腱膜跟骨止点增粗，信号增高（实箭），跟骨结节可见骨髓水肿（虚箭），趾短屈肌及足底脂肪垫水肿

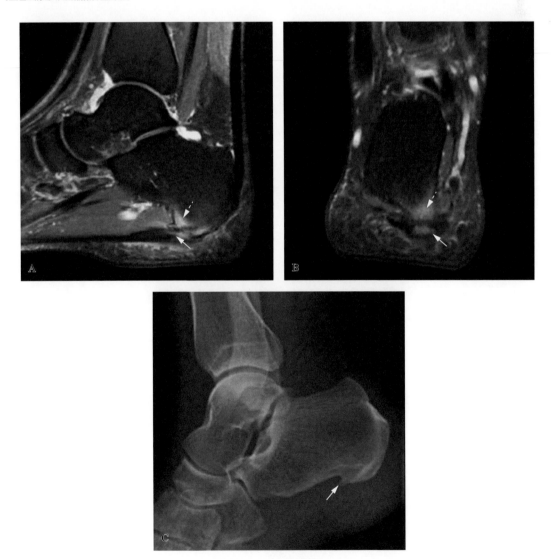

图7-1-9　足底腱膜炎（6）

　　患者，女性，44岁。A.矢状位FS T₂WI；B.冠状位FS T₂WI。显示足底腱膜近端增粗，信号增高，跟骨附着点处呈片状高信号影（实箭）；跟骨结节内可见骨髓水肿（虚箭），趾短屈肌及足底脂肪垫亦可见水肿。C.足侧位X线片显示跟骨结节前下缘骨刺形成（实箭）

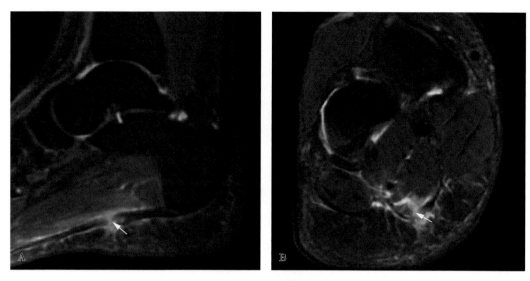

图7-1-10 足底腱膜断裂（1）

患者，男性，31岁。A.矢状位FS T₂WI；B.冠状位FS T₂WI。显示足底腱膜近端部分断裂，局部见液性高信号（箭），趾短屈肌及足底脂肪垫水肿

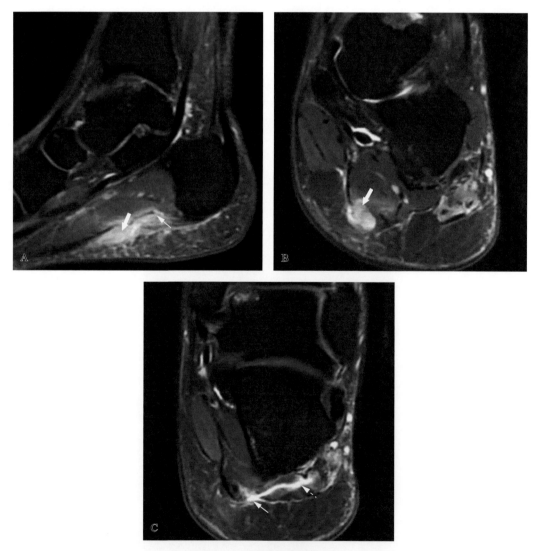

图7-1-11 足底腱膜断裂（2）

患者，男性，28岁。A.矢状位FS T₂WI；B、C.冠状位FS T₂WI。显示足底腱膜近端完全断裂，断端分离，局部见液性高信号影（实箭），趾短屈肌从足底腱膜断裂口疝出（粗箭），趾短屈肌及小趾展肌部分撕裂（虚箭）

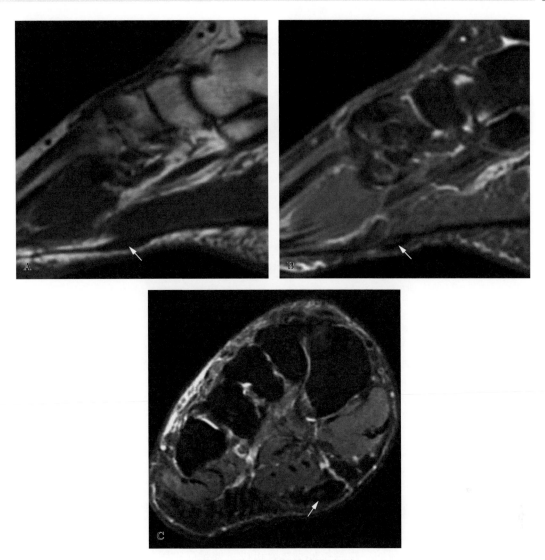

图7-1-12 足底纤维瘤病（1）

患者，女性，60岁。A.矢状位T₁WI显示远端足底腱膜可见条状等信号影。B.矢状位FS T₂WI；C.冠状位FS T₂WI。显示病变呈以低信号为主的低、略高的混杂信号影（箭）

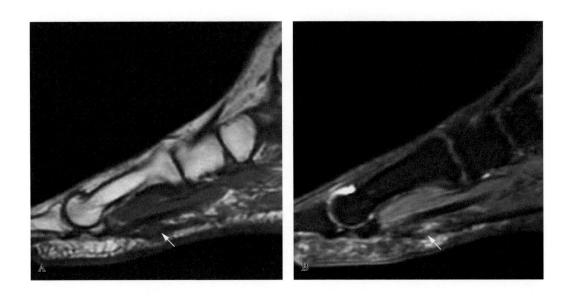

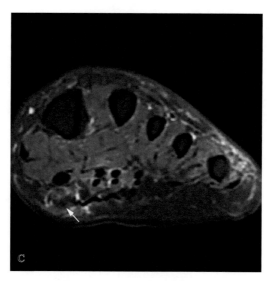

图7-1-13　足底纤维瘤病（2）

患者，女性，58岁。A.矢状位T₁WI显示远端跖腱膜可见类圆形等信号结节影，边界清晰。B.矢状位FS T₂WI；C.冠状位FS T₂WI。显示病变呈高、略高信号的混杂信号影（箭）

3.足底腱膜-跟骨结节附丽病　足底腱膜跟骨附着点在T_1WI上呈略低或等信号影，在液体敏感序列上呈略高或高信号影。MRI上跟骨结节可出现骨髓水肿、骨质侵蚀、脂肪沉积、骨质硬化。X线平片及CT可显示跟骨骨质侵蚀及骨质硬化。

【治疗】

足底筋膜炎的治疗方法主要包括物理治疗、药物治疗及手术治疗。超过90%的患者通过保守治疗可达到良好的治疗效果。

1.物理治疗

（1）冰敷与制动：对于急性损伤及足底明显肿胀的患者可抬高患足制动，采用冰敷治疗。

（2）拉伸训练：主要包括足底腱膜及跟腱拉伸训练。足底腱膜拉伸训练的目的在于维持足底腱膜的长度及弹性，从而达到减轻疼痛的目的。跟腱拉伸训练除可以拉伸足底腱膜外，也可改善踝关节的功能。

（3）矫形鞋垫：对足弓进行支持，可以明显减轻足底腱膜的张力及足底压力，对平足患者疗效更佳。

（4）肌内胶布：作为短期治疗使用，其主要机制为降低负重时足底腱膜的张力，达到保护足底腱膜的作用。

（5）体外冲击波治疗：通过激发无髓鞘c纤维达到镇痛的目的，并可对组织造成微创伤，从而达到修复粘连、松解瘢痕的目的。

2.药物治疗

（1）口服非甾体抗炎药，可缓解足底筋膜炎患者的疼痛。

（2）局部注射小剂量皮质类固醇激素，可缓解症状，通常效果良好，但存在继发脂肪垫萎缩及足底腱膜断裂的风险，利用超声引导进行局部注射可明显减少并发症并提高疗效。

3.手术治疗　仅适用于经过6个月至1年保守治疗无效且影响生活质量、疼痛症状十分严重的患者。手术方式主要有开放性足底腱膜切开术、内镜下足底腱膜松解术及双极电凝腱膜松解术。

第二节　籽骨损伤

籽骨是受压较大的肌腱内生成的中、小骨，是由肌腱骨化而形成，具有改变肌肉牵拉方向，减少摩擦和缓解压力的作用。足籽骨的位置不是恒定的，可发生于足的任何负重面，多位于足底，肌腱通过关节的附近。姆趾籽骨是最恒定出现、位置最固定的足部籽骨，先天性姆趾籽骨缺如，非常罕见。运动创伤相关的姆趾籽骨损伤（sesamoid injury）包括籽骨骨折、脱位或半脱位、骨关节病、缺血性坏死、籽骨炎。

【病因及发病机制】

　　拇趾籽骨骨折可由急性创伤或重复性应力引起。从高处坠落时前足着地，前足突然负重或挤压伤可造成拇趾籽骨急性骨折。应力性骨折多见于跖趾关节反复过伸的患者，如芭蕾舞演员、长跑运动员。拇趾籽骨的应力性骨折较急性骨折更常见。

　　外伤性足拇趾籽骨脱位或半脱位通常是由拇趾的严重创伤造成的，最常见的是与足底关节囊损伤或撕裂同时发生，多见于芭蕾舞演员和足球运动员。拇趾籽骨脱位或半脱位也见于中、重度拇外翻患者。拇趾外翻时，第1跖骨头会出现内收，籽骨与第2跖骨头趋于保持正常的位置关系，则出现第1跖籽关节脱位或半脱位。

　　足底重复屈曲和过度轴向负荷（如跳芭蕾舞、跑步、穿高跟鞋等）是拇趾籽骨骨关节病的高风险因素。

　　拇趾籽骨缺血性坏死最常见于青少年或参加体育活动的年轻人，男性多于女性，目前认为重复性创伤是引起拇趾籽骨缺血性坏死最常见的原因。

　　慢性拇趾籽骨疼痛在临床上可被描述为"籽骨炎"，是一种疼痛综合征。

【临床表现】

　　患者发生拇趾籽骨骨折后，在第1跖骨头的跖侧面可出现疼痛、肿胀、局部压痛，拇趾背伸时可出现疼痛或疼痛加重，患者可出现跛行、不能负重。

　　籽骨骨关节病、缺血性坏死等籽骨损伤均可引起籽骨的慢性疼痛。

【影像学表现】

　　1.拇趾籽骨骨折　通常情况下，根据标准的足前后位、斜位和侧位X线片明确籽骨骨折。如果常规X线片未见骨折但又高度怀疑籽骨骨折，则可拍摄籽骨外斜位（显示腓侧籽骨）、内斜位（显示胫侧籽骨）和籽骨轴位片。内侧籽骨承受的重力负荷大于外侧籽骨，更容易发生骨折。

　　（1）X线表现：①骨折线，横行、纵行、斜行、不规则形，横行多见。边缘清晰，不规则可呈锯齿状，无骨皮质结构。②骨皮质连续性中断，骨折断端可分离、移位，断端间分离面的距离可不等宽。③急性骨折多伴有周围软组织肿胀。④复查X线平片可有骨折线模糊，骨痂形成（通常在2～3周出现），局部软组织肿胀减轻等动态变化。

　　（2）CT、MRI表现：单独X线平片诊断籽骨骨折具有一定的挑战性，CT、MRI可以检出隐匿性骨折。①骨折线在CT上多为线状低密度影，籽骨内骨小梁嵌插也可表现为高密度影；②骨折线在T_1WI上呈低信号影，在液体敏感序列上可呈低或高信号影，骨折线内积液或积血则表现为高信号影；③骨折线周围可伴有骨髓水肿；④慢性骨折或应力性骨折线周围可以伴有骨质硬化，周围软组织也可见水肿或血肿（图7-2-1，图7-2-2）。

　　籽骨骨髓水肿，在发展为应力性骨折之前称为应力性反应，在MRI上与籽骨炎、早期缺血性坏死无法相鉴别。

　　2.拇趾籽骨脱位或半脱位　正常拇趾胫侧籽骨位于平分第1跖骨的长轴线内侧，腓侧籽骨位于第1跖骨头外侧皮质线的内侧。

　　X线平片足以诊断籽骨脱位或半脱位，表现为籽骨向外侧移位，拇趾籽骨与第1跖骨头完全或部分失去正常的对位关系（图7-2-3，图7-2-4）。

　　CT有助于观察骨质结构，MRI有助于评估软骨损伤、关节囊撕裂和软组织的损伤程度。

　　随着籽骨脱位的发展，籽骨间嵴会发生磨损、变平或消失。

　　3.拇趾籽骨骨关节病　X线和CT上表现为第1跖籽关节间隙狭窄，关节面骨质增生硬化，边缘可见增生骨赘形成，软骨下骨质可见囊变影及骨质硬化（图7-2-5）。籽骨旁可见游离骨块。

　　第1跖籽关节软骨较薄，在MRI上难以显示，关节软骨发生裂隙或缺损后，关节面下骨质可有骨髓水肿、囊变影（图7-2-6）。

　　跖籽关节骨关节病常可导致进行性拇趾外翻、籽骨半脱位或脱位。

　　4.拇趾籽骨缺血性坏死　在开始出现症状的前6个月，X线平片可无明显骨质异常。病变发展，可表

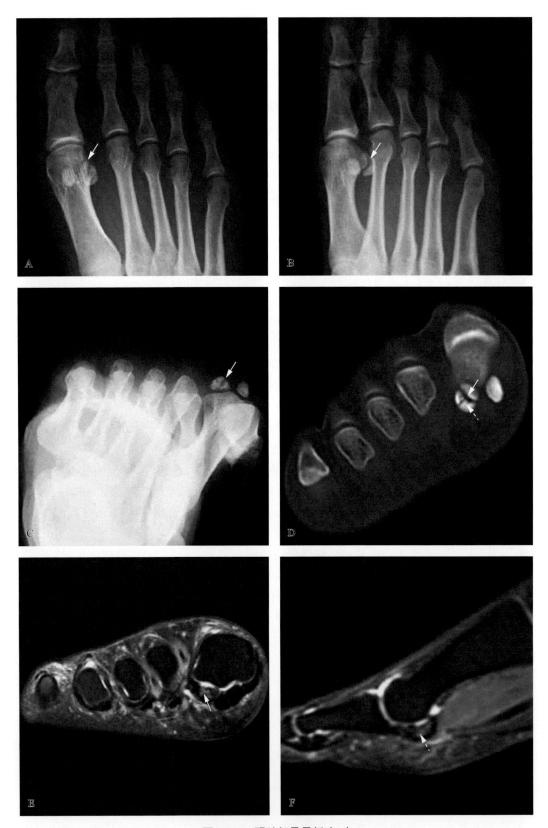

图7-2-1　踇趾籽骨骨折（1）

　　患者，男性，26岁。A.足正位X线片；B.足斜位X线片；C足籽骨轴位片。显示右踇趾外侧籽骨可见低密度骨折线（实箭）。D.足斜轴位CT骨窗显示右踇趾外侧籽骨两条低密度骨折线（实箭），断端略错位，骨折线周围可见骨质硬化（虚箭）。E.冠状位FS T₂WI显示外侧籽骨骨折线呈线状高信号影，周围骨髓水肿（实箭）。F.矢状位FS T₂WI显示外侧籽骨骨髓水肿（虚箭）

现为籽骨边缘模糊、骨密度增高，病变进一步发展可出现籽骨变扁、碎裂，X线平片上籽骨多发碎裂，是缺血性坏死的特征性表现。晚期可继发骨关节炎，继发骨关节炎之前，跖骨头骨质无异常改变。

CT显示籽骨骨密度增高、骨碎裂等骨质异常比X线平片更敏感、更清晰（图7-2-7）。

MRI在患者出现症状时就可表现为骨髓水肿，但非特异性，与籽骨应力性反应、籽骨炎无法鉴别，如CT上发现细微的骨质硬化，提示籽骨的缺血性坏死。病变进展在MRI上籽骨呈高、低混杂信号，骨质硬化呈长T_1、短T_2信号，骨髓水肿呈长T_1、长T_2信号（图7-2-8，图7-2-9）。晚期出现籽骨变扁、碎裂及跖籽关节骨关节病的表现。

5.**踇趾籽骨炎** 籽骨炎仅能在MRI上显示，只表现为籽骨的骨髓水肿，而无骨质硬化。CT有助于区分籽骨炎和籽骨缺血性坏死。影像学上籽骨炎的诊断，需要排除其他的籽骨损伤，不同于临床上的症状性描述"籽骨炎"。

【鉴别诊断】

1.**二分籽骨** 二分籽骨相加通常大于无分裂的籽骨。胫侧籽骨呈二分结构，多达30%，腓侧籽骨很少二分，约25%的人是双侧二分籽骨，部分病例加摄对侧X线片有助于鉴别。二分籽骨边缘光滑，骨皮质光滑连续，籽骨分离面为横行的透亮线、间距等宽（图7-2-10）。复查X线平片无骨折的动态变化。通常无软组织肿胀。

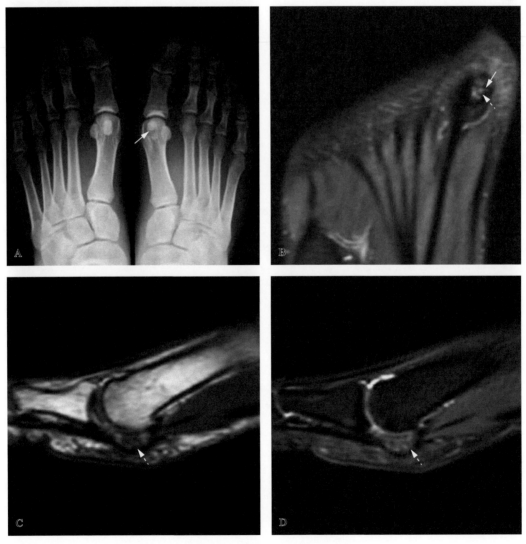

图7-2-2 踇趾籽骨骨折（2）

患者，男性，26岁。A.足正位X线片显示右踇趾内侧籽骨骨质断裂（实箭）。B.横轴位FS T_2WI显示内侧籽骨横行低信号骨折线（实箭），邻近骨质骨髓水肿（虚箭）。C.矢状位T_1WI；D.FS T_2WI。显示内侧籽骨内骨髓水肿（虚箭）

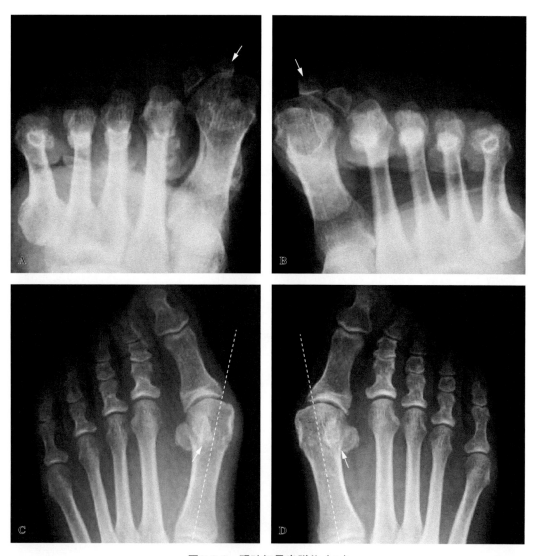

图7-2-3 踇趾籽骨半脱位（1）

患者，女性，59岁。A.左足籽骨轴位片；B.右足籽骨轴位片。显示双足踇趾内、外侧籽骨向外侧移位，内侧籽骨与籽骨间嵴重叠（箭）。C左足负重位片；D.右足负重位片。显示双足踇外翻畸形，踇趾籽骨外移，内侧籽骨位于第1跖骨长轴线外缘

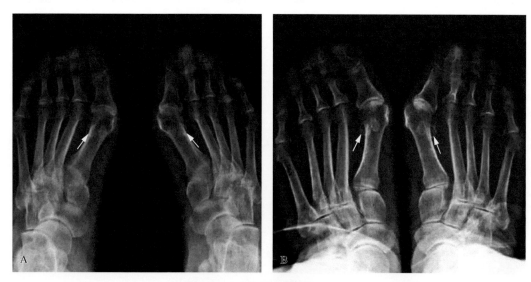

图7-2-4 踇趾籽骨半脱位（2）

患者，女性，76岁，双足踇外翻畸形。A.双足正位X线片显示双足踇趾腓侧籽骨外缘位于第1跖骨头外侧骨皮质线的外侧（箭）。B.双足负重位X线片显示双足踇趾籽骨向外侧移位比正位片更明显（箭）

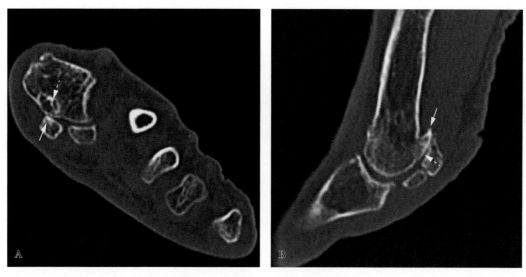

图7-2-5　跨趾籽骨骨关节病（1）

患者，女性，67岁。A.左足冠状位CT骨窗显示跨趾籽骨向外侧移位，内侧籽骨关节面下可见骨质硬化（实箭），第1跖骨头可见囊变影（虚箭）。B.矢状位CT骨窗显示第1跖籽关节间隙狭窄（虚箭），关节面边缘可见增生骨赘（实箭）

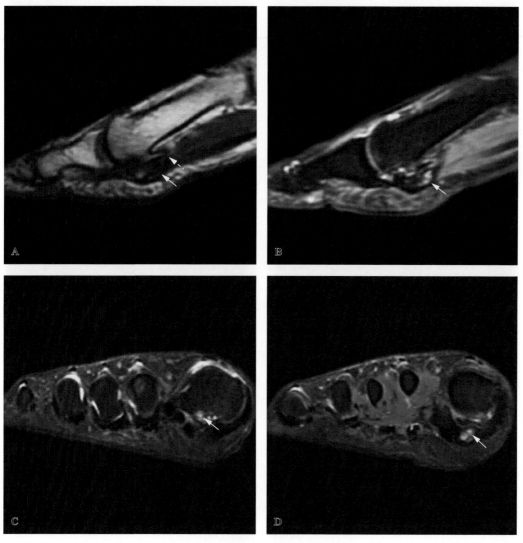

图7-2-6　跨趾籽骨骨关节病（2）

患者，女性，57岁。A.矢状位T$_1$WI显示第1跖籽关节骨质增生，局部见骨赘形成（虚箭），关节面下可见骨髓水肿及囊变影呈低信号影（实箭）。B.矢状位FS T$_2$WI；C、D.冠状位FS T$_2$WI。显示第1跖骨头及内侧籽骨骨髓水肿、囊变（实箭）

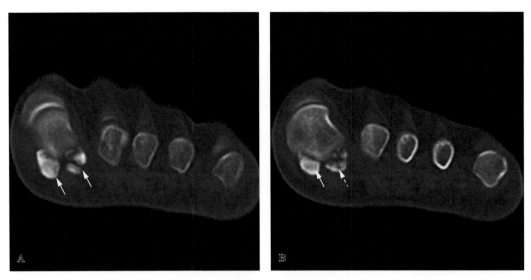

图7-2-7　姆趾籽骨缺血性坏死（1）

患者，女性，24岁。A、B.冠状位CT骨窗显示左足姆趾内、外侧籽骨骨质硬化（实箭），外侧籽骨多发碎裂，可见小囊变影（虚箭）

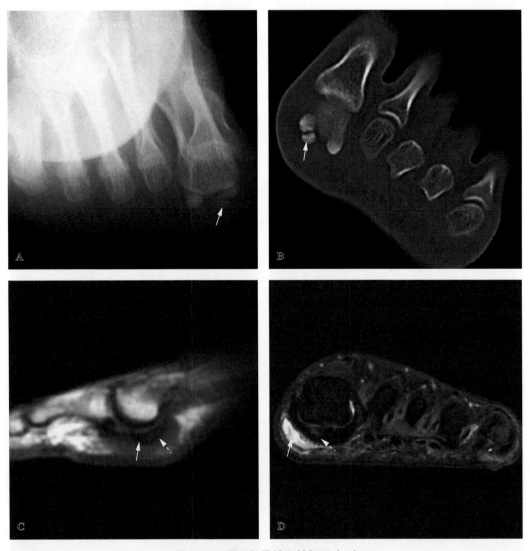

图7-2-8　姆趾籽骨缺血性坏死（2）

患者，女性，20岁。A.籽骨轴位片；B.横轴位CT骨窗。显示左足姆趾内侧籽骨骨质硬化（实箭），内侧二分籽骨。C.矢状位T₁WI显示内侧籽骨脂肪信号消失，局部可见低信号骨质硬化（实箭）及略低信号骨髓水肿（虚箭）。D.冠状位FS T₂WI显示内侧籽骨骨髓水肿（虚箭），足姆展肌腱鞘囊肿（实箭）

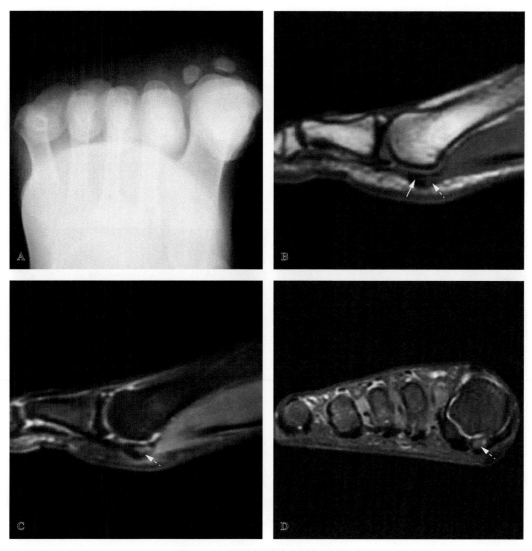

图7-2-9　踇趾籽骨缺血性坏死（3）

患者，女性，17岁。A.右足籽骨轴位显示踇趾籽骨骨质未见明显异常。B.矢状位T₁WI显示内侧籽骨骨质硬化，呈明显低信号影（实箭）；骨髓水肿呈略低信号影（虚箭）。C.矢状位FS T₂WI；D.冠状位FS T₂WI，显示内侧籽骨骨髓水肿（虚箭）

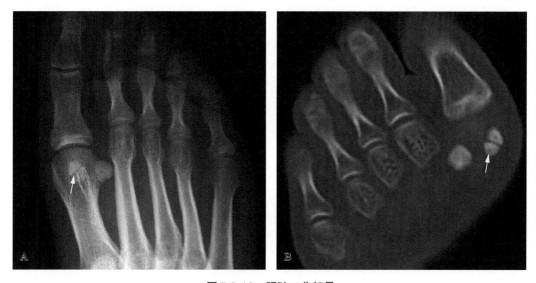

图7-2-10　踇趾二分籽骨

患者，男性，34岁。A.足正位X线片显示内侧籽骨呈二分结构，边缘光滑（箭）。B.横轴位CT骨窗显示踇趾内侧二分籽骨（箭）

2.籽骨感染（骨髓炎） 籽骨骨髓炎最常继发于软组织感染或为第1跖趾关节脓毒性关节炎的直接蔓延，最常见于糖尿病足。

早期骨髓炎X线平片可无异常表现或表现为骨质疏松。X线平片只对晚期骨髓炎敏感，表现为骨皮质破坏，邻近软组织肿胀。

MRI是评价骨髓炎最敏感的方法，通常表现为弥漫性骨髓水肿伴骨皮质破坏，邻近软组织肿胀。增强扫描骨内、软组织内液体样高信号环行强化，代表脓肿形成。皮肤缺损、邻近软组织脓肿或窦道的存在增加了对骨髓炎诊断的特异性。

3.炎症性关节病 跖籽关节是滑膜关节，类风湿关节炎、血清阴性脊柱关节病、痛风可以累及跗趾籽骨（图7-2-11）。

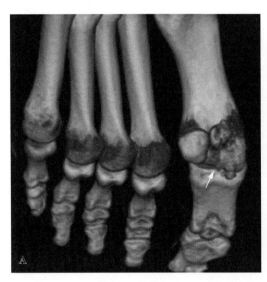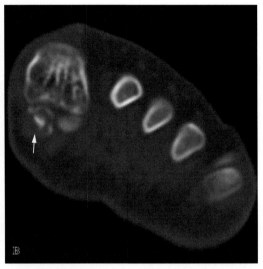

图7-2-11 跗趾籽骨痛风

患者，男性，25岁。A.能谱CT显示左足跗趾籽骨可见多发尿酸盐结晶沉积（箭）。B.冠状位CT骨窗显示左足跗趾内侧籽骨骨质破坏（箭），局部软组织肿胀

【治疗】

首选保守治疗，只有在确实必要时才可切除籽骨，在任何情况下不要行双侧籽骨切除术，避免造成爪状趾畸形。

1.保守治疗 籽骨骨折的保守治疗包括休息、保护下负重和减少活动跖趾关节。对于移位不明显的跗趾籽骨骨折可以穿将足舟骨垫高的矫形垫或使用非负重的小腿石膏托固定4～6周。经保守治疗无效，疼痛超过6个月，可考虑手术切除籽骨。

籽骨缺血性坏死，主要采用制动休息，穿特殊鞋具或支具，少数籽骨负重或局部注射非类固醇激素，若保守治疗6个月以上疼痛无明显改善或疼痛加重、行走困难者，可考虑籽骨切除。

籽骨骨关节病可垫跖骨垫或矫形鞋垫，减少籽骨负重，服用非甾体抗炎药缓解疼痛，对于胫侧或腓侧籽骨孤立性骨关节病可考虑手术切除相关籽骨。

2.手术治疗 外伤引起的籽骨脱位或半脱位少见，多伴有第1跖趾关节脱位或半脱位，可采用手法复位或手术切开复位，手术复位的同时可以对撕裂的足底关节囊或韧带进行修复。足跗外翻引起的籽骨脱位或半脱位，在跗外翻畸形矫正后一般可复位，有时需要松解跗收肌和外侧关节囊，主要将胫侧籽骨复位于第1跖骨头内侧关节面，彻底外侧松解后，如果仍有明显挛缩或腓侧籽骨明显的退行性变，在跗趾对线后限制了跖趾关节的充分活动，可以考虑切除腓侧籽骨。

第三节　足骨筋膜室综合征

足骨筋膜室综合征（osteofascial compartment syndrome，OCS）包括急性足骨筋膜室综合征（acute compartment syndrome，ACS）和慢性劳累性足骨筋膜室综合征（chronic exertional compartment syndrome，CECS）。急性足骨筋膜室综合征是由不同原因使足部肌肉骨筋膜室内压力升高，局部血流障碍和微循环灌注不良，导致的肌肉和神经的缺血性坏死。相对于前臂和小腿，急性足骨筋膜室综合征的发生率较低，一旦发生漏诊，会引起严重的并发症。慢性劳累性足骨筋膜室综合征是由运动导致的足一个或多个筋膜室的压力增高，进而产生足部疼痛。

【病因及发病机制】

1.急性足骨筋膜室综合征

（1）骨折、脱位：①跟骨骨折时松质骨内出血较多并伴有严重的肌肉损伤（出血、水肿）或者跟内侧动脉出血进入骨筋膜室，导致足跟部骨筋膜室压力增高。②跗骨间关节、跖跗关节、前足骨折或脱位引起骨折断端出血、骨间肌损伤、足底或足背动脉等局部血管痉挛、血栓形成、出血可造成骨筋膜室压力增高。

（2）软组织损伤：足部外伤、挤压伤、重物长时间压迫导致局部肌肉、血管损伤，严重的软组织肿胀引发骨筋膜室内压力升高。

过高的压力影响室内血液循环，使骨筋膜室内的肌肉和神经缺血。同时，局部缺血、缺氧刺激毛细血管旁肥大细胞释放组胺，使毛细血管的通透性增加和血管网开放，大量渗出液进入组织间隙，形成水肿，使骨筋膜室内压力进一步增加，形成缺血—水肿—再缺血的恶性循环。

2.慢性劳累性足骨筋膜室综合征　慢性劳累性足骨筋膜室综合征是一种与运动相关的疾病，如长跑、足球运动等。导致其发生的确切机制尚不清楚。目前本病的发生机制包括缺血学说，即紧缩的筋膜难以适应收缩或肿胀的肌肉，致使组织出现可逆性缺血，其他包括：细胞内的液体从活化的肌纤维中延迟流出、代谢产物引起的毛细血管通透性增加、骨膜神经的刺激等，导致筋膜室内压力增高。

【临床表现】

1.急性足骨筋膜室综合征

（1）剧烈疼痛和损伤不成比例的难以忍受的持续性疼痛，进行性加重累及全足。

（2）足趾被动牵引痛，一手固定前足，另一只手轻微被动背伸足趾可导致疼痛症状加重。

（3）感觉异常，神经对缺血较敏感，缺血30分钟即可出现相应神经分布区的感觉异常。轻触觉特别是两点辨别觉和针刺痛觉的消失是早期诊断足骨筋膜室综合征的重要依据。

（4）肿胀，足部软组织明显肿胀，触诊张力增高，可见张力性水疱。

（5）足底瘀斑，由血肿或软组织积液聚集形成，多见于跟骨骨折、跖跗关节损伤。

（6）发展成5P综合征（疼痛、感觉异常、苍白、麻痹、无脉）时，肌肉多已经坏死，即使减压也会发生不同程度的功能障碍。

（7）如长期缺血肌肉坏死可造成：足底瘢痕挛缩、爪形趾等足部畸形、持续性神经疼痛和感觉异常等并发症。

2.慢性劳累性足骨筋膜室综合征　患者运动时出现疼痛、痉挛和肌肉紧绷感，常为双侧，随运动增加而逐渐加重。在无结构损伤时，典型的表现是停止活动后，症状迅速消失。较重的患者可出现麻木、刺痛等感觉异常症状。

【分类和分级】

筋膜室内压力测量是诊断足骨筋膜室综合征最重要的指标，目前最常用的是1975年首次报道的Whiteside法。

1.急性足骨筋膜室综合征　筋膜室内压力＞30 mmHg。

2.慢性劳累性足骨筋膜室综合征　①运动前筋膜室内压力≥15 mmHg；②运动后1分钟筋膜室内压力≥

30 mmHg；③运动后5分钟筋膜室内压力≥20 mmHg。

【影像学表现】

1.影像相关解剖　目前认为，足部至少9个骨筋膜间室，Manoli等通过解剖学的研究确认了9个足部的骨筋膜间室：内侧筋膜间室、外侧筋膜间室、中间浅筋膜室、中间深筋膜室、足踇内收肌筋膜间室及4个骨间筋膜间室。①内侧骨间筋膜间室：容纳踇展肌、踇短屈肌及足底内侧动脉、神经。②外侧骨间筋膜间室：容纳小趾短屈肌、小趾展肌及足底外侧动脉及神经。③中间骨间筋膜间室：容纳趾长屈肌腱、趾短屈肌、足底方肌、蚓状肌、足底动脉弓及分支、足底外侧神经及分支等；中间室可分为浅、深两个间室，中间浅筋膜间室内含趾短屈肌、趾长屈肌腱、蚓状肌，中间深筋膜间室包含足底方肌和足底外侧神经，又称为足跟部肌筋膜骨筋膜室。④踇内收肌骨间筋膜间室：容纳踇内收肌。足前部的4个骨间筋膜间室由跖骨和骨间膜构成，容纳7块骨间肌、足跖动脉弓和趾神经。内侧、中间浅骨间筋膜间室和踇内收肌骨间筋膜间室贯穿足部全长，中间深骨间筋膜间室局限于后足，外侧筋膜间室与骨间筋膜间室局限于前足（图7-3-1）。

2.急性足骨筋膜室综合征　急性足骨筋膜室综合征是需要紧急处理的外科急症，因此很少用影像学评估，以免延误患者治疗。MRI检查是最佳的成像方法，可以提供影像学诊断依据。

（1）形态异常：受累筋膜室弥漫性膨隆，受累肌肉正常纹理消失，肌肉肿大。

（2）信号异常：肌肉、筋膜内水肿T_1WI上信号减低，液体敏感序列上呈高信号影；肌肉、筋膜内出血T_1WI上信号正常或略增高，液体敏感序列上信号增高。伴或不伴有亚急性出血信号。伴或不伴有皮下脂肪层水肿。

（3）增强扫描：与正常肌肉相比，受累肌肉早期可见不同程度的强化；当强化减低，提示肌肉缺血；无强化提示肌肉坏死，肌筋膜可明显强化。

（4）慢性期肌肉萎缩，可见脂肪浸润，陈旧性出血可见含铁血黄素沉积。

3.慢性劳累性足骨筋膜室综合征　运动后立即行MRI检查，在液体敏感序列上可见肌肉一过性信号增高，可伴有肌肉肿胀、筋膜水肿，这些变化在运动后立即达到最大值，并在30分钟内消失。

肌肉T_2值的定量测量、磁共振波谱（MRS）等功能成像具有更高的敏感性，然而特异性尚未明确。Andreisek等对无症状志愿者和慢性患者在运动后进行了T_2^*WI和动脉自旋标记成像，虽然慢性劳累性足骨筋膜室患者感觉更疲劳和疼痛，但是两组在MRI上均出现了相同的肌肉的一过性变化（图7-3-2～3）。

【鉴别诊断】

1.肌肉拉伤　大多数位于肌肉-肌腱连接处，也可发生在肌外膜，损伤处出现水肿和（或）出血。肌肉拉伤分三级。Ⅰ度拉伤：肌肉水肿为主要表现，在液体敏感序列表现为明显高信号影，呈"羽毛状"外观，是肌肉拉伤的特征性表现。Ⅱ度拉伤：肌肉-肌腱连接处部分撕裂，除了肌肉水肿外，在肌纤维断裂处呈"星状"的组织缺损，伴有邻近肌腱变薄及紊乱，肌肉-肌腱连接处血肿是Ⅱ度拉伤特征性表现。Ⅲ度拉伤：肌肉-肌腱连接处完全断裂，断端可分离、回缩，损伤处及断端间广泛出血、水肿。

2.延迟性肌肉酸痛　单块或一小群功能相似的肌肉在MRI上表现为肌肉肿胀，而无显著的肌肉增大，液体敏感序列肌肉信号增高，无肌肉结构损伤。MRI异常表现的峰值在损伤后的3～5天出现，可持续数周，自行缓解。

3.肌肉去神经支配　起病隐匿，无痛。去神经支配后2～4周MRI可显示，表现为肌肉肿大、水肿，无肌肉出血及肌肉结构损伤，晚期出现肌肉萎缩。

【治疗】

1.急性足骨筋膜室综合征　骨筋膜室压力在20～30mmHg或有倾向发生足骨筋膜室综合征的患者，以保守治疗为主，定时复查压力，密切观察软组织情况及积极消肿治疗，一旦病情进展，应立即切开减压。筋膜室切开减压是治疗急性足骨筋膜室综合征最有效的方法，它可以改善循环，有助于坏死组织的引流，降低软组织并发症和感染率，预防后期肌肉挛缩。筋膜室压力超过40mmHg或位于30～40mmHg合并骨折和（或脱位），受伤时间小于24小时，应立即切开减压，最佳切开时间在缺血后4～6小时内，超过48小时，治疗更加困难且预后不良。如果患者合并骨折、脱位，可减压同时行骨折复位、内固定，但存在感染风险及伤口覆盖困难等问题。例如，跟骨骨折，其软组织覆盖薄弱，软组织肿胀局部张力高，建议早期彻底切开减压、敞开创面，待软组织条件改善后，二期行骨折复位、内固定或同时行软组织覆盖术，可以降低并发症，有助于功能的恢复。合适的手术入路对减压效果有重要影响，目前足骨筋膜室综合征减压常用的手术入路包括足背入路，足内侧、跖侧入路（又称足底入路），联合入路。

2.慢性劳累性足骨筋膜室综合征　患者能够减少运动强度或改变运动方式，症状通常会减轻，其他保守治疗包括按摩、冰敷、弹性绷带、缓冲鞋垫或矫形器、肌松药及非甾体抗炎药等。目前缺少慢性劳累性足骨筋膜室综合征非手术治疗的前瞻性随机对照研究，各种治疗方法是根据专家建议和病例回顾性研究得到的。但大多数患者保守治疗效果较差，确切的治疗通常需要受累筋膜室的切开减压。

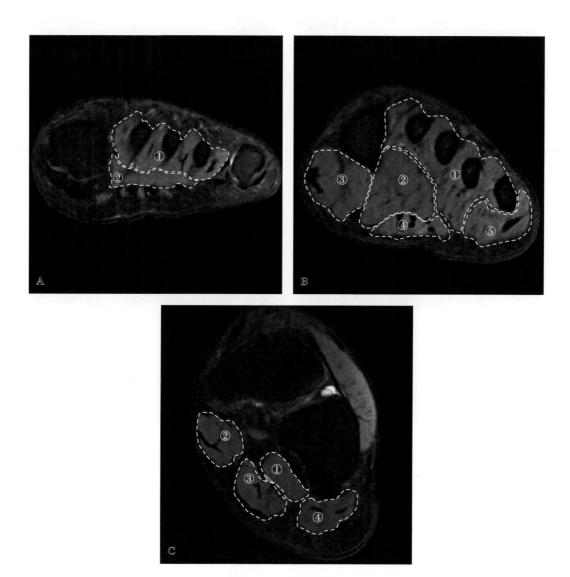

图7-3-1　足骨筋膜室

患者，女性，17岁。A冠状位FS T_2WI显示以虚线分界的足骨筋膜间室：①骨间筋膜间室；②踇内收肌筋膜间室。B.冠状位FS T_2WI显示：①骨间筋膜间室；②足踇内收肌筋膜间室；③内侧筋膜间室；④中间浅筋膜间室；⑤外侧筋膜间室。C.冠状位FS T_2WI显示：①中间深筋膜间室；②内侧筋膜间室；③内侧浅筋膜间室；④外侧筋膜间室

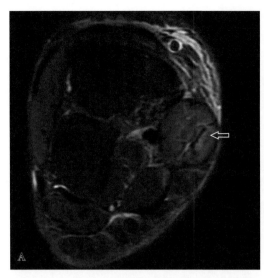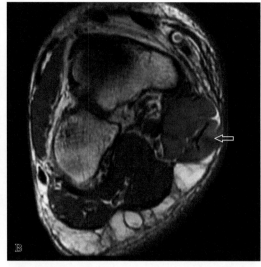

图7-3-2　慢性劳累性足骨筋膜室综合征

　　患者，女性，15岁。A.冠状位STIR序列显示右足蹈展肌肿胀、水肿，呈不均匀高信号影（箭）。B.冠状位T₁WI显示肌肉内微出血呈略高信号影（箭）

　　［引自：Kelsey NR，Edmonds LD，Biko DM.Acute exertional medial compartment syndrome of the foot in a teenager［J］.Radiol Case Rep，2016，10（2）：1092.］

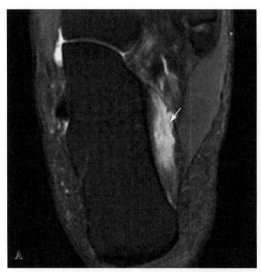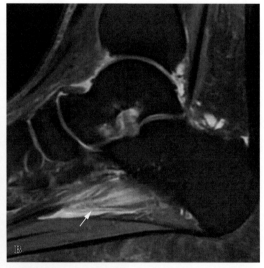

图7-3-3　足底方肌拉伤

　　患者，女性，53岁。A.横轴位；B.矢状位FS T₂WI。显示足底方肌形态未见异常，肌肉内可见"羽毛状"水肿（箭）

第四节　跗骨窦综合征

　　1958年，Dennis O'Connor等首先报道了跗骨窦综合征（tarsal sinus syndrome）。距下关节跗骨窦区的疼痛，局部注射麻醉药后，跗骨窦触诊疼痛减轻，被称为跗窦综合征。跗骨窦综合征的诊断主要是症状诊断，缺少客观诊断指标。

【病因及发病机制】

　　跗骨窦综合征的确切病因尚不完全清楚，是由跗骨窦内一个或者多个结构异常引起。本病包括创伤性跗骨窦综合征和非创伤性跗骨窦综合征。创伤性因素多见，约占70%，患者多有踝关节内翻扭伤史。踝关节内翻扭伤累及距下关节，造成跗骨窦内肌腱、韧带及其邻近软组织损伤，多伴有外侧副韧带断裂。非创伤性因素约占30%，包括足部畸形（如扁平足、高足弓、前足外翻、跗骨联合骨质过度生长延伸至跗骨窦等），自身免疫病（如类风湿关节炎、血清阴性脊柱关节病、痛风），肿瘤或肿瘤样病变（如脂肪瘤、腱鞘囊肿）。创伤和非创伤性因素都可以引起跗骨窦纤维变性、滑膜炎、无菌性炎症、韧带和支持带的黏液样（囊性）变性。长时间石膏固定足在外翻、外展位，可引起跗骨窦周围软组织的挛缩和瘢痕形成，导致医源性跗骨窦综合征。

【临床表现】

跗骨窦局部疼痛，有时疼痛向足外侧放射，行走在不平的地面或距下关节内收旋后时疼痛加重。部分患者可有踝关节不稳或行走无力感，尤其在不平地面上行走不稳感更明显。部分患者可有小腿的感觉异常。跗骨窦区封闭注射后症状可减轻或消失，有助于明确诊断跗骨窦综合征，如果封闭无效，应警惕不是本病。按压跗骨窦可引发锐性疼痛、踝被动内翻痛，有时可见局部肿胀，踝及距下关节活动正常。

【影像学表现】

1.影像相关解剖　跗骨窦位于距骨颈和跟骨前上侧之间，由后内向前外走行的漏斗形空腔，由4壁2口组成，是后距下关节与前、中距下关节的分界。上壁为距骨的前下面；下壁为跟骨前上面；内侧壁为距骨头、距骨颈；外侧壁为距骨体。内口狭小，朝向后内方；外口宽大，朝向前内侧。根据管腔的形态、部位，可分为两部分：前外侧部，管腔较大，为跗骨窦腔；后内侧部，管腔较小且狭长，为跗骨窦管。

跗骨窦包含5条韧带［颈韧带，跟距骨间韧带，伸肌下支持带内、中、外侧根（图7-4-1～图7-4-3）］，脂肪，神经，血管。此外，距下关节滑膜前后毗邻跗骨窦，有滑膜隐窝伸入跗骨窦内。

跗骨窦韧带均为关节囊外韧带。颈韧带起自距骨颈下外侧的颈结节，止于趾短伸肌起点内侧的跟骨背侧，颈韧带扁平，宽度是跗骨窦其他韧带的4倍。颈韧带主要功能是限制距骨前移、内移，防止足过度内翻。

距跟骨间韧带位于颈韧带后方，比颈韧带更靠近内侧，由前、后二束组成。前束附着于前距下关节面后方的跟骨沟，斜向前、外、上方，止于距骨颈下表面（距骨沟）。后束位于后距下关节面的前方，斜向后、外、上方，止于距骨沟的前距下关节面后部。距跟骨间韧带可稳定距下关节，防止距骨或跟骨后脱位。

伸肌下支持带是由小腿深筋膜向下延伸形成的，其外侧端通过位于跗骨窦内的韧带样根固定在距骨、跟骨外侧面。外侧根在跗骨窦外侧面附着于跟骨，中间根在颈韧带附着点后方附着于跟骨。内侧根有两个附着点，跟骨附着点位于距跟骨间韧带跟骨附着点前方，距骨附着点同距跟骨间韧带距骨附着点。伸肌下

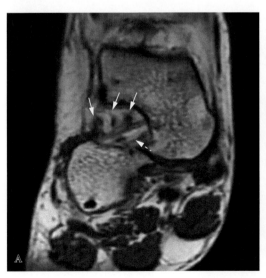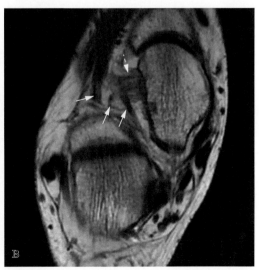

图7-4-1　跗骨窦韧带（1）

患者，女性，18岁。A.冠状位T₁WI；B.横轴位T₁WI。显示伸肌下支持带的内侧、中间、外侧根（实箭），颈韧带（虚箭）

支持带辅助颈韧带限制距下关节内翻。

2.跗骨窦综合征影像表现

（1）常规X线及距下关节应力位片检查常为阴性。CT可以评价距下关节骨性病变，但不能直接显示跗骨窦内病变及评价韧带的损伤情况。距下关节造影，正常时造影剂可流动至关节腔各部位，若造影剂不能自由流动或被阻隔，则提示病变存在。本检查法为有创性操作，目前很少应用。

（2）MRI是跗骨窦综合征最佳的成像方法，矢状位及冠状位最有价值。主要表现如下。

1）跗骨窦正常脂肪信号消失，被积液、滑膜或纤维组织等取代。积液呈长T_1、长T_2信号影；增生滑膜可呈多种信号影；纤维化在T_1WI上表现等或低信号影，液体敏感序列上呈低信号影（图7-4-4，图7-4-5）。

2）颈韧带、距跟骨间韧带及伸肌下支持带的内、中间、外侧根不同程度松弛、部分或完全撕裂。肌腱、韧带松弛表现为张力减低，结构扭曲。部分或完全撕裂表现为肌腱或韧带的连续性中断，在液体敏感序列局部可见液体样高信号影，未贯穿或贯穿肌腱、韧带全层。陈旧性撕裂表现为肌腱或韧带变薄、残端吸收，或表现为断端局部纤维增生，呈局限性增粗的结节样低信号影（图7-4-6）。

3）骨髓水肿，邻近颈韧带或距跟骨间韧带附着点的跟骨、距骨可出现骨髓水肿。

4）腱鞘囊肿，与韧带退行性变（黏液样变性）有关，表现为边界清晰的长T_1、长T_2信号影，通常呈多房性、狭长形，可发生在一条或多条韧带，可延伸至跗骨窦外，增强扫描无强化，囊肿较大可引起邻近骨质压迫性骨质吸收，多见于距跟骨间韧带（图7-4-7）。

5）滑膜炎，增生滑膜的信号强度与滑膜炎出现的时间有关。滑膜炎早期在PDWI上可呈液体样高信

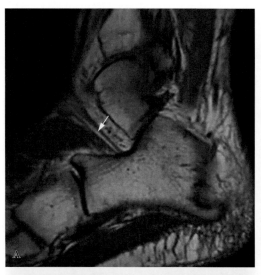

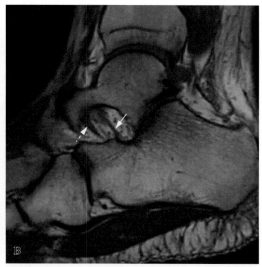

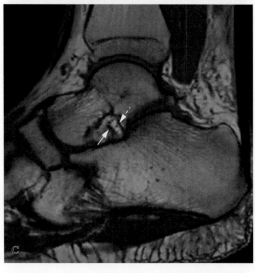

图7-4-2　跗骨窦韧带（2）

患者，男性，33岁。A.矢状位T_1WI显示伸肌下支持带外侧根（实箭）。B.矢状位T_1WI显示颈韧带（虚箭），伸肌下支持带中间根（实箭）。C.矢状位T_1WI显示伸肌下支持带内侧根（实箭），距跟骨间韧带（虚箭）

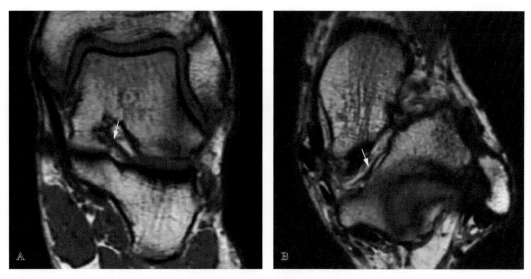

图7-4-3　跗骨窦韧带（3）

患者，男性，27岁。A.冠状位 T_1WI；B.横轴位 T_1WI。显示距跟骨间韧（箭）

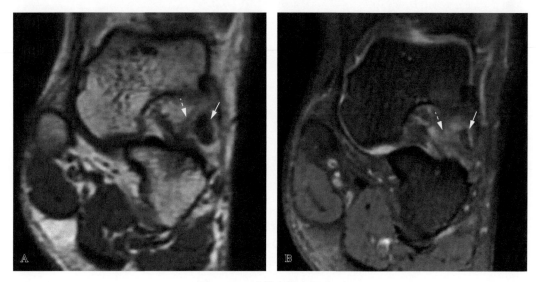

图7-4-4　跗骨窦综合征（1）

患者，女性，19岁。A.冠状位 T_1WI；B.冠状位 FS PDWI。显示跗骨窦外口游离体呈低信号影（实箭），跗骨窦滑膜炎 T_1WI 呈低信号影，FS PDWI 呈高信号影（虚箭）

号影，平扫很难与跗骨窦积液相鉴别，增强扫描可明显强化；随着时间的延长，滑膜在 PDWI 上的信号逐渐减低，强化减低，最终可发生纤维化，而无强化（图7-4-8）。自身免疫性疾病引起的滑膜炎伴有多发肌腱、韧带腱鞘炎，可出现距下关节间隙狭窄、骨质侵蚀、关节面下囊变、骨髓水肿，增强扫描可见明显强化（图7-4-9）。

6）软组织肿瘤，少见，增强扫描可有不同程度的强化。

【鉴别诊断】

1.后距下关节积液　后距下关节前隐窝可延伸至跗骨窦，后距下关节积液可使前隐窝扩大，通常不会引起跗骨窦综合征（图7-4-10）。

2.分歧韧带断裂　分歧韧带起源于跟骨前突，在跗骨窦前分叉成"V"形带状，止于骰骨及跟骨，分别称为跟骰韧带、跟舟韧带。分歧韧带撕裂会引起跗骨窦前外侧缘水肿，但不是跗骨窦内水肿。

3.距骨颈应力性骨折　骨折线呈长 T_1、短 T_2 信号，垂直于距骨颈，周围可见骨髓水肿，跗骨窦可见水肿。

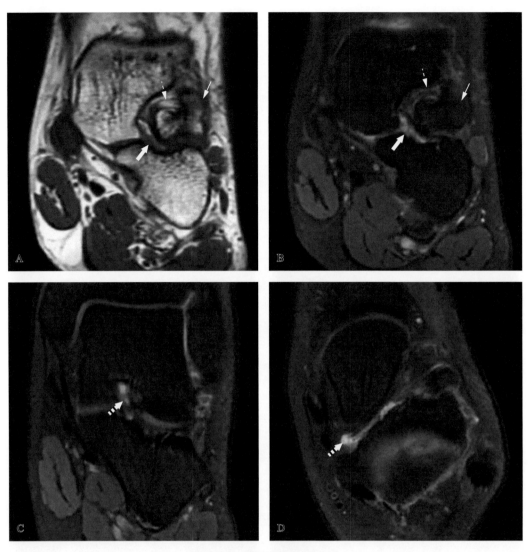

图7-4-5　跗骨窦综合征（2）

患者，男性，19岁。A.冠状位T₁WI；B、C.冠状位FS PDWI；D.横轴位FS PDWI。显示跗骨窦内不规则游离骨块中心呈脂肪信号，边缘呈低信号影（细实箭），伸肌支持带内侧根受压向上移位（细虚箭），颈韧带走行区可见水肿（粗实箭），距跟骨间韧带可见腱鞘囊肿（粗虚箭）

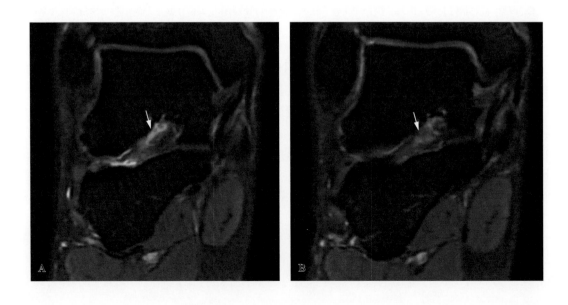

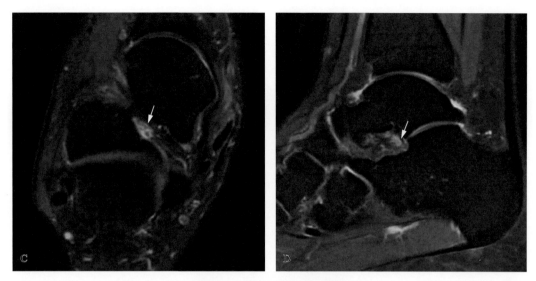

图7-4-6　距跟骨间韧带撕裂

患者，男性，44岁。A、B.冠状位FS PDWI；C.横轴位FS PDWI；D.矢状位FS PDWI。显示距跟骨间韧带连续性中断，局部可见液体样高信号影（箭）

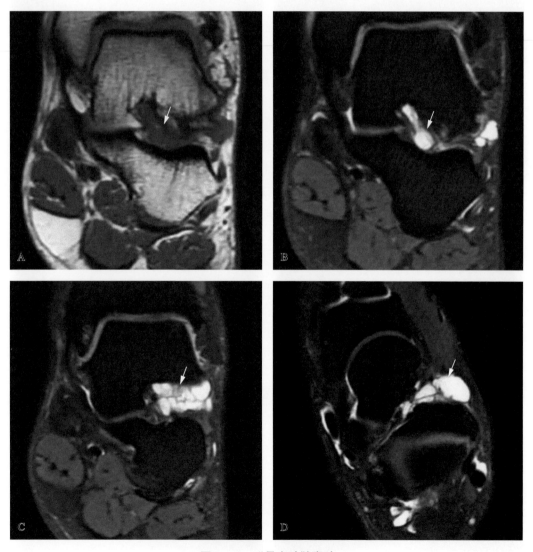

图7-4-7　跗骨窦腱鞘囊肿

患者，男性，28岁。A.冠状位T₁WI；B、C.冠状位FS PDWI；D.横轴位FS PDWI。显示距跟骨间韧带腱鞘囊肿，T₁WI呈低信号影，FS PDWI呈明显高信号影，病变内可见多发线状低信号分隔，囊肿呈串珠样延伸至跗骨窦外（箭）

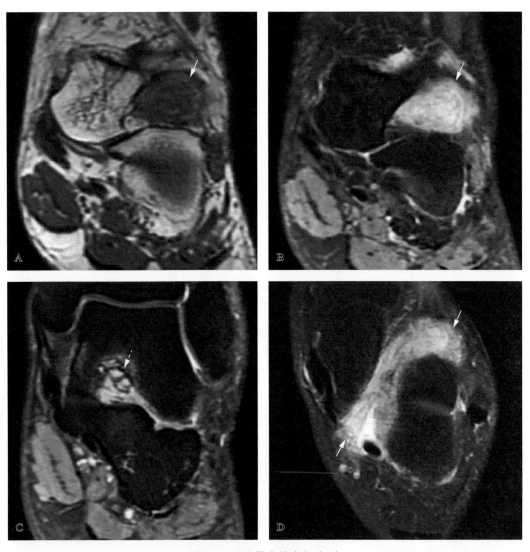

图7-4-8　跗骨窦综合征（3）

　　患者，女性，35岁。A.冠状位T₁WI显示跗骨窦滑膜增生呈等、长T₁混杂信号影（实箭）。B、C.冠状位FS PDWI；D.横轴位FS PDWI。显示跗骨窦弥漫性增生滑膜呈高、略低混杂信号影（实箭）；距跟骨间韧带结构显示不清，可见小腱鞘囊肿（虚箭）

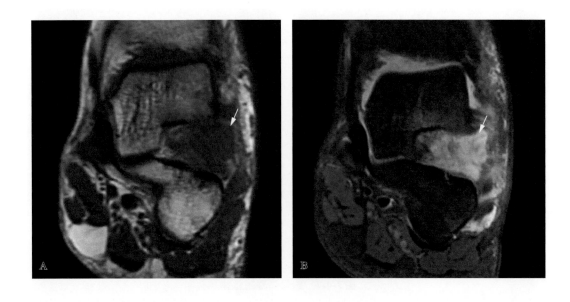

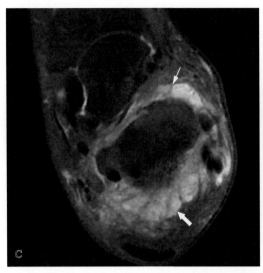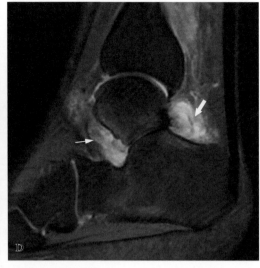

图7-4-9　跗骨窦综合征（4）

患者，女性，29岁，类风湿关节炎。A.冠状位T₁WI。显示跗骨窦内增生滑膜呈略低信号影（细箭）。B.冠状位FS PDWI；C.横轴位FS PDWI；D.矢状位FS PDWI。显示跗骨窦增生滑膜呈以高信号为主的高、略低混杂信号影（细箭）。后距下关节间隙明显变窄，后缘亦可见滑膜增生（粗箭），跟骨、距骨可见骨髓水肿

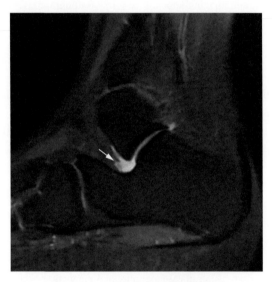

图7-4-10　后距下关节前隐窝积液

患者，女性，15岁。矢状位FS PDWI显示后距下关节前隐窝积液，呈明显高信号影，突入跗骨窦（箭）

【治疗】

1.保守治疗　保守治疗包括理疗、服用非甾体抗炎药、应用利多卡因与皮质醇激素的局部封闭治疗等。对于有不稳定感觉的患者可进行腓骨肌腱的锻炼和本体感觉训练。可使用胶带或支具固定，限制距下关节活动。积极保守治疗后，患者症状仍不能缓解，需要手术治疗。

2.手术治疗　手术治疗目的是跗骨窦减压，评价跗骨内韧带、滑膜，根据具体病变采取相应的措施。手术可切开或关节镜下进行。切开手术需切断跚短屈肌和趾短伸肌的起点，切除或松解跗骨窦内脂肪、筋膜、滑囊，应保留距跟骨间韧带。跗骨窦内容物切断松解，置于原处，可以避免完全切除跗骨窦内容物造成伤口内陷、窦内积血、切口不愈合。术中应探测距下关节面有无骨软骨损伤；取出关节游离体；切除关节内粘连；切除炎症、增生滑膜；切除撕裂或引起挤压的组织；评价距下关节的稳定性。

（任　翠　郎　宁）

参 考 文 献

［1］陈华佑，麻吉元，潘丽雅，等，2017. 足底腱膜的解剖［J］. 解剖学报，48（5）：561-564.

［2］李志云，倪喆，邵增务，2012. 足底筋膜炎治疗的进展［J］. 中华物理医学与康复杂志，34（9）：702-704.

［3］倪明，孙万驹，牛文鑫，2019. 足部骨筋膜室综合征的诊治进展［J］. 足踝外科电子杂志，6（1）：51-54，59.

［4］王正义，俞光荣，唐康来，等，2014. 足踝外科学［M］. 第2版. 北京：人民卫生出版社.

［5］闫东，张景秀，张晶，等，2008. 肌肉损伤的MRI表现［J］. 中国医学影像技术，24（6）：811-813.

［6］郑美亮，王鹏程，2014. 下肢慢性骨筋膜室综合征的研究进展［J］. 中华外科杂志，52（6）：461-463.

［7］Bartosiak K，McCormick JJ，2019. Avascular Necrosis of the Sesamoids［J］. Foot Ankle Clin，24（1）：57-67.

［8］Bauer JS，Müller D，Sauerschnig M，et al，2011. Ganglia of the tarsal sinus：MR imaging features and clinical findings［J］. Eur J Radiol，80（3）：394-400.

［9］Chang CD，Wu JS，2017. MR Imaging Findings in Heel Pain［J］. Magn Reson Imaging Clin N Am，25（1）：79-93.

［10］Crain JM，Phancao JP，2016. Imaging of Turf Toe［J］. Radiol Clin North Am，54（5）：969-978.

［11］Dodd A，Le I，2013. Foot compartment syndrome：Diagnosis and management［J］. J Am Acad Orthop Surg，21（11）：657-664.

［12］Draghi F，Gitto S，Bortolotto C，et al，2017. Imaging of plantar fascia disorders：Findings on plain radiography，ultrasound and magnetic resonance imaging［J］. Insights Imaging，8（1）：69-78.

［13］Flores DV，Mejía Gómez C，Estrada-Castrillón M，et al，2018. MR imaging of muscle trauma：anatomy，biomechanics，pathophysiology，and imaging appearance［J］. Radiographics，38（1）：124-148.

［14］Kelsey NR，Edmonds LD，Biko DM，2016. Acute exertional medial compartment syndrome of the foot in a teenager［J］. Radiol Case Rep，10（2）：1092.

［15］Kim TH，Moon SG，Jung HG，et al，2017. Subtalar instability：Imaging features of subtalar ligaments on 3D isotropic ankle MRI［J］. BMC Musculoskelet Disord，18（1）：475.

［16］Klein MA，Spreitzer AM，1993. MR imaging of the tarsal sinus and canal：normal anatomy，pathologic findings and features of the sinus tarsi syndrome［J］. Radiology，186（1）：233-240.

［17］Lektrakul N，Chung CB，Lai Ym，et al，2001. Tarsal sinus：Arthrographic，MR imaging，MR arthrographic，and pathologic findings in cadavers and retrospective study data in patients with sinus tarsi syndrome［J］. Radiology，219（3）：802-810.

［18］Magerkurth O，Girish G，Jacobson JA，et al，2015. MR imaging appearances of soft tissue flaps following reconstructive surgery of the lower extremity［J］. Korean J Radiol，16（1）：160-168.

［19］Mellado JM，Ramos A，Salvadó E，et al，2003. Accessory ossicles and sesamoid bones of the ankle and foot：Imaging findings，clinical significance and differential diagnosis［J］. Eur Radiol，13（4）：164-177.

［20］Moraes do Carmo CC，Fonseca de Almeida Melão LI，Valle de Lemos Weber MF，et al，2008. Anatomical features of plantar aponeurosis：Cadaveric study using ultrasonography and magnetic resonance imaging［J］. Skeletal Radiol，37（10）：929-935.

［21］Narváez JA，Narváez J，Ortega R，et al，2000. Painful heel：MR imaging findings［J］. Radiographics，20（2）：333-352.

［22］Numkarunarunrote N，Malik A，Aguiar RO，et al，2007. Retinacula of the foot and ankle：MRI with anatomic correlation in cadavers［J］. AJR Am J Roentgenol，188（4）：348-354.

［23］Nwawka OK，Hayashi D，Diaz LE，et al，2013. Sesamoids and accessory ossicles of the foot：Anatomical variability and related pathology［J］. Insights Imaging，4（5）：581-593.

［24］Osborne HR，Breidahl WH，Allison GT，2006. Critical differences in lateral X-rays with and without a diagnosis of plantar fasciitis［J］. J Sci Med Sport，9（3）：231-237.

［25］Padhiar N，Allen M，King JB，2009. Chronic exertional compartment syndrome of the foot［J］. Sports Med Arthrosc Rev，17（3）：198-202.

［26］Park YH，Ahn JH，Choi GW，et al，2019. Exertional medial compartment syndrome of the foot-referred pain and sequelae of delayed diagnosis：A case report［J］. Clin J Sport Med，29（6）：e83-e85.

［27］Patel T，Song AJ，Lomasney LM，et al，2014. Acute fibular sesamoid fracture：One part of the spectrum of sesamoid pathologies［J］. Orthopedics，37（10）：650-711.

［28］Reach JS Jr，Amrami KK，Felmlee JP，et al，2007．Anatomic compartments of the foot：A 3-Tesla magnetic resonance imaging study［J］．Clin Anat，20（2）：201-208．

［29］Rosenberg ZS，Beltran J，Bencardino JT，2000．From the RSNA refresher courses．Radiological Society of North America：MR imaging of the ankle and foot［J］．Radiographics，20 Spec No：153-179．

［30］Sanders TG，Rathur SK，2008．Imaging of painful conditions of the hallucal sesamoid complex and plantar capsular structures of the first metatarsophalangeal joint［J］．Radiol Clin North Am，46（6）：1079-vii．

［31］Schein AJ，Skalski MR，Patel DB，et al，2015．Turf toe and sesamoiditis：What the radiologist needs to know［J］．Clin Imaging，39（3）：380-389．

［32］Srinivasan R，2016．The hallucal-sesamoid complex：Normal anatomy，imaging and pathology［J］．Semin Musculoskelet Radiol，20（2）：224-232．

［33］Theodorou DJ，Theodorou SJ，Farooki S，et al，2001．Disorders of the plantar aponeurosis：A spectrum of MR imaging findings［J］．AJR Am J Roentgenol，176（1）：97-104．

［34］Toussirot E，Jeunet L，Michel F，et al，2003．Avascular necrosis of the hallucal sesamoids update with reference to two case-reports［J］．Joint Bone Spine，70（4）：307-309．

［35］Towater LJ，Heron S，2013．Foot compartment syndrome：A rare presentation to the Emergency Department［J］．J Emerg Med，44（2）：235-238．

第八章

临床诊断及治疗

第一节 概 述

踝关节损伤是临床常见疾病，患者在关节屈曲状态下如动作幅度过大或者踝关节外翻或旋转等是引发踝关节损伤的主要原因。病发早期如不及时进行治疗对其治疗效果会有严重影响，若后期恢复情况不够理想会引发创伤性关节炎等疾病。踝关节损伤的治疗方式主要分为手术治疗与保守（非手术）治疗。早期对此疾病进行准确判断能够有效减少二次损伤的发生，故而踝关节损伤早期精准的诊断对其治疗具有重要意义。

踝关节损伤的发生率与其解剖结构密不可分。踝关节由胫骨、腓骨和距骨组成。胫、腓骨之间有胫腓联合。踝关节外侧有三条韧带，即距腓前韧带、跟腓韧带和距腓后韧带。这三条韧带是支撑韧带，可以防止距骨和跟骨的内翻和内收异常，但其强度较弱；踝关节内侧的三角韧带可以防止踝关节过度外翻。

踝关节没有完整的肌肉覆盖，主要由多个小肌肉、韧带和肌腱固定。足踝和足承受整个身体的重量，在剧烈动作的直接影响下无疑会对足踝造成伤害。踝关节损伤的发生主要与其解剖学和生理学有关。在过度旋转之后，足踝的外侧韧带承受很大的拉力。例如，当身体在空中时，若足稍微旋转并落地时，很容易失去平衡导致踝关节损伤。

由于踝关节解剖结构复杂，因此损伤后出现的损伤模式亦多种多样。相应的治疗方法也经历了诸多改变，尤其是随着关节镜技术的发展，微创手术成了很多情况下的有效选择。

第二节 体 格 检 查

体格检查是足踝疾病诊断的基础，良好的体格检查能够帮助临床医师得到准确的诊断。进行足踝部体格检查前，应将患者两侧鞋袜脱去以便对比。卷起长裤到膝上部，对比观察小腿的发育状况。腓肠肌发育状况代表踝部功能是否正常，如同股四头肌代表膝关节功能一样较为准确。

一、站立位检查

患者站立在平板上，观察足部外观，包括以下几个方面。

1.有无皮肤破溃及胼胝，有无静脉曲张，有无肿胀、包块。

2.两足位置，扁平足或外翻足常呈正"八"字形，内翻足则呈反"八"字形。

3.足的负重点，可能位于足跟部、足外侧和跖骨头下。

4.足弓是否正常，过高或消失。

5.内外踝的关系，正常外踝较内踝低而偏后，马蹄内翻足畸形常合并小腿及踝关节的外旋，外踝的位置更偏向后方。

6.跟骨有无内外翻畸形。

7.中足内侧是否有凸起（副舟骨）。

8.踇趾有无内外翻畸形。

9.从踇趾到第5趾的排列分布，足部相对于下肢的位置，前足的弧度（即距骨内收）。

10.胫前肌腱常常可在体表观察到，特别是该肌腱在内侧楔骨止点的位置，如果不能触及该肌腱，应警惕胫前肌腱损伤的可能性。

11.前足外展多见于Lisfranc损伤和中足关节炎。

12.让患者前足着地、后跟离地，观察其足后跟是否会正常的内翻。由胫后肌腱功能障碍导致的平足患者，其患肢常常无法踮脚离地，其足后跟的外翻畸形往往无法纠正。

二、步态观察

让患者光足行走，检查医师在侧方观察，注意患者步行时同正常人的区别。一般来说，正常人的步态通常有相等的步幅、足的位置和重量分布。足跟着地时，足跟外翻、踝关节跖屈，体重沿着足的外侧面前移。当踝关节背伸或者腿、膝关节及髋关节内旋时，足部发生旋前。当身体和腿部向前移动时，足部旋后运动伴随踝关节跖屈。

分析不同步态周期中足部位置，一个步态周期包括：足跟着地期、站立中间期、足趾离地期及摆动期。注意观察是否存在跛行、崴足、足部拖动、内旋（内"八"字）、外旋（外"八"字）及足下垂步态。如果站立中间期明显短于摆动期，则会出现"减痛步态"。"拍式步态"多见于踝关节背伸功能受限的患者（胫前肌腱断裂或者神经根病变）。

观察步态中的角度。步态中的角度是指患者行走时足部相对于下肢轴线的角度，用以判断患者是否存在过度内旋或者外旋的问题。行走时，正常足部通常处于外旋0°～20°的位置。两侧胫骨扭转不一定对称，所以其中一只脚的外旋角度可能更大。

三、坐位（平卧位）观察

（一）视诊

不负重情况下，观察足弓及畸形有无变化。正常跟腱两侧呈凹陷状，凹陷消失或者隆起，则表明踝关节肿胀或积液。比较两足外踝与跟骨之间的长度及高度，长度增加或减少说明踝关节可能有向后或向前半脱位，高度增加表明根骨型高弓足畸形，减少则多见于跟骨或距骨压缩性骨折。

检查者位于患者前方，检查患者足背面。观察第1跖趾关节是否存在踇囊炎及相应的踇趾外翻畸形，外侧第5跖趾关节是否存在小趾囊炎。检查2～4趾排列分布是否存在畸形，如锤状趾、槌状趾或爪形趾。爪形趾常见于糖尿病、类风湿关节炎、腓骨肌萎缩症及高弓足畸形患者中，表现为跖趾关节背伸，近端趾间关节以远端趾间关节屈曲，累及多个足趾，常常可以在近端趾间关节背侧发现胼胝。这些胼胝是因为足趾的畸形导致其与鞋面摩擦而形成。注意观察足趾甲外观（特别是那些修剪不当的趾甲），同时留意嵌甲是否存在感染迹象。要求患者尽可能展开足趾，观察足趾间是否有鸡眼或者溃疡存在。如果患者不能展开足趾，提示足内在肌功能缺失。注意观察是否有足部黑色素瘤等病变。观察足底部，检查是否存在足跖疣（通常出现于跖骨头下方），是否存在胼胝（多形成在跖骨头下方）；是否有跖骨头凸起，是否有溃疡形成（特别是糖尿病患者），是否存在足底脂肪垫过薄。

（二）触诊

触诊内踝后方及下方，该处是胫后神经走行区域。伴有跗管综合征的患者，触诊时挤压到胫后神经可以产生足跟部及足底部的感觉异常（"放射痛"）。伴有胫后肌腱功能不全的患者则常有肿胀及肌腱走行区域的压痛。触诊三角韧带走行位置，发生三角韧带撕裂时，该处有明显压痛，由于足跟内侧皮肤与跟骨之间有纵行纤维相连，限制该区域肿胀，反而出现浅的凹陷，如扭伤后出现此征，应考虑三角韧带损伤。

触诊外踝后方及下方，该处是腓骨长短肌腱、腓肠神经走行区域。检查是否存在压痛和肿胀，这些体征常见于腓骨肌腱腱鞘炎或者主动外翻、背伸或者跖屈踝关节时出现的腓骨肌半脱位。特纳征阳性（叩击后出现沿神经走形的疼痛）多见于腓肠神经炎。

触诊两侧跟腱止点部位，是否存在肿胀或者压痛，这些体征可提示跟骨后滑囊炎。跟骨后滑囊炎常伴随跟骨后上方的凸起（摩擦性后跟病，又称"Haglund畸形"）。跟腱止点处的肿胀和压痛与跟腱炎、钙化性跟腱病相关。

触诊踝关节外侧距腓前韧带、跟腓韧带位置。对于有急性踝关节内翻扭伤病史的患者，该部位常有压痛。而对于慢性踝关节扭伤的患者，触诊的重点区域在踝关节前外侧部分（该部分对应胫骨、腓骨及距骨的软组织连接处），压痛提示踝关节滑膜炎。要注意区分踝关节前外侧的疼痛和跗骨窦处的疼痛，跗骨窦的位置更偏远端和前方，该处疼痛多提示距下关节的炎症或其他病理性改变。

触诊跖筋膜。跖筋膜的触诊范围从后方足跟部到前方跖骨头，注意是否存在压痛、肿胀及结节。对于近端跖筋膜炎的患者，用较大的力度按压跖筋膜在跟骨止点部位的内侧可诱发疼痛。但是如果患者的压痛点距离上述位置有1cm左右偏差，应该排除Baxter神经卡压的可能性。跖筋膜损伤的患者常在约跖筋膜中间1/3的位置出现压痛、肿胀。足底纤维瘤病则在跖筋膜中段出现压痛或者跖筋膜增厚的表现。

触诊第1跖骨头下方，查看是否有压痛。如果压痛是籽骨来源的话，那么压痛点会随着足趾的背伸、跖屈而移动。相对于外侧籽骨，内侧籽骨更易受伤或者出现炎症。

触诊跖趾关节。触诊时发现跖趾关节压痛、肿胀，常提示有类风湿关节炎、原发性滑膜炎、Freiberg坏死或者跖痛症。踇趾僵直、背侧骨赘常见于踇趾的第1跖趾关节。

循环检查。观察足部皮肤颜色、温度，触诊足背动脉及胫后动脉搏动情况，趾甲压迫后转红时间。血栓闭塞性脉管炎（Burger病）等血管病引起足部缺血时，足下垂位呈砖红色或发绀，抬高时很快变苍白。

四、足部活动检查

相对于正常人，过度柔韧的患者往往表现为更大范围的活动度，而这不应该被认为是活动过度或者不稳定。因此在检查患者足踝部活动度之前，应该检查患者是否属于过度柔韧。

（一）踝关节活动度——踝关节中立位

使用角度计来测量踝关节的活动度。当患者处于仰卧位后，将患者的足部摆在垂直于胫骨的位置，即踝关节中立位。将足部朝胫骨前面的活动定义为踝关节背伸活动，足部背离胫骨前面的活动定义为踝关节的跖屈活动。踝关节的主动活动通常略小于被动活动。正常踝关节的主动背伸范围在10°～20°，主动跖屈范围在35°～50°。

当踝关节由背伸变为跖屈时，大部分运动由踝关节本身完成，但是部分足部关节也参与了上述活动。人为的区分踝关节同其他关节在背伸（跖屈）活动中的参与程度是非常困难的，而且也并不重要。从功能的角度来看，总的活动度更加重要。因此在临床工作中，测量踝关节活动度的同时还要记录其他足部关节的活动度。测量时，将角度计的两端分别同小腿轴线和足底外侧面平行。同时为了放松腓肠肌，将膝关节置于屈曲约90°的位置。在检查跟腱紧张程度时，将膝关节完全放平后再将踝关节背伸。

（二）内翻和外翻

内翻（将足后跟转向内侧）和外翻（将足后跟转向外侧）主要指的是距下关节（距跟关节）的活动。想要通过标准方法来精确测量距下关节的活动度是非常困难的，因此，在临床工作中检查者往往通过目测来估计距下关节活动度。检查时，患者取坐位，将患者踝关节置于中立位，该位置的好处是限制了踝关节的横向移动，能够更好地评估距下关节的活动度。距下关节活动受限多见于急性踝关节扭伤、距下关节炎、终末期的胫后肌腱功能障碍及跗骨联合（距骨和跟骨之间有骨桥结构连接）。

（三）旋后和旋前

旋后和旋前指的是足部沿着前后矢状轴线的旋转。足部的旋后动作包括足跟部的内翻，同时还伴随着中足的内收、跖屈。足部的旋前动作则同旋后动作相反，包括足跟部的外翻，以及中足的外展、背伸。旋后及旋前活动的检查是由检查者用手被动活动患者足部来完成的，通常无法量化。对比患侧和健侧，可以获得有用的信息。

（四）跨趾中立位

检查跨趾活动度。患者取坐位或者仰卧位，同时跨趾在中立位。跨趾中立位是指跨趾同足的跖面一致。跖趾关节和趾间关节的活动发生在背伸和跖屈平面，背伸活动是跖趾关节的主要活动，但是在趾间关节中背伸活动几乎完全不存在。第1跖趾关节活动度的减少提示跨趾僵硬或者痛风。跨趾僵硬的首发症状常常就是跨趾跖屈活动时伴有疼痛。

五、肌肉检查

（一）胫后肌

检查胫后肌肌力或者肌腱的完整性时，一只手在小腿远端外侧维持踝关节在跖屈状态以消除胫前肌的活动，同时另外一只手在足部内侧握住第1跖骨远端对抗足部的内翻活动。足内翻力量减弱提示胫后肌损伤或失能，或者胫后神经或腰5神经根损伤。

（二）胫前肌

检查胫前肌肌力。用一只手握住小腿后外侧，另一只手在足的背内侧施加阻力。检查过程患者屈曲足趾（为了减少趾伸肌的影响），然后内翻、背伸足部，同检查者所施加的阻力对抗。胫骨前肌肌力减退提示腓深神经受损或者腰4神经根损伤。

（三）腓骨长短肌

检查腓骨长短肌肌力。用一只手握住小腿前内侧，另一只手置于第5跖骨外侧面施加阻力。患者踝关节置于跖屈位（为了消除外侧趾伸肌的影响），做外翻动作对抗阻力。检查腓骨长肌时，嘱患者做外翻动作的同时，跖屈其第1跖骨，以便与腓骨短肌的功能区分开。腓骨长短肌肌力的减退提示肌肉损伤、腓骨肌肌腱功能障碍或者是涉及腓浅神经的损伤。

（四）跨长伸肌

检查跨长伸肌肌力。用一只手环形握住中足的背侧和跖侧面，另一只手对跨趾背侧施加一个适当的力。检查时，维持患者踝关节于中立位，并嘱患者背伸跨趾对抗阻力。背伸力量减退提示腓深神经功能障碍及跨长伸肌力量减弱。需要注意的是，跨长伸肌是评价腰5神经根功能障碍最简便最特异性的肌肉。

（五）跨长屈肌

检查跨长屈肌肌力。用一只手环形握住中足的背侧和跖侧面，另一只手对跨趾跖侧施加阻力。检查时，维持患者踝关节于中立位，并嘱患者跖屈跨趾对抗阻力。跨长屈肌肌力减退提示胫神经功能障碍。需要注意的是，跨长屈肌是评价骶1神经根功能障碍最简便最特异性的肌肉。

六、特殊检查

（一）踝关节前抽屉试验

踝关节前抽屉试验的目的是为了评估距腓前韧带的稳定性。检查时，患者取坐位，膝关节屈曲约90°，同时踝关节跖屈约20°。检查者用一只手握住胫骨远端的前方，维持其稳定性或者施加轻微后推的应力；同时另一只手半握呈杯状放在患者跟骨后方，用力将跟骨和距骨相对于胫骨向前推。在正常人中，检查者应可以将足部相对于踝关节略向前推动直至受到距腓前韧带限制进而达到一个相对稳固的状态。如果发现无法达到一个相对稳固的状态或者前后活动度过大，常提示距腓前韧带中度至重度的损伤或者是慢性踝关节不稳。做前抽屉试验一定要将患者的患侧同健侧进行对比。如果检查中诱发疼痛，可能是由于患者无法放松踝关节周围的保护性肌肉，可能导致检查结果不准确。如果检查结果不明确，可在C臂透视下进行双侧对比测试。

（二）内翻应力试验

内翻应力试验的目的是评估跟腓韧带。检查时一只手握住胫骨，维持其稳定并使踝关节处于中立位，另一只手握住跟骨并使后足内翻。当出现过度或者两侧不对称活动度时，提示跟腓韧带陈旧性损伤、松弛。该检查也需要将患侧与健侧对比。如果检查过程中出现疼痛，检查结果可能不准确。

（三）跖趾关节不稳

检查时，患者取坐位，用一只手持住跖骨干远端，维持足部稳定，同时另一只手逐个握住每个足趾的近端趾骨，并背伸跖趾关节（又被称为前抽屉试验或者冲击试验）。该检查是一项恐惧试验，对于患有活动性滑膜炎的患者，这项检查会非常痛苦。跖趾关节不稳常提示慢性滑膜炎或者历时较久的爪形趾畸形，最常见于第2趾。

（四）趾间神经瘤（Morton neuroma）检查

检查时，一只手在相邻跖骨头间向上按压，同时另一只手将跖骨向中间挤压。向上按压将趾间神经瘤固定在跖骨头趾间，这样当跖骨受到来自侧方的压力后，趾间神经瘤也被挤压进而出现症状。趾间神经瘤最常见于第3、4跖骨头之间，偶尔也见于第2、3跖骨头之间，极少见于其他跖骨头之间。检查时如果能够在按压疼痛位置时听到或者感觉到咔嗒一下（Mulder征），常常可据此明确诊断。

（五）Kleiger试验（外旋检查）

检查时患者取坐位，膝关节屈曲约90°，踝关节处于自然放松状态。一只手从后方握住并稳定小腿，注意不要将胫骨和腓骨挤在一起。同时用另外一只手使踝关节完全背伸后使足部外旋。如果检查过程中患者出现疼痛，明确疼痛产生的位置。下胫腓联合前方的疼痛则提示下胫腓联合损伤，根据疼痛的严重程度，骨间韧带也可能受到损伤。疼痛有时也会放射至远端胫腓骨之间。该检查对腓骨骨折敏感性很高。

（六）远端胫腓骨挤压试验

患者取仰卧位，检查者挤压患者的胫腓骨中段骨干部分。检查过程中出现疼痛，提示下胫腓联合损伤。

（七）汤普森试验（腓肠肌挤压试验）

患者取俯卧位放松，检查者用拇指和其他手指从内外侧两个方向挤压小腿中段。阳性表现为足部无法跖屈，提示跟腱断裂。

（八）外翻应力试验

外翻应力试验的目的是为了检查三角韧带的完整性。患者取坐位，膝关节屈曲约90°，踝关节处于中立位。检查者一只手在外踝上方处从外侧握住小腿，另一只手在跟骨内下方处握住足部并使后足外翻。检查结果出现三角韧带位置的疼痛及相对于健侧后足外翻程度增加，提示三角韧带的中间部分可能损伤或者内踝的撕脱性骨折。完整的外翻应力试验还包括在踝关节完全背伸时重复以上动作，评估三角韧带后侧部分，以及在踝关节完全跖屈时评估三角韧带前侧部分。该检查需要将患侧与健侧对比。

（九）内翻应力试验

内翻应力试验是为了检查跟腓韧带的紧张度。患者取坐位，膝关节屈曲约90°。检查者用一只手在内踝上方处从内侧握住小腿,用另一只手在跟骨下方处握住患者足部并使后足内翻。当后足达到完全内翻时,会达到一个停止点。如果未出现上述情况则提示中度至重度的跟腓韧带损伤。过度或者不对称活动提示慢性跟腓韧带损伤、松弛。该检查需将患侧与健侧比较,如果检查过程中出现疼痛,结果可能不可靠。

(十)跟骨挤压试验

患者取仰卧位,检查者用双手从两侧挤压跟骨。检查过程中患者出现挤压性疼痛常提示跟骨应力性骨折。

(十一)敏感性试验

目的是评估患者足部的敏感性,用一根尼龙线(约0.1g重量)判断患者是否存在保护性感觉缺失,多见于糖尿病患者及其他周围神经病变有关的疾病。

第三节　足踝韧带损伤的治疗概述

一、急性踝外侧副韧带损伤

踝关节外侧扭伤是最常见的运动损伤之一。外侧扭伤经常造成踝关节外侧副韧带急性损伤,包括距腓前韧带(ATFL)、跟腓韧带(CFL)的损伤,距腓后韧带的损伤罕见。按照损伤的程度,分为拉伤(Ⅰ度),部分断裂(Ⅱ度)和完全断裂(Ⅲ度)。急性外侧副韧带损伤的治疗可分为保守治疗和手术治疗。

踝关节外侧副韧带损伤的治疗以保守治疗为主。保守治疗主要包括支具制动、物理治疗、功能锻炼等。对于Ⅰ度和Ⅱ度损伤,保守治疗效果良好,一般作为首选;Ⅲ度损伤患者,也可以采用保守治疗。传统的保守治疗方式是将踝关节置于轻微背伸直、外翻位以利于撕裂的ATFL对合,管型石膏固定4～6周。

目前保守治疗更广泛采用的原则是有限制动、积极功能锻炼。通常伤后即刻可以开始采用PRICE(保护、休息、冰敷、加压、抬高患肢)原则来处理,期间在不导致疼痛发生的范围内有限地屈伸活动,负重站立也应尽早开始,但限制在不导致疼痛的范围内;2～3日水肿消退后,再以柔性或刚性的踝支具进行2～4周的有限的制动。制动期间在无痛范围内主动屈伸;并逐渐进行ROM(关节活动度)锻炼,之后可以开始肌力恢复锻炼,着重锻炼腓骨长短肌及腓肠肌力量;伤后3～4周后开始在平衡板上进行本体感觉训练,以强化肌肉控制和本体感觉,恢复后可以在胶带和绷带辅助下逐渐恢复运动。多数急性扭伤都可以通过保守治疗治愈,维持踝关节良好的稳定性。

由于保守治疗效果良好,手术治疗是非常规的、有争议的方式。一般认为只有对于运动强度要求极高的年轻患者、Ⅲ度损伤,或ATFL与CFL同时Ⅲ度损伤才考虑手术治疗。不伴踝关节不稳定的扭伤、合并神经肌肉病、外周血管病或者患者依从性差是手术治疗的相对禁忌证。治疗急性踝关节外侧副韧带损伤的术式包括Brostrom外侧副韧带修复术、改良Brostrom外侧副韧带修复术(modified Brostrom lateral ligament repair)、改良Brostrom-Evans术等。总的原则是原位缝合韧带,对于撕脱性骨折则根据骨块大小选择螺钉复位固定或锚钉缝合固定;必要时适当移位周围的肌腱来对韧带进行加强。手术最常见的并发症是神经损伤,发生率可高达7%～19%。外侧副韧带损伤术后,一般10天到2周内禁止负重,支具制动部分负重4～5周,术后12～16周逐渐恢复运动。

二、急性踝内侧副韧带损伤

踝关节内侧副韧带,即三角韧带,是十分坚韧的结构,其损伤相对外侧副韧带损伤少见。踝关节内侧副韧带损伤经常由高能量暴力造成,一般伴有外侧的韧带或骨结构的损伤,尤其是作为踝关节骨折的合并损伤。踝关节内侧副韧带Ⅲ度损伤常伴有外踝或外踝加后踝的骨折。单纯的内侧副韧带断裂少见。

踝关节内侧副韧带损伤的治疗取决于其合并的损伤。单纯内侧副韧带损伤，一般采用保守治疗，研究显示，保守治疗和手术修复的效果类似。伤后即刻及早期的保守治疗仍遵循PRICE原则。对于Ⅰ度损伤，可采用充气软支具制动。对于Ⅱ度和Ⅲ度损伤，一般建议支具甚至管型石膏制动6～8周，为韧带愈合提供条件。支具需注意支撑内侧足弓，避免外翻。撤除支具后配合良好的功能锻炼，患者有望在伤后12周恢复体育运动。

合并其他结构损伤的踝关节内侧副韧带损伤是临床常见的情况，此时是否修复内侧副韧带，取决于踝关节的稳定性，如果能修复腓骨骨折或其他影响外侧稳定性的损伤，且下胫腓连结的稳定性能恢复，则可考虑保守治疗。

三、下胫腓联合韧带损伤

下胫腓联合韧带由前后三个层次、多条韧带构成，其损伤可独立发生，称为"高位踝扭伤"，也常与踝关节骨折及其他结构损伤合并。一些分级系统提示轻微的下胫腓骨联合韧带损伤无须手术治疗，可通过制动和功能锻炼恢复；但在临床体查出现踝关节不稳定的下胫腓联合韧带损伤时，一般都需要手术治疗。

急性下胫腓联合韧带损伤须尽快手术，其目标是恢复下胫腓联合的关节结构及稳定性。经典的手术方式是闭合复位固定。复位是手术的关键，术中需确认关节关系和腓骨长度均得到良好恢复，否则畸形愈合可能增加术后踝关节创伤性关节炎的风险，有学者常规在关节镜辅助下进行固定，镜下探查清创，以利于复位和愈合。经典的固定材料是一枚4.5mm骨皮质螺钉4层皮质固定，也可采用商品化的缝线纽扣系统。一些学者提出了3层皮质的"弹性固定"。下胫腓螺钉一般建议术后6～8周后取出。螺钉如长期保留，往往会因胫腓骨之间的微动疲劳断裂。下胫腓联合韧带陈旧性损伤由于缺乏愈合能力，常需要自体肌腱移植物以加强重建。

四、踝关节不稳

慢性踝关节不稳是常见的足踝疾病，通常由急性损伤发展所致。有文献报道，急性踝关节韧带损伤，即使经过治疗，也有20%～40%会发展为慢性踝关节不稳。既往韧带损伤病史、解剖发育因素、治疗不充分，尤其是因为疼痛缓解而放弃功能锻炼，都是急性不稳转化为慢性不稳的危险因素。慢性踝关节不稳除局部的疼痛和打软感之外，还可增加骨关节炎的风险。因此，慢性踝关节不稳治疗的短期目标是缓解疼痛和改善功能，长期目标是延缓关节退变。

与急性踝关节不稳不同，慢性踝关节不稳较多采用手术治疗。踝关节不稳从致病机制看可以分为功能性不稳和机械性不稳。功能性不稳是指神经肌肉功能、本体感觉等功能不足导致踝关节不稳；而机械性不稳是由踝关节稳定结构存在器质性的损伤或松弛所致。原则上，功能性踝关节不稳首选保守治疗；而保守治疗无效的机械性不稳是手术指征。区分不稳的机制，是治疗方式选择的关键。有学者强调应力位X线片的重要性：功能性不稳只有不稳定的症状而无体征，应力位X线片有不稳表现；机械性不稳不但有主观症状，还在查体和应力位X线上有异常表现。

踝关节不稳的保守治疗是长期、综合的过程，一般需要3～6个月；包括功能锻炼和辅助器具两个方面。功能锻炼的目的是恢复肌力、本体感觉和维持活动度。器具包括支具、鞋垫、胶带等。支具有助于维持关节稳定，对于后足力线不良的患者，矫形鞋垫可以帮助纠正力线，各种胶带技术有助于防止再次扭伤。和功能锻炼一样，矫形器具的治疗也需要较长时间。

保守治疗对于功能性踝关节不稳有效果良好的报道，但对于结构性不稳往往疗效不满意。手术治疗的指征包括保守治疗3～6个月无良效，频率高达每周或每日发作的反复踝关节扭伤，不稳定造成慢性踝关节疼痛或影响运动及工作。手术治疗的禁忌证是全身韧带松弛，如唐氏综合征或埃勒斯-当洛综合征，肥胖也被一些学者认为是手术禁忌。

目前治疗慢性踝关节不稳的术式已经超过150种，共同的原则是修复或重建内外侧副韧带，恢复稳定性。这些手术可分为两类：解剖重建和非解剖重建。解剖重建的标准术式是Brostrom-Gould术及其衍生的各种改良术，包括直接缝合、伸肌支持带加强、pants-over-vest缝合、锚钉固定、直接缝合到骨面等多种。近年来关节镜在踝关节韧带重建术中的应用逐渐广泛。关节镜可以用于辅助开放的韧带重建术，有利于在明确诊断的同时处理关节内病变。关节镜下也可以重叠缝合重建韧带，具有微创的优势；手术的挑战在于缝合时缠绕邻近的韧带结构。目前有研究提示，全关节镜下外侧不稳定修复临床效果良好。

优势是恢复稳定性同时保持关节活动度，术后功能及满意度较好；解剖重建术的局限性是对韧带残端条件要求高。当韧带残端条件不能满足解剖重建要求，或患者肥胖，解剖重建无法提供足够的强度时，就需要考虑非解剖重建。非解剖重建技术以Chrisman-Snook术为代表，一般是钻孔建立骨道，将邻近的肌腱转位穿过骨道固定而重建稳定性。如果肌腱因为瘢痕化等原因，无法用于转位重建，则可取自体或异体游离肌腱作为重建材料。

单纯韧带重建术后可早期负重，而肌腱重建韧带术后需要限制负重。踝关节不稳术后通常建议支具保护6周，6周后可以开始本体感觉及强化肌力训练。运动的恢复须视其强度及对踝关节的负荷而决定，低强度运动最早在术后4周就可以在支具的保护下恢复。

五、弹簧韧带损伤

弹簧韧带即跟舟韧带，其主要功能是支撑内侧纵弓、支撑稳定舟骨头、稳定距下和距舟关节；其损伤经常造成平足畸形，因此也被称为"平足韧带"。

弹簧韧带损伤几乎只能选择手术治疗，其治疗方式根据损伤机制和程度的不同而不同。弹簧韧带的损伤机制有两种，第一种是急性创伤导致损伤，此种情况常被误诊为普通的内侧副韧带撕裂，一般采取单纯的直接缝合或重建；第二种是继发于胫后肌腱功能不全的慢性损伤。弹簧韧带是内侧纵弓的静力稳定结构，而胫后肌腱是内侧纵弓最重要的动力稳定结构。

胫后肌腱功能不全会增加包括弹簧韧带在内的静力稳定结构负荷，造成弹簧韧带慢性损伤，内侧纵弓塌陷，从而造成继发性平足。解剖学研究表明，弹簧韧带损伤是胫后肌腱功能导致足弓塌陷的必要条件。胫后肌腱功能不全继发平足畸形的手术治疗包括多种手术，如跟骨内侧滑移截骨等关节外截骨，肌腱转位，以及各种软组织重建及以上各方式的组合等。弹簧韧带的修复重建是其中重要的部分，弹簧韧带修复重建有利于减少对其他非解剖手术的依赖。其指征尚有争议，但半数以上的Ⅱ度胫后肌腱功能不全都需要做弹簧韧带修复重建；如果胫后肌腱功能不全及平足进一步发展，从可屈性平足发展到强直性平足，则有可能需要距舟关节融合矫形术，此时弹簧韧带损伤就不必修复了。

弹簧韧带急性损伤可直接缝合。组织学研究显示，弹簧韧带浅内侧束的中份血供较缺乏，不利于愈合，因此撕裂如果发生在中段，应切除一侧残端，将另一侧直接缝合到骨面，而不应端-端缝合。直接缝合修复对残端条件要求高，且能耐受的负荷较低。当没有足够的残端可供修复，或加强缝合难以实现足够强度，尤其是当合并胫后肌腱损伤时，一般建议重建弹簧韧带。重建常采用邻近的肌腱韧带进行，例如三角韧带、𧿹长屈肌腱，劈裂一部分胫前肌腱或胫后肌腱；重建可以作为对缝合的加强。有学者建议小于1cm的新鲜撕裂可直接缝合；而大于1cm的撕裂，或是4～6个月的陈旧性损伤，就以胫后肌腱Z字成形缝合重建。胫后肌腱功能不全导致的弹簧韧带损伤常伴有肌腱韧带本身的退变，影响重建材料的质量，且获取重建材料本身会再造成损伤，针对此问题，一些学者提出了使用人工材料的重建方案。例如：Palmanovich方法，在舟骨内侧建立骨隧道，以非吸收缝线"8"字缝合距骨舟骨；或Acevedo-Vora方法，缝合韧带，同时在舟骨内侧建立骨隧道，以非吸收缝线加强缝合距骨舟骨，并将𧿹长屈肌腱固定在隧道内。

弹簧韧带损伤的术后恢复需要较长时间。慢性损伤的术后康复时间根据具体术式而定；对于单纯的弹簧韧带缝合，可将足固定于内翻、内收位石膏制动6周，之后佩戴行走支具2～4周。术后早期效果较好，75%以上单纯缝合或加强缝合的患者能取得满意效果。一般术后6～12个月的患者可逐渐恢复运动。

六、跗骨窦韧带损伤

跗骨窦综合征常见于舞蹈、球类运动员及肥胖患者，其病因可能是骨间韧带（距跟韧带）撕裂、滑膜炎、关节纤维化、软组织撞击等。跗骨窦内包含两条韧带：颈韧带和骨间韧带，此二者相当于膝关节的前后交叉韧带，是踝关节和后足的外侧稳定结构。

跗骨窦综合征的治疗包括保守治疗和手术治疗。保守治疗包括理疗、腓骨肌群功能锻炼、短腿支具，甚至石膏管型制动、非甾体抗炎药及跗骨窦内封闭注射等。对于多数患者，保守治疗能获得良好的效果。文献报道，50%～70%的患者可通过保守手段治愈。对于距骨窦内封闭注射无效时，需要考虑诊断是否正确。保守治疗无效的患者可考虑手术治疗。虽然跗骨窦综合征可能由多种不同原因造成，但长期以来外科手术的原则都是跗骨窦清理减压。早期的学者提倡彻底清除脂肪垫与韧带；后续有学者提出彻底清创有可能对距骨血供造成影响；韧带是否需要彻底切除，也尚有争议。手术进入距下关节后需要注意观察距跟关节，如发现骨赘则需要一并清理以免因撞击导致疼痛缓解不满意。如发现关节退变明显，须考虑进行关节融合。近年来关节镜越来越多地用于跗骨窦综合征的治疗。关节镜可在微创条件下更好地明确诊断，并进行清创、软骨成形、清除游离体等治疗。术后患者需行走支具或管型石膏保护至少2～4周。手术治疗跗骨窦综合征的效果较确切，有文献报道，约有85%的手术可达到良好效果，其中关节镜治疗的满意率在90%以上。极少数情况下，对于顽固反复的跗骨窦综合征可采取后足融合术治疗。

七、Lisfranc韧带复合体损伤

Lisfranc韧带是连接内侧楔骨与第2跖骨的韧带。Lisfranc韧带损伤多数情况下由急性创伤造成，常见的损伤机制是前足固定时中足的旋转暴力。Lisfranc韧带损伤可导致局部疼痛、肿胀，关节失稳，功能受限。根据严重程度，Lisfranc韧带损伤可以以Lisfranc关节分离移位2mm为界，粗略分为Ⅰ度和Ⅱ度，或进行更详细的Nunley-Vertullo分类。其治疗方式包括保守治疗和手术治疗。保守治疗适用于韧带仍连续且关节分离移位不超过2mm的急性损伤。保守治疗的主要方式是局部支具或短腿石膏固定，免负重4～6周，之后逐渐恢复负重活动，一般4～6个月逐渐恢复体育运动。对于关节间隙扩大超过2mm或出现更严重的不稳定征象的急性损伤患者，以及慢性Lisfranc关节不稳定的患者，应考虑手术治疗。急性损伤的手术原则是复位Lisfranc关节，修复韧带，从而重建稳定性。如果修复韧带不足以恢复稳定性，可考虑用螺钉加强骨性结构的稳定，如复位后用螺钉固定第1、2跖骨，术后8周取出螺钉。对于骨软骨结构无明显病变的慢性Lisfranc韧带损伤，可用跖肌腱重建韧带，并用螺钉固定第1、2跖骨。如果跖跗关节已有严重的退变和畸形，则应考虑跖跗关节矫形融合术。

八、草皮趾

足趾超过生理活动范围的暴力被动活动，可能造成跖趾关节的关节囊韧带复合体损伤，其中最常见、最重要的一种是第1跖趾关节被动过伸造成的跖侧损伤。此种损伤常发生于人工草皮上活动的美式足球运动员，故称"草皮趾"。草皮趾按其严重程度可分为三度：Ⅰ度损伤指关节囊韧带复合体拉伤或微小的撕裂伤，疼痛肿胀及活动受限轻微，多数患者伤后患肢还能全负重；Ⅱ度损伤指关节囊韧带复合体部分撕裂，症状较明显；Ⅲ度损伤为关节囊韧带复合体的完全撕裂，查体可见屈趾力弱并出现明显的关节不稳定。

草皮趾的治疗根据其严重程度而定，包括保守治疗和手术治疗。Ⅰ度损伤和Ⅱ度损伤主要选择保守治疗，除常规的理疗、消肿、镇痛外，关键是采用硬质鞋垫或支具以避免跖趾关节背伸，肿胀消退后还可用胶带将关节固定于跖屈位。Ⅰ度损伤如果疼痛程度允许，可以在上述保护下即刻恢复体育运动；Ⅱ度损伤则需要2～3周时间方可恢复运动；Ⅲ度损伤需要限制负重至少3天，在短腿管型石膏或支具制动至少6周后才能恢复运动。如保守治疗无法恢复关节稳定性，或出现有移位的籽骨骨折、垂直方向不稳定、创伤性踇外翻、骨软骨损伤、关节内游离体等情况时，可考虑手术治疗。手术方式包括关节囊及韧带的缝合修复、籽骨切除或部分切除、关节清理、踇短屈肌腱修复等。

第四节 肌腱损伤治疗概述

一、腓骨长肌腱损伤的治疗

（一）保守治疗

对于腓骨长肌腱损伤的患者，早期的保守治疗如休息、制动、冷敷及非甾体抗炎药都有一定效果。而在康复期，在足跟部外侧加用垫片可以减少腓骨肌腱负荷，早期理疗可以加强肌肉力量，增加肌腱活动度，这些都是非常重要而且必需的。但对于踝关节腓骨长肌腱损伤患者来说，保守治疗有效果的仅占20%，剩余的约80%患者需要行手术治疗。

（二）手术治疗

当保守治疗无效或损伤较严重时，则必须通过外科手术治疗。腓骨长肌手术的切口需要取在偏远端，以暴露籽骨及腓骨肌腱结节。在这个区域，腓肠神经的分支容易被损伤，要加以特别的注意和保护。狭窄性腱鞘炎、附生肌肉及低位的肌腹均需要进行处理，以减少肌腱的压迫。长肌肌腱的深面及浅面均需要进行检查，以明确有无撕裂及结节样增生。纵向的撕裂使用4-0缝线修复。修复撕裂后，变性的肌腱需要切除，退行性变的区域需要进行清理。如果肌腱完全断裂，或者保留的肌腱部分很少，那么将肌腱固定在附近的腓骨短肌也是可行的。在比较少见情况下，腓骨长肌肌腱在籽骨以远急性断裂时，可以尝试行直接端-端修复。

籽骨的骨折通常在术前就可以发现。骨折片应行骨膜下切除，剩余部分使用不可吸收线加固。最后如果发现腓骨肌腱结节增大明显，需要打开腓骨长短肌腱腱鞘以减压，结节行骨膜下暴露。可以行骨切除术以减轻对腓骨长肌的磨损和激惹，在跟骨出血的骨面使用骨蜡以减少粘连。

二、腓骨短肌腱损伤的治疗

腓骨短肌腱与腓骨长肌腱损伤的保守治疗方法类似。由于肌腱位于距下关节外侧，反复的后足内翻会牵拉肌腱，导致疼痛及炎症。踝关节支具制动或者行走型支具可以限制这类活动，从而减轻症状并为肌腱提供恢复的机会。另一种可能更为有效的方法是在鞋的后外侧加用垫片，迫使足跟外翻，可同时放松肌腱及腱鞘。

标准的骨科治疗方法，如非激素类抗炎药物注射、冷冻疗法及休息，都是有效的。物理治疗可以使薄弱或者损伤的腓骨短肌或腓骨长肌变得强壮起来。使用丁哌卡因可以减少粘连，并允许肌腱更大范围的活动。然而，据报道，非手术治疗在高达83%的患者中效果不佳。

对于腓骨短肌损伤的手术治疗包括从简单的腱鞘切除术到低位肌腹或附生肌肉的清除术、撕裂肌腱的修复或清创术、肌腱移位等术式，这些手术的入路基本一样。患者取侧卧位，在腓骨后方沿着肌腱走行的弧形切口。切口的长度取决于患者的疼痛是在外踝尖以近还是以远。切开皮下组织，暴露腓骨支持带，注意避免损伤腓肠神经。一切腓骨肌腱手术的关键步骤是正确地打开腓骨肌上支持带（SPR）以暴露肌腱。如果沿腓骨后缘劈开SPR，则位置太靠前，在手术结束需要修复SPR的时候就会发现前方没有足够的软组织用于缝合。劈开的位置太偏后，如果术中加深了踝后沟，支持带将无法修复。

如果发现腓骨短肌撕裂，则需要决定行修复术或者切除撕裂部分。Krause建议在Ⅰ度撕裂（接触面积大于50%横断面）的时候，清理断端、修复肌腱。理论上，这样功能损失不大，因为在非解剖型的外侧韧带重建术（如Chrisman-Snook法）时，常规牺牲一半腓骨短肌。对于大于50%横断面的Ⅱ度撕裂，Krause建议切除病变部分，并将肌固定到腓骨长肌肌腱上。肌腱固定的位置应该位于近端，这样腓骨短肌肌腹收缩可以辅助外翻。只有在断端远端的肌完好的情况下才行远端断端的肌腱固定术。

三、腓骨肌腱脱位的治疗

腓骨肌腱脱位的保守治疗一般是一个短腿石膏固定于跖屈内翻位6周。理论上，这可以维持肌腱在踝后沟的复位，并使SPR愈合和瘢痕化，保守治疗的失败率在43%～86%。

腓骨肌腱脱位的术式很多，可以分为5类：①直接修复或者叠瓦状修复SPR；②重建SPR；③肌腱移位；④骨质阻挡；⑤踝后沟加深。

对于松弛的SPR重建有几种术式。一种方式是将跟腓韧带（CFL）在跟骨外壁上的附着点连同一块骨质一同取下，用于阻挡腓骨肌腱的脱位。类似的也可以使用CFL腓骨附着点的骨块。另外一种方法是使用跟腱的外侧部分向前固定于腓骨，将腓骨肌腱固定于踝后沟内，这实际是模拟SPR的跟骨束，这个术式在6.8年的随访中有96%的优良率。最后，Sarmiento描述了一种术式，他横断腓骨长短肌肌腱，将它们重排在CFL的深层，从而提供腓骨肌腱的稳定性，在30个月的随访中，优良率为100%。

四、胫后肌腱损伤的治疗

胫后肌腱（PTT）损伤包括腱鞘炎、肌腱断裂等，被归类于PTTD（Posterior Tibial Tendon Dysfunction，胫后肌腱功能不良）。PTTD由Johnson首先描述，Meyerson对此进行了发展。第一阶段为腱鞘炎，第二阶段为部分撕裂及屈曲畸形，第三阶段为部分撕裂及硬性的后足畸形，第四阶段为胫距关节外翻。

腱鞘炎，早期的处理包括休息、运动训练、非甾体抗炎药、理疗及矫形器，可以使用定制或者非定制的矫形器对内侧纵弓进行支撑，额外的足弓支撑可以由一个控制足踝活动的矫形鞋来提供，绷带对于支持PTT也有作用，但是这对于使用者的技术要求较高。如果在4～6周后没有改善，需要进行步行石膏或者步行靴的制动。康复训练被用于治疗第一、二阶段的PTT失能。这些措施包括短腿铰链型足踝矫形器、内外侧高帮矫形器。训练包括胫后肌、胫前肌、腓骨肌及腓肠肌、比目鱼肌周围的力量训练。在平均4个月的训练后，患者的疼痛及功能状况都有改善。手术治疗包括探查和腱鞘切除术，指征是持续3～6个月出现症状。手术时，打开腱鞘，暴露从内踝后方至舟骨止点的肌腱，进行彻底的腱鞘切除术。整个肌腱都应该探查，撕裂有时位于下方或者外侧面，需要进行触诊检查肌腱是否变粗或者变细，肌腱变细可能提示内部的撕裂，任何撕裂都需要清创和修复。McCormack等报道一组年轻的运动员患者，在伤后平均8周接受手术清创，在术中可见腱鞘炎、腱鞘远端的肌腱狭窄及可修复的纵行撕裂。术后6～8周可以活动，所有患者都可以重返体育运动，8例患者中有7例预后为优。

肌腱断裂及胫后肌腱失能，PTTD是成人获得性扁平足最常见的原因。Ⅱ型PTT患者的肌腱进行临床及组织学检查，在临床上，表现并不明显，出现腱周组织增厚、滑膜液增加等滑膜炎表现，但是组织学检查显示退行性肌腱炎。退行性变进展为功能不全或断裂，导致了肌腱失能。

在运动员群体中，急性断裂比退行性变更常见。尽管如此，Ⅱ型PTTD的治疗原则可以用于PTT的运动损伤中。在评估和治疗PTT的时候，足踝的对线必须加以考虑。在重建PTT的时候，在软组织重建的同时必须进行骨性对线的重建，以保护重建的PTT免于反复的致畸应力的影响。

如果撕裂能被及时诊断，在早期可以使用靴子或者石膏制动4～6周作为非手术治疗。制动之后进行康复训练，包括力量练习和抗阻力练习。根据患者活动的要求，使用矫形器可以加快患者恢复运动的进程。

康复治疗效果不佳的患者有手术指征，可以在直视下探查并触诊肌腱全长。探查时要包括肌腱全周，因为撕裂可能在肌腱下表面，肌腱可能出现增厚、扁平、薄弱或者可触及台阶，切除滑膜后，撕裂处清创。劈裂可以直接修复，内部撕裂需要进行伴随的退行性变瘢痕组织清创，之后才能进行端-端缝合。修复时应努力恢复肌腱外形，如果肌腱扁平，修复时应注意成形。撕脱损伤一般在舟骨止点附近。在肌腱部分撕裂时，由于断端回缩，常常出现肌腱上的台阶样改变。内部和纵向的撕裂同时存在的病例亦有报道。

为了恢复高水平运动功能，修复和重建的目标包括恢复肌腱正常的力量和张力，并维持解剖结构。撕脱及内部撕裂可以导致肌腱延长及功能不全，表现为力弱及扁平足畸形。撕脱可以直接修复，前提肌腱，通过缝合或者骨隧道缝合在舟骨上。缝合前在预定缝合处进行去皮质，以提供一个骨松质床。

在肌腱延长导致力弱和扁平足的患者中，腱腹交界处的张力必须重建。清创后，跖屈内翻位，将肌腱前提到舟骨止点处。肌腱前提短缩的操作是纵劈舟骨以近PTT 1.5cm肌腱，将舟骨骨膜瓣向背侧和跖侧掀开，然后使用缝合将PTT前提短缩后固定在舟骨上。趾长屈肌腱移位也是一种修复和重建的方法。使用趾长屈肌腱是因为它位置邻近，并能平衡腓骨短肌的力量。不使用长屈肌腱是因为它在步态蹬地期起作用，以及对于内侧纵弓的稳定作用。在PTT的内跖侧切断趾长屈肌腱，转位到舟骨的跖侧，使用骨隧道技术或者螺钉固定。在行修复PTT及趾长屈肌腱转位的操作时均需踝关节跖屈及内翻。肌腱转位后，需要将踝关节和后足维持在中立位。

在近端PTT残余部分没有足够的长度到达舟骨的时候，也可以行趾长屈肌腱转位。在清创退行性变肌腱的瘢痕部分后，以及慢性创伤肌腱回缩时，可能发生这种情况。

在高水平运动员中，可以运用趾长屈肌腱转位技术，以期得到最好的恢复原有竞技水平的机会。当然，某些运动员特殊的运动需求在进行趾长屈肌腱转位之前需要加以考虑。Deland等报道了4例成功治疗了PTT撕裂的舞蹈演员，他们对PTT进行了直接修复，也保留了对舞蹈演员重要的足趾功能。

当畸形出现的时候，必须对PTT进行评估。如果PTT力弱或者功能不全，就会出现扁平足或者后足外翻畸形。在一个6例患者的研究中，Woods等发现在手术相对早、PTT和足弓功能保留好的患者中，预后很好。PTT断裂，纵弓扁平及足部旋前的患者治疗后也有改善，并能重返运动。PTT清创可以减轻疼痛，但是对于扁平足畸形没有效果，后者可以导致运动中步态蹬地期的问题。手术治疗的时候，在处理足踝畸形的同时，也要处理PTT的病理性改变。如果存在后足外翻，需要进行跟骨内移截骨。在后足外翻的时候，跟腱的力量使得足跟外翻。内移截骨可以改变跟腱力量的方向，从而减少这种作用。同时，截骨术可以处理导致PTT功能不全的外翻畸形。Silfverskiold试验阳性的马蹄足需要进行腓肠肌延长术。为了维持内侧纵弓的静力结构，推荐重建弹簧韧带和三角韧带。

术后，患者免负重，制动于轻度内翻位4～6周。强调免负重以使伤处有时间愈合。使用靴子时，可以脱下进行适当的活动。开始是背伸和跖屈活动，接着是外翻和内翻。PTT修复及FDL转位后6周时，使用矫形器或靴子逐步增加负重。如果进行跟骨内移截骨术，则在6～8周时开始逐渐增加负重。在进行活动训练及增加负重时进行物理治疗。原则上术后6～8个月才能进行体育活动。

第五节　跟腱损伤治疗概述

跟腱是人体最大、最强壮的肌腱，也是常见的易发生断裂的肌腱，有报道其断裂的发生率为11/100 000～37/100 000。其中，75%的断裂发生于30～40岁男性，特别是在足球、篮球、网球和壁球等活动中。然而，25%的断裂可能发生于久坐的患者。尽管跟腱断裂很常见，而且对于有经验的医师来说通常不难诊断，但超过20%的急性损伤会被误诊，导致慢性损伤和断裂。跟腱的慢性断裂定义为诊断或治疗延迟超过6周。目前，随着功能支撑和早期运动方案的出现，急性断裂的非手术与手术治疗的再断裂率和跟腱功能无显著差异。事实上，近年来随着支持非手术治疗证据的增多，一些国家的手术修复率下降了高达55%，但跟腱急性损伤的治疗仍尚存争议。主要问题是，尽管大多数试验都经过了精确的计划和执行，但它们没有考虑到非手术治疗的患者需要更长的时间才能恢复运动，他们的跟腱与手术患者相比也较薄弱；但对于慢性跟腱断裂的治疗策略几乎没有争议，绝大多数患者需寻求重建，以恢复腓肠肌和比目鱼复合体（GSC）的长度、张力和力量，改善步态和功能。慢性断裂的治疗在技术上比急性断裂的一期修复更有难度，因为跟腱末端通常是回缩的，以及周围软组织的慢性损伤，使得一期修复极其困难。初级修复通常是不可能的，因为断裂肌腱的残端间隙变得很大。当然，根据慢性程度、残余间隙大小、残余组织质量和血管分布、破裂位置和患者特异性因素，有多种重建术式已被用来解决这个问题。传统的开放手术选择包括使用皮瓣、局部肌腱转位和自体腘绳肌腱重建。这些技术的主要问题包括并发症，特别是伤口破裂和感染。这些并发症可能与软组织血管供应不足有关，可能需要整形外科手术来覆盖明显的软组织缺损。另外，强化康复、步态训练和踝足矫形器的使用为特定的患者（即需求较少的患者或手术效果不佳的患者）

提供了合理的解决方案。

一、跟腱损伤的诊断

（一）病史

患者的病史通常很简单，诊断困难不大，特别是在活动中突然出现不适。患者诉跟腱出现撕裂感、断裂处被割伤、被踢打，甚至枪击等。急性跟腱断裂时疼痛剧烈，但通常很快就会消失，患足无法以足趾站立。慢性跟腱断裂疼痛明显减轻，因此患者可能只会抱怨跛行、提踵困难、踝关节和患肢的慢性肿胀等。

（二）体格检查

跟腱急性断裂可见局部肿胀、触痛、并能摸到跟腱连续性中断和凹陷，患足跖屈力弱。小腿三头肌是负责踝关节跖屈的主要肌肉，并不是唯一肌肉，胫后肌、腓骨肌、趾屈肌也能协助跖屈。所以跟腱断裂后，患侧踝关节仍能跖屈30°，也就是说跟腱断裂后跖屈活动不会完全消失，但跖屈力量明显减弱。认为跟腱断裂后跖屈活动完全消失的观点可能是造成误诊的主要原因，对此要有清醒的认识。汤普森试验，患者取俯卧位，足踝离桌面较远或者膝盖弯曲，双足自由地悬在椅子的末端，挤压小腿肌肉，如果与健侧相比，患足轻微的跖屈则是阳性，但跟腱断裂血肿被瘢痕组织替代时，汤普森可能出现假阴性结果。膝关节屈曲试验，俯卧位并主动屈膝至90°，肌腱完好时，检查者应观察到足部轻微的跖屈，而患足出现中立位或背屈为阳性，同样肌腱会随着血肿形成并延长而出现假阴性结果。另外，O'Brien试验，患者需在全身麻醉或腰麻下，一根21G针的针尖以直角插入离跟骨止点10cm处，被动背屈和跖屈患足，插入的针不动、只是轻微地向肌腱运动的方向移动或者反方向移动，则考虑跟腱断裂。

对于慢性跟腱断裂可出现肿痛。患肢出现不同程度的小腿萎缩，跟腱失去正常轮廓，表现为广泛瘢痕组织形成所致的跟腱厚度增加，肌腱末端回缩时可触及缺陷。可以注意到足底屈曲力量薄弱，同时患侧不能连续单肢足跟抬起。断裂部位因瘢痕组织填充，此外趾屈肌在慢性跟腱断裂的情况下力量可能代偿性的增强，因此急性断裂常用的体格检查在慢性断裂中可能出现假阴性结果。另外，应进行彻底的神经血管检查，并评估皮肤在慢性破裂部位的挛缩情况。

二、跟腱损伤的治疗

在选择治疗策略时，必须考虑再破裂、皮肤并发症和神经并发症，以及患者体力和工作恢复的情况。尽管近年来报道发现非手术治疗与手术治疗在再断裂率及功能上无显著差异，但在临床实践中我们发现非手术治疗跟腱的愈合时间明显延长。另外，由于改变了跟腱与腓肠肌-比目鱼肌复合体的关系，部分患者跟腱功能表现与慢性跟腱断裂患者相似，这些非手术患者需要行重建手术，这比初次手术在技术上要求更高，而且所需费用会更高。如果选择手术治疗，可视跟腱损伤情况及患者和医师的偏好选择开放、微创和经皮修复技术。治疗目标应特别强调恢复生理性肌腱的长度和张力，如此才能恢复最佳的跟腱力量和功能。尽管诸如富血小板血浆（PRP）和骨髓来源的干细胞等生物辅助剂已被用于优化术后肌腱愈合，但它们的作用还有待进一步临床验证。

（一）非手术治疗

对于急性跟腱断裂，过去踝跖屈位石膏固定6～12周，每2周更换外固定并逐渐增加背屈，石膏拆除后使足跟抬高并维持在中立位继续保护4～14周。近年来的非手术治疗方案包括短时间的固定与早期运动和逐步负重，尽管具体的功能康复方案差异很大，但通常包括1～2周的初始固定。然后患者开始温和的拉伸和阻力练习，随着时间的推移，可逐渐承重锻炼。有报道发现早期功能康复的非手术治疗再断裂率低于石膏固定术，且可与手术治疗相媲美。

（二）外科手术

1.急性跟腱断裂的手术治疗

（1）跟腱断裂经皮缝合术：触摸跟腱断裂处，在两侧距断裂处上方2.5 cm处各开一切口。用Pean钳将皮下腱鞘推移开并固定，将直针（带单丝慢吸收或不可吸收的0-0或1-0的螺纹线）从切口处自外向内穿过跟腱；将两根直针分别由切口处穿入、按照术前所绘方向交叉穿过跟腱，并从跟腱远端穿出；穿出点用手术刀扩大，外侧螺纹线换上弯针，弯针由上述穿出点进入，并从远端跟腱的一半位置处穿出；穿出点用手术刀扩大，此时可松开腱鞘，换上直针，将直针由上述穿出点由外向内再次穿过跟腱；穿出点用手术刀扩大，换上弯针，弯针由上述穿出点进入，并从近端跟腱断裂处穿出，随后拉紧螺纹线，并与先前的螺纹线打结；按情况缝合切口，患肢局部绷带包扎。术后即刻患足跖屈20°固定2周，随后踝关节固定在90°持续2周。去除固定物后水中被动锻炼踝关节，可进行偏心性锻炼和肌肉等长锻炼，还可对患肢实施电刺激。上述锻炼持续3～5周，即在术后7～9周后患者可正常行走和进行合适的力量锻炼，术后4～6个月患者可回归原先运动。术后1年检查患足功能情况。

（2）内镜下微创手术：内镜的使用已被建议作为经皮修复的一个辅助手段，可直视肌腱损伤位置并避免损伤腓肠神经。扪清跟腱断端间隙，断端间注入生理盐水让间隙饱满。镜下刨刀彻底清理端间隙血肿、瘢痕及残端组织直至断端整齐。关节镜下分别于内、外侧切口处自断端由内向外穿针引线，距离断端3cm或（和）6 cm处用可吸收双束Dacron粗线行1或（和）2组Kessler法缝合。关节镜下于外侧切口处收紧1组或2组缝线，明确断端接触紧密、对合良好后去除关节镜并收紧内侧切口处的缝线。

（3）跟腱断裂有限切开缝合术：为了确保肌腱长度得到充分恢复，并进行肌腱修复，使断裂肌腱边缘的接触最大化，Kakiuchi设计了一种结合开放和经皮修复的技术。目前有许多改良，简单介绍：患者取俯卧位，并于跟腱断裂凹陷处做皮肤切口，约2cm。确定断裂跟腱的两端位置，在跟腱与腱周间隙插入金属棒。采用大角针经过皮肤、皮下、腱周组织、金属棒顶端的圆孔、跟腱、对侧的金属棒顶端的圆孔、腱周组织、皮下及皮肤，从对侧对应部位穿出，回抽金属棒。尽量将入针点靠于跟腱的止点，两端缝线拉紧、打结。

（4）跟腱断裂切开修复：患者取俯卧位，做跟腱内侧切口，长10～15cm，锐性切开皮肤、皮下及腱鞘。将皮瓣和腱鞘一起翻转至外侧。对新鲜撕脱者，直接用Bunnell钢丝缝合法，固定跟腱于跟骨。对撕裂型跟腱，应先顺行整理残端并用丝线行Bunnell缝合法，必要时可游离跖肌腱以加强修复。

2.慢性跟腱断裂的手术治疗　大多数骨科医师认为，慢性跟腱断裂的治疗首选手术治疗。与急性断裂后的手术治疗相比，慢性断裂的手术并发症发生率更高，术后恢复时间更长，且预后较差。尽管尚无高等级循证医学支持的手术治疗指南，目前被广泛接受的手术治疗术式的选择主要是基于跟腱缺损的长度。良好的清创后精确测量肌腱缺损的大小并选择合适的手术方式对预后至关重要。

（1）小肌腱缺损：缺损小于2cm，如Myerson Ⅰ型或Kuwada Ⅱ型，可以直接行端对端的缝合。术中应仔细分离肌腱残端，并逐渐进行纵向牵引，使其成功贴合。部分术者还建议进行后室筋膜切开术使筋膜分离，手术过程包括20cm的后内侧切口、瘢痕组织的修整（微创切开修整以弥补潜在的缺陷）、端对端吻合初级修复，肌腱残端组织间隙为3～5cm。有报道该式患者平均5.8个月后都恢复了损伤前活动水平，没有再破裂，功能恢复良好。类似地，还有学者报道利用瘢痕组织重建术治疗了6例慢性跟腱断裂患者，术中肌腱残端间隙3～5cm，切除2～3cm瘢痕组织。他们的结论是，这种修复技术对治疗的慢性跟腱断裂是有效的。

（2）中肌腱缺损：缺损介于2～5 cm中等大小的肌腱缺损，如Myerson Ⅱ型或Kuwada Ⅲ型，通常不适合初级修复技术。大多数外科医师都认为，肌腱成形和自体肌腱局部转移术相结合是治疗这些缺陷的主要方法。Myerson建议，对于2～5cm的缺损，应采用V-Y延长的方法，如果腓肠肌外观不健康，应增加踇长屈肌腱移植。Kuwada建议，对于3～6cm的缺损，应使用跟腱翻转皮瓣，并在需要时使用移植物来扩大修复部位。Den Hartog提出对于2～5cm的缺损，踇长屈肌腱移植应与腓肠肌退缩或V-Y延长同时进行。Maffuli和Ajis主张无法行端对端修复时，则应考虑腓骨短肌腱转移，仍无法修复则行踇长屈肌腱转移，注意由于并发症高应避免人工腱移植。

1）腓肠肌皮瓣：Abraham 和 Pankovich 首先描述了 V-Y 皮瓣。近端腱膜以倒 V 形切开，随后对 V 臂进行近端修复，每个修复臂是肌腱缺损长度的 1.5～2 倍，形成 Y 形修复。该术式主要关注的是足底屈曲力量的丧失。腓肠肌 V-Y 皮瓣已经被报道用于治疗小于 5cm 的慢性肌腱缺损。

2）跟腱翻转皮瓣：对大于 5cm 的缺损，一些学者建议使用跟腱翻转皮瓣。Christensen 描述了从近端肌腱残端切取的 2cm×10cm 跟腱皮瓣，该皮瓣从远端翻转并覆盖肌腱缺损。在 39 例患者中，74% 的患者取得了满意的效果。一项尸体研究表明，与端对端修复相比，用翻折皮瓣增强修复的抗拉强度高 41%。跟腱翻转皮瓣与近端 V-Y 延长相结合，在一系列病例中效果良好。Mulier 等报道了 19 例慢性跟腱缺损大于 2 cm 的患者，采用跟腱翻转皮瓣或翻转皮瓣和跗长屈肌腱转移联合治疗。联合治疗的临床结果有所改善，包括日常和运动能力、力量及活动范围。

3）局部自体肌腱移植：广泛应用于慢性跟腱断裂的修复。最早描述的用于肌腱转移的肌肉包括胫骨后肌、腓骨长肌和足底肌腱。目前常用的移植肌腱主要包括腓骨短肌腱、趾长屈肌腱和跗长屈肌腱的转移。对于大多数足踝矫形外科医师，跗长屈肌腱是慢性跟腱断裂肌腱转移的主力。

4）跗长屈肌腱转移：足中部分离并获取跗长屈肌腱后，在跟腱行第二次切口，并打开后室筋膜，然后将其穿过跟腱残端并穿过跟骨隧道，使跗长屈肌腱保持合适的张力，用相应直径的挤压螺钉固定，完成肌腱转位。患者术后都能恢复到术前相同的运动水平，尽管患者均具有一定程度的跗趾趾间关节屈曲无力。Wapner 将这种中足跗长屈肌腱分离术增加 10～12 cm 的额外腱长度。相较于其他肌腱，跗长屈肌腱强度更高，其牵拉轴更接近跟腱，其与跟腱在解剖学上接近，并且其远端肌肉腹部包含较多血管。另外，为了最大程度地减少伤口并发症，内镜下行跗长屈肌腱转移已有报道。

（3）大型肌腱缺损：缺损大于 5cm。例如 Myerson Ⅲ型或 Kuwada Ⅳ型，需要结合局部软组织手术或使用游离肌腱自体移植或同种异体移植才能成功重建。Myerson 建议大于 5 cm 的缺损，应使用跗长屈肌腱转移术，并可能与 V-Y 皮瓣术结合使用。Kuwada 建议对于大于 6cm 的缺损，应进行腓肠肌退缩，游离肌腱和（或）人造移植物的重建；Den Hartog 建议使用近端跗长屈肌腱转移术和跟腱下垂皮瓣治疗 5～10cm 的缺损，近端跗长屈肌腱转移和跟腱同种异体移植用于大于 10cm 的缺损。Maffulli 和 Ajis 建议对于大于 6.5 cm 的缺损，当局部肌腱转移不足以重建的情况下使用游离的腘绳肌自体移植。对于更大缺损，有报道使用了同种异体跟腱及跟骨腱重建的方法。

（三）术后康复

建议 2 周的无负重康复，这样可以帮组皮肤和软组织有足够的时间愈合。在第一次术后评估时，患者穿戴移动的步行靴，并允许使用拐杖进行足趾接触负重。患者在术后 3 周可完全负重。术后 2 周开始每日无负荷的踝关节运动锻炼和有指导的物理治疗。术后 9 个月，患者可逐渐恢复运动。另外，为了提高跟腱修复的效果，人们开始考虑使用生物制剂，如 PRP 或骨髓来源的干细胞来增强治疗效果。虽然 PRP 在处理肩部和肘部的特定病变方面显示出一定的治疗效果，但鲜有证据表明它在处理跟腱损伤方面的有效性。

第六节　踝关节撞击综合征治疗概述

一、临床表现

踝关节撞击综合征的临床表现主要可以分为三类，即特定动作引起的足踝疼痛（足踝屈曲或者背伸）、足踝活动范围受限和足踝肿胀。

（一）前踝撞击综合征

前踝撞击综合征通常表现为踝关节背屈期间末端的前踝疼痛。通常情况下，爬楼梯、跑步或上山、爬梯子和深蹲等会使疼痛加剧。竞技足球运动员多发前踝撞击综合征早就被人们熟知，但是足球运动员容易发生前踝撞击综合征的具体原因尚不明确。随着撞击综合征的进展，由于机械性阻塞或疼痛，背屈受限，形成关节僵硬和功能丧失等恶性循环。单发的软组织撞击，患者可能会有卡压或弹响的感觉。

（二）后踝撞击综合征

后踝撞击综合征通常表现为跟腱深部不明显的疼痛，可能与跟腱或腓骨肌腱病损混淆。重复的足踝屈曲动活动可能会使症状加重。此类运动包括下坡跑步和行走、下楼梯及穿高跟鞋。典型的后踝撞击综合征高发于舞蹈演员，特别是芭蕾舞演员，大概是由于重复足底弯曲的"定点"承重。在最近的系统回顾分析中，舞蹈演员占接受后踝撞击手术患者的61%。此外，有报道称板球运动员中的快速投球手也易罹患此种疾病。

二、物理学检查

评估踝关节撞击综合征时应进行踝关节和足趾的全面检查，包括检查有无骨性结构异常、关节积液或软组织水肿。对骨骼和软组织进行系统的触诊以评估局部压痛。前踝撞击通常有前或前外侧压痛，后踝撞击综合征由于结构较深通常难以定位准确。

关节的被动和主动运动范围的测量，包括背屈、足底屈曲、距下关节和中足运动。踝关节的前抽屉试验和侧翻试验可以排除踝关节不稳。

三、踝关节撞击综合征的治疗方法

（一）保守治疗（非手术治疗）

保守治疗仍然是踝关节前方撞击和后方撞击的治疗选择之一，尽管当前能够有效支撑其疗效的证据有限。对于急性踝关节撞击，建议采取休息一段时间并避免踝关节刺激性的活动。如果疼痛明显，在休息的同时，可以辅以冰敷，石膏固定和（或）口服NSAID。对于慢性案例，可以利用矫形鞋具，防止背屈的足跟抬高矫形器已被常规应用。物理疗法的核心目标是改善足踝的稳定性和优化本体感觉。此外，有研究表明超声引导下的皮质类固醇注射成功缓解了疼痛症状。

（二）手术治疗

当踝关节撞击综合征明显影响日常生活，结合体格检查和影像学检查后，对保守治疗无明显疗效的踝关节撞击综合征患者，建议进行手术干预治疗。手术方法和技术因涉及的解剖区域和病理学的不同而各异。手术主要包括开放手术和关节镜手术，以及联合使用两种手术方式。

1.前踝撞击综合征手术治疗　目的主要是清除导致症状的病理性改变，包括骨病变、软组织病变的清理和切除。早前，常用开放性前或外侧关节切开术。但是，开放手术的方法在很大程度上已经被踝关节镜技术取代。踝关节镜技术已经被认为是治疗前踝撞击的金标准。1988年，霍金斯报道了第一例关节镜治疗前踝撞击的方法，并指出关节镜手术治疗前踝撞击侵入性较小，视野更好。标准前外侧和前正中关节镜入路通常被使用，这两种入路必要时可以扩展为开放性关节切开术入路。术中，可以使用关节镜刨削工具将前胫骨和距骨塑形，组合运用刨削工具和离子电刀工具可用于清除肥厚的滑膜或发炎的纤维化组织，术中透视可用于确认对骨刺进行了充分切除。

Brennan等的一项研究描述了41例前踝软组织撞击的关节镜治疗效果，术后平均VASFA（足踝疼痛视觉模拟评分）评分明显提高至78.3。根据Meislin的标准，有34个过程的测量结果为良好或优秀。Parma等的另一项研究报道了踝关节镜治疗前踝骨性撞击的长期结果，他们通过比较术前、随访24个月和最终随访104.6个月的AOFAS（美国骨科足踝学会量表）评分，80例患者AOFAS评分明显改善。最近，Zwiers等系统性地回顾了关节镜检查治疗前踝撞击的疗效，他们的研究回顾了19项研究和905例患者，患者平均年龄为32.7岁，平均随访时间为35.3个月；74%～100%的患者对手术效果感到满意，AOFAS评分均有显著提高；所有患者总体并发症的发生率为5.1%，其中主要并发症为1.2%。

2.后踝撞击综合征手术治疗　后踝撞击综合征的手术目标包括切除解剖性病变。通常情况下通过切除踝关节后方三角骨，同时清除周围的炎性或肥大性软组织可以有效缓解症状。进行开放手术可以通过开放性外侧切口、开放内侧切口或踝关节镜直达病变处。开放性外侧切口允许更直接地处理三角骨，对内侧神经血管束的风险较小。中间切口可使得FHL病理学更容易解决。自2000年以来，后路关节镜治疗方法已广受欢迎，使用后路关节镜治疗踝关节撞击，可以更有效地实现快速康复和降低并发症的发生率。患者在俯卧位时，跟腱旁的后内侧入路和后外侧后入路通常可以很好地进入关节外后结构。

Mauro等为评估踝关节镜治疗业余和专业运动员的后踝撞击综合征疗效的差异性，对32名被诊断为摔跤后撞击综合征的运动员进行了关节镜手术，他们对AOFAS评分、手术满意度、恢复运动的时间、手术时间、术中所见结果和并发症进行分析比较后，确定了专业运动员和业余运动员之间在功能预后和恢复运动时间方面没有显著差异。Willits等的研究系统评估24例后踝关节镜治疗后踝撞击综合征的疗效：所有患者都很满意手术效果，与健康相关的生活质量评分都有提高，大多数患者都回归了体育活动。最重要的是没有明显的并发症发生。他们的研究表明，后踝关节镜是治疗后踝撞击综合征一种安全有效的手术方法。

（三）术后管理

术后使用可穿脱的足踝支具辅助行走和控制疼痛。除伴有骨软骨损伤修复的病例外，患者可在支具的保护下全负重下床行走。2周后，患者需要去掉支具，然后开始物理治疗和康复锻炼，其主要目标是恢复踝关节的运动范围，力量和耐力，6～8周后允许恢复正常运动。

（四）预后和并发症

根据大多数文献综述报道，踝关节撞击综合征的预后与骨关节炎（OA）的严重程度明显相关。对于100%无骨关节炎的患者，踝关节镜清创术能获得出色的疗效。骨关节炎Ⅰ级的患者的手术成功率下降到77%，骨关节炎Ⅱ级的患者的成功率下降到53%。长期随访结果表明软骨损伤和反复的踝关节内翻损伤对关节镜的治疗结果可产生负面影响。骨赘的大小和位置与疗效和疼痛评分无关，清理骨赘后踝背屈平均增加3°～12°。但是，在另一项研究中有25%的患者术后2年继续出现踝关节疼痛，在保守治疗失败后需要再次手术。骨赘再生发生在2/3的骨关节炎Ⅰ级的患者当中，但是骨赘再生发生率与症状之间没有明显相关性。47%骨关节炎Ⅱ级的患者在术后出现关节间隙变窄。

关节镜治疗踝关节撞击综合征的术后并发症发生率为9%～17%，主要包含神经血管损伤、反射性交感神经营养不良，器械破损导致的反应性瘢痕和疼痛。最常见的并发症是皮肤神经损伤。关节镜治疗踝关节撞击综合征也有一些罕见的并发症见诸报道，如血管损伤、假性背侧动脉假性动脉瘤形成和趾长伸肌腱断裂。

四、踝关节镜手术方式的进展

TH Lui描述了一种仰卧位下进行的踝关节镜治疗后踝撞击减压手术方式，这种手术方法主要针对后踝撞击综合征并伴有其他踝关节病变的患者。采用仰卧位可以方便建立前踝关节镜入路，不必在术中变换体位，从而节省了手术时间。

宋斌等探讨了联合踝关节前方入路及跗骨窦入路和后外侧入路治疗踝关节前后撞击综合征的疗效。这种手术方法视野良好，能最大限度地观察病灶并能彻底清理前后踝病灶，术中无须更换体位及二次消毒，节省了手术时间，同时规避了后内侧入路带来的手术风险，是一种安全有效的手术方式。术后踝关节功能AOFAS评分较术前明显提高（$P < 0.01$）。

对于踝关节撞击综合征患者，有研究尝试通过踝关节镜联合前后入路手术进行治疗。术中可以有效清除骨骼和软组织的撞击；术后使用非甾体抗炎药，关节内注射透明质酸钠可有效缓解足踝的疼痛、肿胀；所有患者均获随访，时间从8个月到24个月，平均14.3个月；AOFAS评分从术前的62.3±5.20提高到术后的87.6±5.40，Ogilvie-Harris踝关节评分从术前的6.70±0.98增加到术后的12.80±1.21；没有发生神经血管损伤、伤口感染或伤口愈合问题；踝关节有不同程度的肿胀，但在术后4～8周消失。

第七节　足踝软骨损伤治疗概述

足踝软骨损伤主要以距骨的骨软骨损伤（osteochondral lesions of the talus，OLT）为主，因此相关的治疗主要围绕距骨的骨软骨损伤治疗展开。常见的治疗手段分为两大类，即保守治疗和手术治疗。

一、保守治疗

保守治疗方案的选择取决于患者的年龄、症状的严重程度及病变的分型等多种因素。根据Hepple改良MRI分期，对于Ⅰ型、症状较轻的Ⅱ型及慢性距骨软骨损伤的初始治疗大多选择保守治疗。急性软骨分离移位损伤是保守治疗的禁忌证。既往研究报道，对于有症状但是无移位的骨骺未闭合的距骨骨软骨损伤患者，保守治疗能够取得较好的效果。在决定手术治疗前应采取至少1年的保守治疗，虽然病程较长，但治疗效果是肯定的，且风险较小。

保守治疗主要包括休息、制动（如石膏固定或佩戴支具）、使用非甾体抗炎药、体外冲击波等。目的是减轻或去除造成软骨损伤的各项负荷，消除软骨水肿并防止进一步坏死，使分离的软骨重新黏附并进行自我修复。休息和局部制动是最常见的保守治疗的方法，早期休息、禁止负重并使用石膏或支具固定，后期穿特制踝靴进行保护性制动并逐渐恢复运动。对于Ⅰ型损伤，治疗包括超踝石膏外固定6周，并限制下肢负重，6个月内严禁体育活动。对于Ⅱ型损伤，6周内严禁负重，之后2周内限制性负重。非甾体抗炎药及前列环素类等药物目前已被广泛用于治疗无软骨下骨折或塌陷的距骨骨软骨损伤，抑制炎症反应并防止软骨坏死。对于没有骨软骨块分离及没有明显软骨下囊肿的病例还可以进行冲击波治疗。邢更彦等学者认为，冲击波可以改善距骨骨软骨损伤部位局部组织的血液循环，减轻骨髓水肿，从而减轻症状，达到治疗的效果。Zengerink等的一项系统综述报道称，在采取了包括可耐受的负重等一系列的保守治疗措施后，45%的患者主诉症状缓解，认为治疗结果是成功的。他们同时还报道，53%的病例在接受了石膏固定治疗至少3周到4个月后，认为取得了较好的临床结果。然而，成功与否是基于症状主诉，而不是基于距骨骨软骨损伤的生理愈合。此外，这些治疗策略的长期结果尚未确定。最近的临床研究表明，与正常踝关节相比，OLT患者的关节内炎症细胞因子水平更高，这可能导致随着时间的推移，整体和局灶性病变的进行性恶化。

二、手术治疗

对于Hepple分型Ⅱ～Ⅴ型症状明显、保守治疗3～6个月以上仍无效或者损伤面积较大、急性有分离移位的距骨软骨损伤者需要手术治疗。手术治疗主要包括：①病灶清理；②骨髓刺激术；③内固定术；④软骨移植术；⑤软骨细胞移植术；⑥骨-骨膜复合组织移植术；⑦关节腔注射生物制剂辅助治疗术；⑧组织工程技术；⑨踝关节融合术；⑩踝关节置换术。李延炜等总结对于距骨骨软骨损伤及缺损的多种手术方法，大都基于以下三个出发点：①清除不稳定骨块及关节内游离体，刺激组织生长自我修复；②保护病变距骨软骨，防止继发性损伤；③损伤严重无法自我修复时，进行人工或自体组织移植修复。

（一）病灶清理、骨髓刺激术

骨髓刺激术（bone marrow stimulation，BMS）主要包括微骨折和钻孔技术。清创和骨髓刺激是比较传统而成熟的方法，适用于初次发病、病灶小，病灶直径＜15mm的损伤性病灶。BMS是治疗OLT广泛使用的一线治疗方法，与其他更具侵入性的手术相比，BMS具有成本效益高、操作简单、并发症发生率低、术后疼痛低的特点。此方法为关节镜下清除病灶及失活组织，清理骨软骨损伤表面，随后进行骨髓刺激术（微骨折或钻孔），以直径为1.5mm克氏针或微骨折器械在骨床上垂直钻孔，深度为5mm，孔间距为3～5mm，建立软骨下骨组织的血供，刺激生成软骨下骨的骨髓细胞、软骨源性和骨源性细胞并渗透到损伤区产生纤维软骨。该方法的不足之处在于，BMS刺激形成的主要是纤维软骨（主要由Ⅰ型胶原组成，另外还有Ⅱ型、Ⅲ型、Ⅸ型和Ⅹ型胶原），而不是天然的透明软骨（主要由Ⅱ型胶原组成）。纤维软骨的生物力学性能较差，在弹性、光滑度等方面均不如透明软骨。对于小范围的损伤治疗成功率较高，但是一旦失败，将造成更大范围的缺损。Zengerink等研究发现，通过关节镜下清理、刮除和骨髓刺激术治疗了386例软骨损伤的患者，成功率达85%，取得了较满意的临床效果。Chuckpaiwong等对105例软骨损伤的患者进行了平均31.6个月随访，结果发现软骨损伤范围直径＜15mm的患者均取得了非常满意的效果；而损伤直径＞15mm的32例软骨损伤患者中，仅有1例效果满意。

软骨下囊肿的存在与微骨折治疗距骨骨软骨病变的效果有关，一直是一个有争议的话题。在以往的研究中，使用微骨折治疗软骨下囊肿患者的OLT病变显示出较差的临床效果，失败率高达53%。Han等提出了不同的意见，在他们的研究中，微骨折被用于治疗有软骨下囊肿和没有软骨下囊肿的患者的距骨骨软骨损伤，在最短随访时间为2年的随访后，两组之间在功能或影像学结果方面没有差异。值得注意的是，根据正位X线片测量，伴发囊肿的病变面积＜1.5cm^2。距骨骨软骨损伤的位置和是否包容性也可能与骨髓刺激技术治疗的预后有关。Choi等在最近一项对399个接受骨髓刺激术治疗的距骨骨软骨病变患者的研究中，将病变细分为内侧、外侧、包含性和非包含性组。他们得出的结论是，非包含性比包含性病变的患者的临床效果要差得多。病变的位置（内侧与外侧）和大小未能显著改变临床结果。当怀疑非包含性病变时，应该考虑更先进的手术技术。

总体而言，病灶清理、骨髓刺激术目前用于治疗距骨小面积损伤短期疗效满意，但大面积损伤选择该方法时疗效可能较差。

（二）内固定术

内固定技术适用于大块撕脱的软骨损伤，尤其适用于急性或亚急性的青少年或儿童患者。当关节内存在较大的软骨碎片并附有大量软骨下骨时，也可以使用内固定的方法。固定的材料一般有金属螺钉、克氏针、可吸收螺钉、生物胶等。在急性软骨损伤中，内固定术存在很高的成功率，但对于慢性距骨骨软骨损伤的患者，治疗效果仍不明确。Schuh等报道了20例距骨软骨损伤的患者，使用克氏针进行骨块内固定，术后取得了较好的临床疗效，无并发症的出现。Kumai等报道了27例使用皮质骨螺钉进行内固定术治疗的OLT患者，随访7年以上，24例（89%）术后疗效好，3例（11%）术后疗效良。内固定技术的优势在于手术操作相对简单，费用较低。但不足之处在于，如固定的软骨碎片不愈合甚至畸形愈合，将会造成踝关节的进一步损伤。同时，该术式可能会影响距骨软骨下血供，有再次损伤软骨或出现骨坏死的风险。

（三）软骨移植术

软骨移植术主要适用于较大面积缺损病灶（直径＞15mm）的距骨骨软骨损伤患者，也可用于经骨髓刺激术失败的大面积距骨软骨损伤。软骨移植术主要包括自体软骨移植技术（osteochondral autograft transplantation）和同种异体软骨移植技术（osteochondral allograft transplantation）。

1. 自体骨软骨移植技术　伴有大型囊性软骨下缺损的骨软骨病变，单纯行清创和微骨折技术往往效果不佳，通常需要植骨来填补结构缺损。测量直径在9～15mm的囊性病变，被认为适合一步法行自体骨软骨移植。自体移植的软骨可以从多个区域获得，包括同侧膝关节的滑车和髁间沟区域，股骨外侧髁上外侧，或同侧胫骨远端。取材完成后，在囊肿床上钻取新生血管，然后用匹配的自体移植物来填充缺损。准确定位和匹配移植物是至关重要的，因为即使是1mm的误差的移植物也会在关节面的位置形成剪切或损伤胫骨平台。Sammarco和Makwana使用距骨前穹顶远端移植治疗OLT患者，并报道在2年的随访中AOFAS评分从64.4分提高到90.8分。Emre等对32例同侧膝关节马赛克成形术（多个自体小块移植物）的患者进行了前瞻性研究并随访2年，这些患者的AOFAS评分从术前的59.1分提高到术后的87.9分；术后6个月所有受试者供体部位疼痛均已缓解。Kennedy等治疗了72名患者（平均年龄34.2岁），他们接受了同侧股骨外侧髁移植，在28个月的随访中，这些患者的足踝关节评分（FAOS评分）和生活质量评定量表（SF-12）评分有显著改善，只有3名患者在2年后报告供体部位疼痛。自体骨软骨移植技术的优势是可以Ⅰ期完成手术，达到恢复透明软骨的目的。同时因为移植物来自本体，无异物排斥反应和传播疾病的风险。但不足之处在于供区存在不同程度的病理性变化，移植的软骨组织或骨栓（圆柱形移植单位）与周围的缝隙仍由纤维软骨修复，理论上不如透明软骨功能好。因存在供区损伤，故术前必须告知患者术后可能发生的供区并发症及功能障碍。

2. 同种异体骨软骨移植技术 大于12mm×16mm的囊性病变需要至少2个嵌套移植物。患者通常对从同一部位采集的多个大移植物反应不佳。在这些存在较大型病变的情况下，结构性同种异体骨软骨移植可能更为合适。需要注意的是，获取的同种异体移植应该在取材后21天内使用，以确保软骨细胞的活性，最大限度地增加成功的机会。有关同种异体骨软骨移植临床结果研究的文献很少。Elias等确实报道了一系列直径＞3cm的软骨缺损的患者，这些患者接受了同种异体软骨移植并用无头加压螺钉固定。结果在2年的随访中，AOFAS评分从42分增加到86分。Gortz等对接受同种异体骨软骨移植治疗的12名重型OLT患者进行随访，发现有5人取得了良好或极佳的结果，功能和疼痛均有明显改善，患者满意度较好。除1名患者外，所有患者均避免了后续行关节融合术。在一项回顾性研究中，Kelikian等在平均38个月的随访时间里评估了38名接受同种异体骨软骨移植治疗的患者，AOFAS评分平均从52分提高到79分，38名患者中有28名患者报告结果为优秀、非常好或良好。只有4名患者出现移植失败的情况。同种异体软骨移植对于缺损较大及难以接受自体骨移植的患者尤为适用，其有利于修复关节面并可避免供区损伤的风险，但存在修复时间长及排异、软骨存活力有限等问题。

此外，颗粒状异体青少年软骨移植是近年出现的一种新的软骨移植方法，将新鲜的青少年软骨剪切成颗粒状碎块，用纤维素胶将软骨颗粒黏附在缺损区，从而达到修复大面积距骨骨软骨损伤的目的，然而此种方法尚未得到广泛的临床应用，尚需更多的临床研究来证实其疗效。

对于较大范围的软骨缺损及骨髓刺激手术失败后的翻修治疗，软骨移植手术是值得推荐的，该方法操作简单，术后恢复较快，术后的短期效果满意，但长期疗效如何，仍需进一步的关注。

3. 自体软骨细胞移植术 自体软骨细胞移植术（autologous chondrocyte implantation，ACI）首先在兔身上进行了实验研究，然后作为一种潜在的解决方案被引入到膝关节软骨损伤的治疗中。随着技术的逐渐成熟，该技术被不断发展用于距骨软骨损伤的治疗。其主要的技术流程为，从同侧膝关节取出自体软骨细胞，在体外培养，然后在随后的阶段植入到距骨的缺损部位。更进一步的技术可以从受损的距骨软骨中获取软骨细胞，从而可以降低供体部位的并发症发生的概率。第一代ACI或经典的ACI利用自体骨膜瓣覆盖植入细胞床，该方法容易出现骨膜增生等并发症。第二代ACI则采用的是将软骨细胞植入组织贴片下面或载体支架上的方法，但依然存在细胞渗漏等情况。第三代ACI即基质诱导的自体软骨细胞移植术，将培养后的软骨细胞置于Ⅰ/Ⅲ型胶原膜粗糙面上进行回植，使用可吸收线缝合固定。Giannini等对10例距骨骨软骨损伤的患者进行了自体软骨细胞移植治疗，术后随访10年，发现90%的患者取得了良好的临床疗效。

自体软骨细胞移植技术通常适用于局部较大面积的软骨损伤或缺损及较大的囊性变病灶。其优点有能解决初次治疗失败后遗留的较大骨软骨缺损、不影响供区、可达到透明软骨修复、方便在关节镜下进行等。不足之处在于治疗时间长、因软骨细胞培养需至少3～4周，必须分期手术、治疗费用较高。术后功能锻炼及术后移植物的过度增生问题，仍值得进一步探讨，需进一步临床研究。

（四）骨-骨膜复合组织移植术

对于较大的骨软骨损伤或合并软骨下骨囊变的距骨骨软骨损伤，可以选择骨-骨膜符合组织移植术。骨膜组织中含有一定的干细胞成分，能够增殖分化为新的软骨，从而可以用于关节软骨缺损的修复。郭秦炜等利用自体骨-骨膜符合组织移植技术治疗Hepple Ⅴ型距骨骨软骨损伤，从自体髂骨取骨-骨膜移植物填充距骨骨软骨缺损区，平均随访22.4个月，术后AOFAS评分从73.9分提高到93.0分，VAS评分由5.4分降低为0.8分，术后患者满意率为92.3%（24/26）。自体骨-骨膜移植可同时修复Hepple Ⅴ型距骨骨软骨损伤及软骨下囊肿，近期疗效满意，但远期效果还需进一步随访。骨-骨膜复合组织移植术的优势在于骨膜具有一定的软骨化生能力，骨-骨膜移植物的骨膜可与骨紧密结合，不存在修复软骨与软骨下骨之间分层的问题。但其不足是骨膜层有可能过度增生而需要二次关节镜修复。关于骨-骨膜移植技术的应用，还需要进一步改良和探索。

（五）关节腔注射生物制剂辅助治疗术

目前，治疗距骨骨软骨损伤的生物制剂主要包括透明质酸（hyaluronic acid，HA）、富血小板血浆（platelet-rich plasma，PRP）、浓缩的骨髓提取物（concentrated bone marrow aspirate，cBMA）和其他来源的间充质干细胞等。

1.透明质酸　关节腔内往往含有少量关节液，关节液作为关节表面的润滑剂，可以有效降低表面张力，并在营养物质从滑膜转运向软骨的过程中发挥了重要作用。透明质酸作为一种关节表面的润滑剂，可在一定程度上减轻疼痛和炎症反应，补充内源性关节液。Doral等在一项随机对照研究中发现：在距骨骨软骨坏死的治疗中，使用微骨折结合注射透明质酸比单独使用微骨折术在2年以后的AOFAS评分更高。Shang XL等比较了关节镜下微骨折手术单独或联合透明质酸注射治疗距骨骨软骨病变的临床和磁共振成像结果，联合透明质酸组在术后定量MRI软骨厚度指数、术后AOFAS评分和VAS评分结果均优于对照组。

2.富血小板血浆　是一种自体血液产品，其血小板浓度至少是基准值的2倍，或血小板＞$1.1×10^6/\mu l$。富血小板血浆中含有大量的生长因子和细胞因子，已被证明能诱导人类间充质干细胞增殖并促进组织愈合。文献中已有证据表明PRP对软骨修复有积极作用。Smyth等在一项系统综述中提及，21篇基础科学论文中有18篇（85.7%）报道了PRP对软骨修复的积极作用。此外，Smyth等在兔模型中发现，在自体骨软骨移植时应用PRP改善了软骨界面的骨软骨移植物的整合情况，并减少了移植物的退化。在临床研究方面，Gu等探讨了PRP支架与自体骨松质移植治疗Hepple V型距骨骨软骨损伤的临床效果，13例患者平均随访18个月后，MRI提示软骨下骨和软骨完全再生，术后VAS评分、AOFAS评分和SF-36评分均有明显改善。然而需要注意的是，尽管PRP佐剂辅助治疗取得了部分成功的结果，但由于多个方面的原因，PRP对于距骨骨软骨损伤的疗效仍存在争议。目前还没有公认的标准化的PRP的获取方法。有各种各样的商业上可用的离心机系统，具有不同的计时方案和激活方法。此外，不同个体血浆中含有不同浓度的血小板、细胞、生长因子和细胞因子，即使在单个个体内，这些因素也是可变的。几项研究评估了不同白细胞浓度的PRP对软骨修复的抗炎作用。然而，目前还没有研究来探讨PRP中白细胞浓度对踝关节距骨骨软骨损伤治疗的影响。总体而言，在已发表的文献来看，在足踝软骨损伤的治疗中使用PRP可以改善临床症状和关节功能。富血小板血浆治疗是一项有前景的技术，但仍需要设计良好的临床试验来确定其在临床环境中的有效性。

3.浓缩的骨髓提取物　是通过离心骨髓使其内含物质进一步浓缩制备而成的一种血液制品，其通常是从髂骨中抽出。cBMA含有多种生物活性细胞因子，以及具有软骨细胞分化能力的间充质干细胞（MSC）。此外，最近的研究表明，cBMA含有丰富的白细胞介素-1受体拮抗剂蛋白（IL-1ra），IL-1ra是一种主要的抗炎细胞因子。部分研究表明，cBMA具有促进软骨形成级联的能力，这对骨软骨损伤的治疗是有益的。在马的模型中已经证实了有利于软骨愈合，在微骨折治疗时接受cBMA的组在组织学和放射学上都有所改善。此外，当骨髓刺激技术与cBMA和HA联合使用时，在山羊模型中也报道了类似的结果。临床治疗方面，Hannon等报道，在接受cBMA合并BMS的组中，平均FAOS评分从手术前到术后48个月有显著改善。他们还发现，使用cBMA的组别组织修复明显提高，同时在MRI上显示出较少的断裂和纤维化。Kennedy等发现在距骨骨软骨损伤患者使用cBMA联合自体软骨移植治疗后，修复的软骨组织与原始天然软骨组织在磁共振T_2WI相上曲率半径和颜色分层更为相似。总体而言，当前的证据表明cBMA在距骨骨软骨损伤治疗中能够促进软骨的恢复，但未来的临床研究和临床试验仍是必要的，以便更好地与其他生物制剂进行疗效比较。

（六）组织工程技术

组织工程技术是近几年新兴的一项技术，是指利用生命科学和工程学的方法，通过利用生物学材料、细胞因子及其联合作用使活的组织修复、重建、再生。将种子细胞于体外培养增殖后，与支架材料联合移植入骨软骨损伤的缺损区域，在缺损处重新增殖分化出与原部位类似的组织，从而恢复缺损部位的原有功能。骨膜复合间充质干细胞和软骨细胞体内移植、骨髓间充质干细胞复合多肽凝胶及成软骨生成因子等均可用于距骨骨软骨损伤的修复。虽然目前该技术的应用存在一定的争议，更进一步的临床试验还需要进一步验证，但组织工程技术的发展仍是大势所趋，仍具有广阔的发展前景。

（七）踝关节融合术或踝关节置换术

对于有些距骨骨软骨损伤极其严重的，可考虑进一步行踝关节融合或踝关节置换手术，但其手术适应证应严格把握。

1.踝关节融合术　踝关节融合术是终止病变、解除疼痛，纠正畸形并提供关节稳定的有效手段，虽然其存在一定的并发症（如骨不愈合、畸形愈合等）会影响疗效，但仍被视为严重距骨骨软骨损伤的确切有效方法。自20世纪初开始，该手术方式历经不断发展改良，已逐步成熟。术后虽然关节强直，但因足踝关节的活动特点，如无疼痛及明显畸形，仍可平地步行和完成各种劳动，对外观无甚影响，融合后丧失的功能可由跗中关节部分代偿，术后效果患者多较满意。

2.踝关节置换术　踝关节融合的近期疗效和中期疗效的效果都很好，但是对于远期来说，常常导致难治性距下关节和跗骨间关节的骨性关节炎。正是由于这个原因，目前有学者建议采用踝关节置换来替代踝关节融合。踝关节置换术最理想的适应证是剥脱性骨软骨炎，或者胫、距骨骨质及软骨下骨无明显缺损的病例。但是相比于髋膝关节置换术，踝关节置换术的术后感染、假体松动、慢性疼痛等并发症明显较多，假体寿命与预期相差较大，相当一部分患者术后满意度较之关节融合术并无明显提高，该项技术尚需不断优化和改进。一项Meta分析收集了4395例假体数据并进行了并发症分析，发现发生率最高的三项并发症分别为无菌性松动（12.51%）、术中骨折（11.97%）和骨性撞击（11.27%），导致失败率最高的三项并发症分别为无菌性松动（45.00%）、感染（33.00%）和力线异常（29.00%）。

总之，距骨骨软骨损伤的治疗策略众多，根据患者具体的损伤程度和临床分期及实际情况（如经济费用、手术条件、术者技术水平等因素）综合分析，选择合适的治疗方法才能取得最好的临床疗效。多种联合疗法的尝试应用及更先进技术或制剂的使用，为骨软骨损伤的治疗带来了更为广阔的前景。

第八节　足部其他损伤治疗概述

一、足底筋膜病

（一）足底筋膜炎

1.临床检查和诊断

（1）临床表现：足跟底部疼痛，清晨起床或坐位站立起时疼痛明显，走几步后疼痛减轻或消失，不负重时疼痛明显减轻，无休息痛。

（2）体格检查：在足跟处或足底筋膜的跟骨止点处有明确的针刺样压痛，无侧方挤压痛。

2.治疗原则与方法

（1）非手术治疗：一般以非手术治疗为主，目的是消除疼痛。佩戴矫形鞋垫的作用是对足弓进行支持，可以减轻足底筋膜的张力及足底压力，对平足患者疗效更佳。对于急性损伤及足底明显肿胀的患者可采用冰敷治疗。冰敷可保护软组织，以免进一步损伤，可收缩局部血管，从而起到抑制局部炎症的作用。口服非甾体抗炎药（NSAID）对于缓解疼痛有较好的效果，也可在痛处局部涂抹外用镇痛药膏。非负重状态下进行足底筋膜拉伸训练可维持足底筋膜的长度及弹性，从而达到减轻疼痛的目的。进行跟腱拉伸训练除可以拉伸足底筋膜外，也可改善踝关节功能。体外冲击波治疗可减轻组织水肿，降低足底筋膜的张力，也可在一定程度上修复退变的组织，从而缓解疼痛。局部注射小剂量皮质类固醇激素有较好的镇痛效果，但是有继发足底筋膜破裂的风险。利用超声引导进行局部注射可减少并发症并提高疗效。近期有文献报道，A型肉毒杆菌毒素、离子导入、富血小板血浆、高频电场磁场、弱激光等治疗方法对足底筋膜炎有临床疗效，但仍需进一步的研究。

（2）手术治疗：少数顽固性病例，经系统非手术治疗6个月以上无效可选择手术治疗。手术治疗的方式主要有开放性足底筋膜切开术、内镜下足底筋膜松解术及双极电凝筋膜松解术。术中根据病情可行跟骨骨刺切除、压迫神经减压术及腓肠肌挛缩松解术，以确保更好的疗效。

（二）足底筋膜纤维瘤

1.临床检查

体格检查：检查可见肿块位于足纵弓顶点部的筋膜处，有压痛，推之不动，常有一种难以判断肿块层次的感觉。

2.治疗原则与方法

（1）保守治疗：足底筋膜纤维瘤无症状者通常无须治疗，除非结节增大引起负重时的压力性疼痛。矫形鞋垫可以帮助重新分配压力从而减轻纤维瘤的压力。保守治疗包括理疗、非甾体抗炎药和局部糖皮质激素注射。有文献报道，体外冲击波治疗可以减轻足底筋膜纤维瘤患者的疼痛。

（2）手术治疗：保守治疗无效或诊断不明确时才考虑手术切除。不充分的病灶切除会导致病变更具侵袭性，术后复发率高、病变进展快，且导致并发症的概率大，主要并发症包括创口愈合不良、慢性疼痛和功能欠佳。手术切除范围必须包括病灶、病灶上方的皮肤及病灶周围大部分表现正常的跖筋膜，遗留的皮肤缺损常需植皮解决。即便如此，此病仍有较高的复发率。术中跖筋膜完全切除对于原发或复发性足底筋膜纤维瘤都是最好的选择。有文献报道，术后辅助性放疗可降低复发率，但由于其较大的副作用，临床中应慎用。

二、籽骨损伤

（一）临床检查

查体通常表现为籽骨部位的压痛和肿胀，姆趾背伸受限，被动背伸姆趾时疼痛。患者步距缩短，下楼时患足在前。

（二）临床鉴别诊断

籽骨骨折需与二分籽骨相鉴别：①籽骨骨折一般分为大体相等的两块，而二分籽骨一般表现为一大一小两部分；②二分籽骨边缘光滑，而骨折的籽骨边缘不规则。应注意二分籽骨结合部位的单纯分离可能会产生与籽骨骨折类似的症状；③二分籽骨间隙多为横形，极少有纵行二分。

（三）治疗原则与方法

1.保守治疗　初期的治疗取决于临床及X线表现的严重程度。

籽骨炎（阳性体征仅为籽骨表面触痛）可以应用非甾体抗炎药治疗，也可通过改变活动习惯，使用全长的跖骨支撑足垫以减少第1跖骨下方的压力，或是使用鞋底跖骨支具，或石膏制动。此治疗维持数月，如无缓解可切除籽骨。

对于轻度移位和非移位的籽骨骨折及籽骨应力骨折，初期可用石膏结合姆趾夹板制动3～4周。如果症状无缓解则再固定3～4周。之后在鞋内使用全长硬质碳素板和舞蹈演员使用的支具内衬保护足趾。如果以上治疗无效，应考虑手术。

2.手术治疗　严重移位的内、外侧籽骨骨折一般伴有跖趾关节的脱位或创伤性半脱位，可自行复位。如果籽骨骨折块大小均等并且移位明显（＞5mm），可使用微型螺钉或18号钢丝进行骨折内固定。切除籽骨可选择以下手术方案：①籽骨完全切除；②部分切除痛性二分籽骨或不愈合的籽骨。籽骨切除应仔细修复姆短屈肌的活动装置，尽量不行籽骨全切，因为全切后会产生姆短屈肌的机械障碍和跖趾关节屈肌力量的减弱。此外进行骨松质植骨术有助于籽骨骨折的愈合。

三、足骨筋膜隔室综合征

（一）临床检查和诊断

1.临床表现　足骨筋膜隔室综合征多伴有跖骨、跗骨、跟骨的骨折，或伴有足跗关节的脱位和遭受高能量的挤压伤。伤后发病一般比较迅速，严重者约24小时即可形成典型的症状和体征。足部疼痛及活动障碍是主要症状，疼痛是剧烈的，呈进行性发展，疼痛不因肢体固定或经过处理而减轻。疼痛的剧烈程度与伤情不成比例。肿胀、压痛及肌肉被动牵拉痛是重要体征。肌腹处明显压痛是筋膜间室内肌肉缺血的重要体征，其他体征如足趾苍白，肌力减弱并有麻木感。

当缺血继续加重，发展为缺血性肌挛缩或坏疽时，症状和体征也将随之改变。缺血性肌挛缩主要临床表现为：①由疼痛转为无痛（painless）；②苍白（pallor）或发绀、大理石花纹等；③感觉异常（paresthesia）；④麻痹（paralysis）；⑤无脉（pulselessness）即临床的5"P"征象。一旦5"P"征象均出现时，肌肉多已坏死，即使减压，也将会发生不同程度的功能障碍。

2.特异性诊断要点　①足趾被动牵拉痛：由于足部肌肉缺血，被动性活动产生剧痛，检查时一手固定前足掌，一手轻轻扳动足趾，避免与骨折端的疼痛混淆；②感觉异常：早期最有价值的症状是足底末梢感觉异常，缺血30分钟即可出现蚁行感和麻木感。轻触觉，特别是两点辨别觉和针刺痛觉的消失是诊断足骨筋膜隔室综合征的特异性体征。当足中间筋膜室压力增高时，足底内侧神经受累，则足底内侧、跖底内侧三趾半皮肤感觉减退或消失。当足外侧筋膜室压力增高时，足底外侧神经受累，则足底外侧、跖底外侧一趾半皮肤感觉减退或消失。

3.辅助检查　直接测量筋膜间隙测压在早期诊断和明确手术指征中非常重要。Whiteside测压装置是较为直接可靠的方法。利用普通汞柱血压计，连接三通管，三通的另两端分别连接普通针头和内有生理盐水的注射器。将血压计与被测肢体置于同一平面，刺入筋膜间隙内而不进入肌组织之中，汞柱即可显示筋膜间隙内的压力。正常压力在10mmHg（1.33kPa）以下，10～30mmHg（1.33～4kPa）即为增高，超过30mmHg（4kPa）为明显增高，有切开减压的手术指征。

（二）治疗原则与方法

由于筋膜室测压操作要求高，而足骨筋膜隔室综合征发展迅速、后果严重，一旦确诊就应该立即行筋膜间室减压术。进行手术切开筋膜减压的时机对预后至关重要。早期即24小时内行切开减压的患者，除合并有神经本身损伤外，可完全恢复；晚期手术的病例，随术前时间的延长而损伤加重。

根据损伤的部位及有无骨折脱位，手术的路径可选择足背入路或内侧入路。足背入路是在第2、3趾及第3、4趾之间做两条纵行切口。内侧入路是在足内侧面做一弧形切口，沿内收肌和跖肌之间进入。不管何种入路，必须将每个间室彻底减压才能取得满意的手术效果。减压后延期缝合或二期游离植皮较为安全。有移位的骨折可二期行手术内固定。

四、跗骨窦综合征

（一）临床检查和诊断

临床检查：目前仍以Brown1960年提出的标准为参考，并结合临床表现和辅助检查结果进行诊断：①有踝关节内翻扭伤史4周以上；②踝关节长期疼痛不适，常伴有小腿、足跟、足底部位疼痛，经久不愈；③外踝尖前下方有明显深压痛，可伴有局部肿胀，疼痛可向足趾放射及小腿不自主发抖，或有小腿发亮、发紧、沉重、乏力等不适；④踝关节抗阻力背伸、内翻时跗骨窦处疼痛加剧，踝关节内外翻应力试验阴性；⑤血尿酸、红细胞沉降率、抗"O"、C反应蛋白及类风湿因子阴性；⑥X线片示骨质无异常病变；⑦跗骨窦内封闭治疗可获得暂时或长期疗效；⑧排除其他可引起类似表现的足踝部病变损伤。

距下关节镜检查：可以直观地观察到病理学改变，可以提高诊断的准确率。

（二）治疗原则与方法

1.保守治疗　首选局部封闭治疗，于跗骨窦外口注入适量局部麻醉药和糖皮质激素，一般不超过4次，症状可完全缓解或显著改善。若症状无任何缓解，应怀疑诊断跗骨窦综合征是否成立，需查找其他病因。

2.手术治疗　若局部封闭治疗后疼痛很快复发，则应考虑手术治疗。传统的跗骨窦脂肪垫和表层韧带切除术可完全或部分缓解疼痛症状，术中注意避免破坏距骨的血供。有学者建议行选择性跗骨窦去神经支配术，可以减轻跗骨窦的顽固性放射痛。关于神经阻滞的范围，因患者个体差异而尚无最佳方案，仍需进一步临床研究。距下关节镜在进一步确诊跗骨窦综合征的同时即可行针对性手术治疗，是改善距下关节功能的可重复性微创诊疗方法。关节镜下手术以滑膜切除为主，术后并发症少，恢复快。距下关节镜是诊断和治疗跗骨窦综合征的一种安全有效的微创技术。关节融合术常用于跗骨窦综合征术后复发或仍有症状而无更好的治疗方法的患者，可考虑行距下关节融合或三关节融合。

五、踝管综合征

（一）临床检查和诊断

1.临床表现　早期仅表现为足踝活动后足底不适感，足底出现边界不清的针刺感、灼烧感及麻木，行走、长时间久站或劳累后加重。夜间疼痛严重、麻木可影响睡眠。有患者会出现疼痛不适感放射至小腿部腓肠肌区，或者出现整个足底感觉障碍，两点分辨力降低，温觉及触觉减退。晚期部分患者足内肌有出现萎缩。

2.体格检查　足背屈外翻试验可诱发足底疼痛、麻木或原有症状加重。在屈肌支持带下方可出现特纳征（指叩击神经损伤或神经损害的部位或其远侧，而出现其支配皮区的放电样麻痛感或蚁走感，代表神经再生的水平或神经损害的部位）阳性，可放射至足趾。也有发生足跟痛，同时伴有足趾活动受限、屈曲无力。

3.肌电图检查　根据肌电图上感觉诱发电位潜伏期延长或消失、运动末端潜伏期延长或消失及肌肉动作电位波幅降低，出现自发纤颤电位或正锐波等客观指标，可以确诊为踝管综合征。

（二）鉴别诊断

1.足底筋膜炎　疼痛多位于足底近端及足中心，足底有胀裂感，很少涉及足趾，无皮肤感觉障碍表现。

2.腰骶神经根病损　常为腰背痛向下肢放射至小腿或足底部，借助电生理检查或腰椎CT、MRI扫描即可鉴别。

（三）治疗原则与方法

1.保守治疗　早期或症状轻的患者减少患肢剧烈活动，适当休息，使用非甾体抗炎药，穿宽松舒适的鞋，可应用夜间夹板制动踝关节6～12周。如果怀疑远端踝管综合征，使用具有缓解足内侧压力功能的支具可能有效，而带有足弓的标准支具可能是症状恶化。理疗、按摩等可缓解肌肉肌腱之间的粘连，进而缓解疼挛，症状可减轻或消失。注射封闭治疗对特发性腱鞘炎及胫神经水肿等引起的踝管综合征有一定的疗效。

2.手术治疗　以下几种情况应行手术治疗。①占位性病变：神经鞘瘤、腱鞘囊肿、脂肪瘤等；②反复发作，一般保守治疗3个月症状加重或无效者；③踝管附近骨折致踝管内有骨痂或瘢痕形成者；④踝管容量减少者。手术治疗主要包括祛除致病因素和胫神经松解术。切开屈肌支持带打开踝管，解除对胫神经及其分支的压迫，近年来该手术也开始在显微镜及关节镜下进行。

六、跖板退变与撕裂

（一）临床检查和诊断

1.临床表现　急性跖板撕裂损伤表现为跖底部较重的疼痛，可伴有肿胀、跖趾关节畸形。慢性跖板损伤早期表现为跖底顽固性隐痛或放射性刺痛，负重或背伸时疼痛加重。随着跖板破坏程度的加重，可出现跖趾关节不稳定。

2.体格检查　Lachman试验（牵拉跖趾关节）中出现跖趾关节间距大于2mm为阳性。推拉或加压于跖骨头，若趾骨出现偏移，表明跖板或副韧带存在损伤。

（二）损伤等级

Weil把跖板损伤分为5个等级：0度，跖板变薄，无明显撕裂；Ⅰ度，单处撕裂，损伤不超过50%；Ⅱ度，单处撕裂，损伤超过50%；Ⅲ度，纵向或横向多处撕裂（可伴有侧副韧带撕裂）；Ⅳ度，出现纽扣眼样多处多点损伤，通常伴有跖板移位。

（三）鉴别诊断

此病需与痛风相鉴别。痛风患者常会突发一个或多个关节重度疼痛，多于夜间突然起病，还会出现关节红肿、皮温升高，关节表面皮肤红紫、紧张、发亮等。实验室检查血尿酸偏高，部分患者X线或CT检查可见痛风石形成。

（四）治疗原则与方法

1.保守治疗　Weil 0度或Ⅰ度的跖板损伤多予以保守治疗。急性损伤的患者早期保守治疗应以休息、早期冰敷、抬高患趾以减少肿胀等为基本措施。足部可使用填充鞋垫或波状支撑垫等以缓解跖底处压力。可使用矫形鞋、特制夹板等来防止跖趾关节过度伸屈。口服非甾体抗炎药对于缓解疼痛有较好的效果，也可在痛处局部涂抹外用镇痛药膏。一般在保守治疗6～8周后症状加重或无明显减轻，则需要考虑手术治疗。

2.手术治疗　跖板损伤的手术治疗主要有以下几种手术方式：①直接缝合修复术，多应用于急性单纯性跖板撕裂，逐层探查组织并修复缝合关节囊、跖板及韧带；②屈肌腱转移术，虽没有直接对跖板修复，但术后可间接减轻跖板磨损，以期跖板自愈，主要适用于Ⅰ～Ⅱ度的跖板损伤，可有效纠正跖趾关节畸形；③伸肌腱转移缝合术，纠正跖趾关节畸形，防止跖盘进一步磨损；④跖板或屈肌腱鞘与伸肌腱缝合术，综合两种手术方式的优势；⑤Weil截骨加跖板修复术，对于晚期跖板损伤，该术式为首选。

第九节　足踝关节镜的临床应用

一、传统踝关节镜

1.手术技术　一般情况下踝关节镜手术患者采取仰卧位，应用大腿支架使髋膝关节处于屈曲位和使足部悬垂以达到重力牵引的目的。该体位状态下可以保留术中踝关节的活动度，便于进入踝关节的不同部位。使足部处于跖屈内翻时可在皮下见到腓浅神经，于体表标记神经走行，在关节线水平可扪及前内侧和前外侧入路，于体表标记入口，注意入口需避开腓浅神经。患肢驱血带驱血后止血带充气加压，注意压力及时间设置。经踝关节前内侧入路用18号硬膜外穿刺针刺入关节，注射生理盐水使关节扩张，由此可以确定关节腔的方位并为穿刺锥的进入提供更大的空间。只有注入生理盐水时阻力很小、足部背伸时关节囊变紧、关节被牵引时生理盐水回流，才能证明关节被充分扩张。首选前内侧入路是因其前内侧入路的周围结构损伤风险较前外侧入路低。在用硬膜外穿刺针确定前内侧入路的位置及方向后，于体表切开一个大小刚好可以插入关节镜鞘管的皮肤切口。皮肤切口过大将导致液体外渗到周围软组织，增加手术的操作难度。以钝头直血管钳穿入关节，以避免损伤该区域的隐神经。经前内侧入路插入直径2.7mm倾角30°的关节镜，直视下经标记点以硬膜外穿刺针建立前外侧入路。当在关节镜下观察到针头位置及方向合适后，再行前外侧入路皮肤切口，以钝性关节镜器械穿入关节，然后插入刨削刀。用前外侧入路的器械做适当关节清理，以看清关节的外侧面，然后交换入路（关节镜在前外侧入路，器械在前内侧入路）进一步清理踝关节的内侧面。如果需要进入关节深部则可以使用非侵袭性牵引。有时，即使使用了牵引也不能够到踝关节后方病理性凸起，此时需要增加后外侧入路。手术结束后缝合入口以避免窦道形成。

2. 踝关节镜检查清理　踝关节镜检查清理适用于各种原因导致的滑膜炎和关节内肿物的诊断和治疗，如类风湿性滑膜炎、色素绒毛结节性滑膜炎等，为最常见的关节镜诊疗方式。

3. 踝关节手术适应证

（1）前踝撞击综合征：前踝撞击综合征可由胫骨和距骨前方骨赘、踝关节背伸致前方软组织受压引起。患者一般有踝关节前方疼痛并伴有前方关节线压痛。侧位X线片一般不能显示骨赘，而前内侧位片通常可以。MRI可以较好地显示骨赘，但对软组织撞击敏感性较低。专科医师仔细的体格检查和诊断性局部封闭能帮助明确诊断。但考虑到药物潜在的软骨细胞毒性，因此关节内封闭尚有争议。如果改变运动方式和制动不能有效缓解症状，则可以考虑采用关节镜清理来减轻症状。如果患者的诊断不明确或关节病变较重，则提示预后不佳。骨赘可能再生但多数情况下没有症状。

（2）后踝撞击综合征：后踝撞击综合征的患者会出现踝关节后方疼痛，并伴有踝关节后方深部的压痛，强力跖屈试验可诱发疼痛。研究显示有距后三角骨或增生的距骨后突，而X线引导下局部封闭可使患者症状缓解。对于后踝撞击的患者，经保守治疗无效可形关节镜下后方清理术。

文献报道的手术优良率为91%～100%。关节镜手术的效果与开放手术相似，但能更快地重返运动。手术并发症的发生率为4%～20%，包括胫神经和腓肠神经症状、感染、慢性区域疼痛综合征、跟腱粘连和伤口问题。

（3）前后踝撞击：如果需要进入踝关节的前方和后方，术中将患者从仰卧位变换成俯卧位有一定困难。可以按前述方法行前踝关节镜，然后外旋下肢并做2个后内侧入路行后踝关节镜；或者先在俯卧位行后踝关节镜，然后屈膝90°行前踝关节镜。

（4）距骨骨软骨损伤：距骨骨软骨损伤亦可用关节镜治疗，根据现在可获得的文献，其推荐等级为B（合理的证据）。如前述方法行关节镜，通常需要非侵袭性牵引以便为软骨下骨打孔器械提供操作空间。

（5）踝关节骨折：关节镜可用于辅助距骨骨折复位，但仍存在一定争议，文献中仅有个案和病例系列报道，没有研究结果证实其确切有效。胫骨远端骨折也是同样情况。在这些病例报道中，关节镜被用于Pilon骨折、后踝骨折、三踝骨折和Tillaux骨折的复位。对下胫腓联合不稳的关节镜探查较应力位X线片或MRI更为敏感。陈旧性下胫腓联合损伤的患者如果没有距骨外移则不需要螺丝钉内固定，可用关节镜对相关关节内病变进行清理。而对陈旧性下胫腓联合增宽的患者可行关节镜清理，并在复位后经皮行下胫腓联合螺丝钉内固定。在踝关节骨折固定前行关节镜评估可发现下胫腓联合的陈旧性损伤和无症状的下胫腓联合损伤。

（6）踝关节融合：踝关节融合术可在关节镜下实施，特别是对软组织条件较差和畸形较轻的患者，可避免发生大的手术切口。首先，建立踝关节前内侧和前外侧入路并行非侵袭性牵引；然后，清除关节软骨、打磨软骨下骨，清理整个关节是耗时费力的工作，须做到彻底；最后，在术中X线透视下经皮拧入合适大小的螺丝钉，使其跨过关节进行固定。关节镜下踝融合率与开放手术相近，手术时间较短，并发症发生率较低。对踝关节畸形严重的患者，镜下手术可能并不理想，不过也有畸形超过15°患者行镜下融合获得优良结果的临床报道。尽管手术结果很好，但是并发症的发生率高达55%，不过多数并发症较轻微。

（7）踝关节不稳：关节囊热皱缩曾被建议用于改善踝关节不稳，然而并没有骨科文献支持此种做法。关节镜辅助下外踝韧带修复手术也曾被提及。在镜下将缝合锚钉置入腓骨，然后通过前外侧辅助切口将缝线穿过韧带和关节囊。尽管这种手术仅能矫正胫腓前韧带松弛，但已有优良结果的报道。由于陈旧性踝关节不稳通常伴有关节内病变，因此在行切口外踝韧带手术前推荐使用关节镜。

（8）其他适应证：①感染性关节炎，对踝关节感染性关节炎使用关节镜进行治疗的文献较少。在一项78例感染性关节炎的病例中涉及5例踝关节，治愈率为91%。另一项89例感染性关节炎的病例中涉及3例踝关节，优良率为61%，20%为满意，还有19%的患者功能较差。②关节粘连，仅有少量病例通过踝关节镜治疗踝关节粘连，其中多数报道结果较好。不过，对关节镜治疗踝关节粘连的推荐等级为C（较差质量的证据）。

二、距下关节镜

伴有跗骨窦综合征或距下关节滑膜炎的患者的疼痛一般位于后足外侧，查体时距下关节有压痛。其影像学结果一般为阴性，如果距下关节封闭能够减轻症状则可以确诊。

手术技术：距下关节镜的术前准备及体位与踝关节镜类似，术中使患肢放在腿架上，髋膝关节屈曲，足部自然下垂。患者也可以处于侧卧位，足部以重物悬吊。在关节扩张后建立中央入路，然后在直视下以硬膜外穿刺针建立前外侧入路。由于跗骨窦被炎性滑膜填充，刚插入关节镜时很难看清关节。以三角技术建立其他入路，持续清理直至关节显露良好。清理后关节面的前部，包括薄弱的距跟骨间韧带。将器械转至后关节面的外侧，此处的滑膜通常需要清理。如果需要，可以交换入路。有时在处理关节后侧时可使用后外侧入路。距下关节也可通过后侧入路进行显露，与前述后踝关节镜相似。术后处理与踝关节镜相似。

当距下关节镜用于治疗而非诊断用途时，其优良率为86%～94%，约97%的患者感到满意。关节镜清理对缓解跟骨骨折后遗症状有益。距下关节镜结合术中X线透视可用于跟骨骨折的经皮复位固定，以及通过外侧或后侧入路行距下关节融合。并发症较少，多数为神经并发症，随时间会逐渐减轻，与踝关节镜相似。

三、第1跖趾关节关节镜

第1跖趾关节关节镜可用于治疗第1跖趾关节骨软骨损伤、早期骨赘、软骨软化、游离体、关节纤维化、滑膜炎和痛风性关节炎等。

手术技术：患者取仰卧位，姆趾以指套牵引并悬挂于类似腕关节镜所用的支架上，于关节线水平的姆长屈肌腱两侧行关节镜入路，一般使用1.9mm关节镜和2.0 mm刨削刀，手术操作与踝关节镜类似。

（史占军　王　建　李绍林）

参 考 文 献

［1］冯仕明，徐柯烽，李成坤，等，2018. 全踝关节镜下神经松解术治疗踝管综合征［J］. 中华医学杂志，98（37）：2995-2998.
［2］顾文奇，施忠民，柴益民，2009. 距骨骨软骨损伤治疗研究进展［J］. 国际骨科学杂志，30（03）：181-183.
［3］桂鉴超，王黎明，蒋逸秋，等，2010. 跗骨窦综合征的关节镜下手术治疗［J］. 中华创伤杂志，26（12）：1078-1081.
［4］郭秦炜，等，2013. 自体骨-骨膜移植治疗Hepple Ⅴ型距骨骨软骨损伤的近期疗效［J］. 中华骨科杂志，33（4）：342-347.
［5］李伟，王文波，2016. 距骨软骨损伤的治疗进展［J］. 山东医药，56（23）：97-100.
［6］李延炜，洪海森，翟文亮，2013. 距骨软骨损伤的诊疗及研究进展［J］. 中华临床医师杂志（电子版），7（08）：3510-3512.
［7］李志云，倪喆，邵增务，2012. 足底筋膜炎治疗的进展［J］. 中华物理医学与康复杂志，34（9）：702-704.
［8］卢世璧，译，2018. 坎贝尔骨科手术学［M］. 第13版. 北京：北京大学医学出版社.
［9］钱源源，王培吉，江波，等，2012. 踝管综合征的显微外科治疗［J］. 中华显微外科杂志，35（3）：219-220.
［10］邱贵兴，2014. 北京协和医院医疗诊疗常规骨科诊疗常规［M］. 第2版. 北京：人民卫生出版社.
［11］史蔚利，郭秦炜，2016. 距骨骨软骨损伤的研究进展［J］. 足踝外科电子杂志，3（04）：41-49.
［12］宋斌，李卫平，陈仲，等，2015. 踝关节镜下前方联合跗骨窦入路及后外侧入路治疗踝关节前后联合撞击综合征［J］. 中华创伤杂志，31：1085-1088.
［13］孙海波，潘进社，2011. 急性足部骨筋膜室综合征的诊断与治疗［J］. 中华创伤杂志，27（5）：477-480.

［14］谢盼盼，叶方，叶积飞，2018. 距骨软骨损伤的诊疗进展［J］. 中国骨伤，31（09）：880-884.

［15］邢更彦，等，2011. 体外冲击波疗法联合踝关节镜治疗距骨骨软骨损伤［J］. 中国矫形外科杂志，19（12）：978-981.

［16］杨庸，2017. 踝管的精细解剖与踝管综合征研究进展［J］. 中国临床解剖学杂志，35（3）：352-354，358.

［17］赵宏谋，杨云峰，俞光荣，2011. 全踝关节置换并发症的Meta分析［J］. 中华外科杂志，49（8）：737-740.

［18］Abraham E，Pankovich AM，1975. Neglected rupture of the Achilles tendon：Treatment by V-Y tendinous flap［J］. J Bone Joint Surg Am，57：253-255.

［19］Ackermann J，Fraser EJ，Murawski CD，et al，2016. Trends of concurrent ankle arthroscopy at the time of operative treatment of ankle fracture：A national database review［J］. Foot Ankle Spec，9（2）：107-112.

［20］AD Ebinesan，BS Sarai，GD Walley，N Maffulli，2008. Conservative，open or percutaneous repair for acute rupture of the Achilles tendon［J］. Disabil Rehabil，30：1721-1725.

［21］Ahmad M，Tsang K，Mackenney P J，et al，2012. Tarsal tunnel syndrome：A literature review［J］. Foot Ankle Surg，18（3）：149-152.

［22］Akoh C C，Phisitkul P，2018. Plantar plate injury and angular toe deformity［J］. Foot Ankle Clin，23（4）：703-713.

［23］Alvarez RG，Marini A，Schmitt C，et al，2006. Stage I and Ⅱ posterior tibial tendon dysfunction treated by a structured nonoperativbe management protocol：An orthosis and exercise program［J］. Foot Ankle Int，27（1）：2-8.

［24］Aqil A，Siddiqui M R，Solan M，et al，2013. Extracorporeal shock wave therapy is effective in treating chronic plantar fasciitis：a meta-analysis of RCTs［J］. Clin Orthop Relat Res，471（11）：3645-3652.

［25］Arnold H，2011. Posttraumatic impingement syndrome of the ankle--indication and results of arthroscopic therapy［J］. Foot Ankle Surg，17（2）：85-88.

［26］Badekas T，Takvorian M，Souras N.，2013. Treatment principles for osteochondral lesions in foot and ankle［J］. International orthopaedics，37（9）：1697-1706.

［27］Barber FA，Click J，Britt BT，1990. Complications of ankle arthroscopy［J］. Foot Ankle，0（5）：263-266.

［28］Bauer T，Breda R，Hardy P，2010. Anterior ankle bony impingement with joint motion loss：the arthroscopic resection option［J］. Orthopaedics & Traumatology：Surgery & Research，96：462-468.

［29］Brennan S，Rahim F，Dowling J，et al，2012. Arthroscopic debridement for soft tissue ankle impingement［J］. Irish journal of medical science，181：253-256.

［30］Brittberg M，et al，1994. Treatment of deep cartilage defects in the knee with autologous chondrocyte transplantation［J］. N Engl J Med，331（14）：889-895.

［31］Burman MS，1931. Arthroscopy of direct visualization of joints：An experimental cadaver study［J］. J Bone Joint Surg，13：669.

［32］Cassano JM，et al，2018. Bone marrow concentrate and platelet-rich plasma differ in cell distribution and interleukin 1 receptor antagonist protein concentration，333-342.

［33］Castillo TN，et al，2011. Comparison of growth factor and platelet concentration from commercialplatelet-rich plasma separation systems，266-271.

［34］Chen TM，Rozen WM，Pan WR，et al，2009. The arterial anatomy of the Achilles tendon：Anatomical study and clinical implications［J］. Clin Anat，22：377-385.

［35］Chen XZ，Chen Y，Liu CG，et al，2015. Arthroscopy-assisted surgery for acute ankle fractures：A systematic review［J］. Arthroscopy，31（11）：2224-2231.

［36］Choi WJ，et al，2013. Prognostic significance of the containment and location of osteochondral lesions of the talus：independent adverse outcomes associated with uncontained lesions of the talar shoulder［J］. Am J Sports Med，41（1）：126-133.

［37］Christensen I，1953. Rupture of the Achilles tendon；analysis of 57 cases［J］. Acta Chir Scand，106：50-60.

［38］Chuckpaiwong B，Berkson EM，Theodore GH，2008. Microfracture for osteochondral lesions of the ankle：outcome analysis and outcome predictors of 105 cases［J］. Arthroscopy，24（1）：106-112.

［39］Chuckpaiwong B，Berkson EM，Theodore GH，2008. Microfracture for osteochondral lesions of the ankle：outcome analysis andoutcome predictors of 105 cases［J］. Arthroscopy：the journal of arthroscopic & related surgery：officialpublication of the Arthroscopy Association of North America and the InternationalArthroscopy Association，24（1）：106-112.

［40］Cochet H，Pelé E，Amoretti N，et al，2010. Anterolateral ankle impingement：diagnostic performance of MDCT arthrography and sonography［J］. AJR Am J Roentgenol，194（6）：1575-1580.

［41］d'Hooghe P，van Dijk C，2016. Hindfoot Endoscopy for Posterior Ankle Impingement［J］. Arthroscopy：Springer：1067-1077.

［42］David J Magee，2014. Orthopedic Physical Assessment（6th edition）［M］. Canada. ELSEVIER SAUNDERS. 888-980.

［43］de Leeuw PA，Golanó P，Sierevelt IN，et al，2010. The course of the superficial peroneal nerve in relation to the ankle position：anatomical study with ankle arthroscopic implications［J］. Knee Surg Sports Traumatol Arthrosc，18（5）：612-617.

［44］Deland JT，Hamilton WG，2008. Posterior tibial tendon tears in dancers［J］. Clin Sports Med，27：289-294.

［45］Den Hartog BD，2008. Surgical strategies：Delayed diagnosis or neglected Achilles' tendon ruptures［J］. Foot Ankle Int，29：456-463.

［46］Doral MN，et al，2012. Treatment of osteochondral lesions of the talus with microfracture technique and postoperative hyaluronan injection［J］. Knee surgery，sports traumatology，arthroscopy：official journal of the ESSKA，20（7）：1398-1403.

［47］Easley ME，et al，2010. Osteochondral lesions of the talus［J］. The Journal of the American Academy of Orthopaedic Surgeons，18（10）：616-630.

［48］Eckert WR，Davis EA Jr，1976. Acute rupture of the peroneal retinaculum［J］. J Bone Joint Surg Am，58：670-672.

［49］Elias I，et al，2009. Osteochondral lesions of the distal tibial plafond：localization and morphologic characteristics with an anatomical grid［J］. Foot Ankle Int，30（6）：524-529.

［50］El-Rashidy H，et al，2011. Fresh osteochondral allograft for the treatment of cartilage defects of the talus：a retrospective review［J］. J Bone Joint Surg Am，93（17）：1634-1640.

［51］Emre TY，et al，2012. Open mosaicplasty in osteochondral lesions of the talus：a prospective study［J］. J Foot Ankle Surg，51（5）：556-560.

［52］Escalas F，Figueras JM，Merion JA，1980. Dislocation of the peroneal tendons. Long-termresults of surgical treatment［J］. J Bone Joint Surg Am，62：451-453.

［53］Essential foot and ankle surgical techniques：a multidisciplinary approach. Springer，2019.

［54］Ferkel RD，et al，2010. Surgical treatment of osteochondral lesions of the talus［J］. Instr Course Lect，59：387-404.

［55］Ferkel RD，Dierckman BD，Phisitkul P，2014. Arthroscopy of the foot and ankle. Coughlin MJ，Saltzman CL，Anderson RB，et al，Mann's Surgery of the Foot and Ankle. 9th ed［M］. Philadelphia：Elsevier Saunders.

［56］Ferkel RD，Heath DD，Guhl JF，1996. Neurological complications of ankle arthroscopy［J］. Arthroscopy，12（2）：200-208.

［57］Ferkel RD，Hewitt M，2005. Long-term results of arthroscopic ankle arthrodesis［J］. Foot Ankle Int，26（4）：275-280.

［58］Ferkel RD，Small HN，Gittins JE，2001. Complications in foot and ankle arthroscopy［J］. Clinical Orthopaedics and Related Research，391：89-104.

［59］Ferkel RD，Tyorkin M，Applegate GR，et al，2010. MRI evaluation of anterolateral soft tissue impingement of the ankle［J］. Foot & ankle international，31：655-661.

［60］Ferkel RD，Tyorkin M，Applegate GR，et al，2010. MRI evaluation of anterolateral soft tissue impingement of the ankle［J］. Foot Ankle Int，31（8）：655-661.

［61］Fortier LA，et al，2010. Concentrated bone marrow aspirate improves full-thickness cartilage repaircompared with microfracture in the equine model. The Journal of bone and joint surgery［J］. American volume，92（10）：1927-1937.

［62］Fortier LA，et al，2011. The role of growth factors in cartilage repair［J］. Clinical orthopaedics and related research，469（10）：2706-2715.

［63］Giannini S，et al，2009. Surgical treatment of osteochondral lesions of the talus by open-field autologous chondrocyte implantation：a 10-year follow-up clinical and magnetic resonance imaging T2-mapping evaluation［J］. Am J Sports Med，37（1）：112S-118S.

［64］Glick JM，Morgan CD，Myerson MS，et al，1996. Ankle arthrodesis using an arthroscopic method：long-term follow-up of 34 cases［J］. Arthroscopy，12（4）：428-434.

［65］Gobbi A，Francisco RA，Lubowitz JH，et al，2006. Osteochondral lesions of the talus：randomized controlled trial comparing chondroplasty，microfracture，and osteochondral autograft transplantation［J］. Arthroscopy，22（10）：1085-1092.

［66］Golanó P，Vega J，Pérez-Carro L，2006. Ankle anatomy for the arthroscopist. Part Ⅱ：Role of the ankle ligaments in soft tissue impingement［J］. Foot Ankle Clin，11（2）：275-296，v-vi.

［67］Golanó P，Vega J，Pérez-Carro L，et al，2006. Ankle anatomy for the arthroscopist. Part I：The portals［J］. Foot Ankle Clin，11（2）：253-273，v.

［68］Gortz S，De Young AJ，Bugbee W. D.，2010. Fresh osteochondral allografting for osteochondral lesions of the talus ［J］. Foot Ankle Int，31（4）：283-290.

［69］Gu W，et al，2017. Management of Hepple Stage V Osteochondral Lesion of the Talus with aPlatelet-Rich Plasma Scaffold［J］. BioMed research international：6525373.

［70］Han SH，et al，2006. Radiographic changes and clinical results of osteochondral defects of the talus with and without subchondral cysts［J］. Foot Ankle Int，27（12）：1109-1114.

［71］Hannon CP，et al，2014. Osteochondral lesions of the talus：aspects of current management［J］. The bone & joint journal，96-B（2）：164-171.

［72］Hannon CP，et al，2016. Arthroscopic bone marrow stimulation and concentrated bone marrow aspirate for osteochondral lesions of the talus：A case-control study of functional and magnetic resonance observation of cartilage repair tissue outcomes ［J］. Arthroscopy：the journal of arthroscopic & related surgery：officialpublication of the Arthroscopy Association of North America and the InternationalArthroscopy Association，32（2）：339-347.

［73］Hansen S，2000. Heel cord injuries，in Hansen S. ed：Functional Reconstruction of the Foot and Ankle［J］. Philadelphia，PA，Lippincott Williams & Wilkins：39-42.

［74］Hawkins RB，1988. Arthroscopic treatment of sports-related anterior osteophytes in the ankle［J］. Foot & ankle，9：87-90.

［75］Henkelmann R，et al，2015. Prospective clinical trial of patients who underwent ankle arthroscopy witharticular diseases to match clinical and radiological scores with intra-articularcytokines［J］. International orthopaedics，39（8）：1631-1637.

［76］Houshian S，Tscherning T，Riegels-Nielsen P，1998. The epidemiology of Achilles tendon rupture in a Danish county ［J］. Injury，29（9）：651-654.

［77］Huang K，Giddins G，Wu L D，2019. Platelet-rich plasma versus corticosteroid injections in the management of elbow epicondylitis and plantar fasciitis：An updated systematic review and meta-analysis［J］. Am J Sports Med，986881470.

［78］Hyer C. Essential foot and ankle surgical techniques：a multidisciplinary approach. Cham：Springer，2019. Print.

［79］John F Sarwark，2010. Essentials of Musculoskeletal Care（4th edition）［M］. USA. Amer Academy of Orthopaedic. 277.

［80］Johnson KA，Strom DE，1989. Tibialis posterior tendon dysfunction［J］. Clin Orthop Relat Res，239：196-206.

［81］Jung. Foot and ankle disorders：an illustrated reference. Heidelberg：Springer，2016. Print.

［82］Kashir A，Kiely P，Dar W，et al，2010. Pseudoaneurysm of the dorsalis pedis artery after ankle arthroscopy［J］. Foot and ankle surgery，16：151-152.

［83］Kennedy JG，Murawski CD，2011. The treatment of osteochondral lesions of the talus with autologous osteochondral transplantation and bone marrow aspirate concentrate：Surgical technique［J］. Cartilage，2（4）：327-336.

［84］Kon E，Gobbi A，Filardo G，et al，2009. Arthroscopic second-generation autologous chondrocyte implantation compared with microfracture for chondral lesions of the knee：prospective nonrandomized study at 5 years［J］. Am J Sports Med，37（1）：33-41.

［85］Krause JO，Brodsky JW，1998. Peroneus brevis tendon tears：Pathophysilolgy，surgical reconstruction，and clinical results ［J］. Foot Ankle Int，19：271-279.

［86］Kreulen C，et al，2014. Viability of talus osteochondral defect cartilage for chondrocyte harvesting：results of 151 patients［J］. Foot Ankle Int，35（4）：341-345.

［87］Kulig K，Lerhaus ES，Reischl S，et al，2009. Effect of eccentric exercise program for early tibialis posterior tendinopathy ［J］. Foot Ankle Int，30（9）：877-885.

［88］Kumai T，Takakura Y，Higashiyama I，et al，1999. Arthroscopic drilling for the treatment of osteochondral lesions of the talus［J］. J Bone Joint Surg Am，81（9）：1229-1235.

［89］Kumai T，et al，1999. Arthroscopic drilling for the treatment of osteochondral lesions of the talus［J］. The Journal of bone and joint surgery. American volume，81（9）：1229-1235.

［90］Kumai T，et al，2002. Fixation of osteochondral lesions of the talus using cortical bone pegs［J］. J Bone Joint Surg Br，84（3）：369-374.

［91］Kuwada GT，1990. Classification of tendo Achillis rupture with consideration of surgical repair techniques［J］. J Foot Surg，29：361-365.

［92］Laffenetre O，2010. Osteochondral lesions of the talus：Current concept［J］. Orthopaedics & traumatology，surgery & research：OTSR，96（5）：554-566.

［93］Lahm A，Erggelet C，Steinwachs M，et al，2000. Arthroscopic management of osteochondral lesions of the talus: results of drilling and usefulness of magnetic resonance imaging before and after treatment［J］. Arthroscopy，16（3）: 299-304.

［94］Leppilahti J，Orava S，1998. Total Achilles tendon rupture: A review［J］. Sports Med，25: 79-100.

［95］Looze CA，et al，2017. Evaluation and management of osteochondral lesions of the talus: 19-30.

［96］Lui TH，2016. Decompression of posterior ankle impingement with concomitant anterior ankle pathology by posterior ankle arthroscopy in the supine position［J］. Arthroscopy techniques，5: e1191-e1196.

［97］Lutter C，Schoffl V，Hotfiel T，et al，2019. Compartment syndrome of the foot: An evidence-based review［J］. J Foot Ankle Surg，58（4）: 632-640.

［98］Maffulli N，Ajis A，2008. Management of chronic ruptures of the Achilles tendon［J］. J Bone Joint Surg Am，90: 1348-1360.

［99］Maffulli N，Ajis A，Longo UG，et al，2007. Chronic rupture of tendo Achillis［J］. Foot Ankle Clin，12: 583-596.

［100］Malinin T，Temple HT，Buck BE，2006. Transplantation of osteochondral allografts after cold storage［J］. J Bone Joint Surg Am，88（4）: 762-770.

［101］Mansingh A，2011. Posterior ankle impingement in fast bowlers in cricket［J］. West indian medical journal，60: 77-81.

［102］Martens MA，Noyez JF，Mulier JC，1986. Recurrent dislocation of the peroneal tendons: Results of rerouting the tendons under the calcaneofibular ligament［J］. Am J Sports Med，14: 148-150.

［103］Mason L W，Molloy A P，2015. Turf toe and disorders of the sesamoid complex［J］. Clin Sports Med，34（4）: 725-739.

［104］Mattila VM，Huttunen TT，Haapasalo H，et al，2015. Declining incidence of surgery for Achilles tendon rupture follows publication of major RCTs: Evidence-influenced change evident using the Finnish registry study. Br J Sports Med，49（16）: 1084-1086，24128757.

［105］McCarthy C，Wilson D，Coltman T，2008. Anterolateral ankle impingement: findings and diagnostic accuracy with ultrasound imaging［J］. Skeletal radiology，37: 209-216.

［106］McCormack AP，Varner KE，Marymont JV，2003. Surgical treatment for posterior tibial tendonitis in young competitive atehletes［J］. Foot Ankle Int，34（7）: 535-538.

［107］Mizel MS，Michelson JD，Newberg A，1996. Peroneal tendon bupivacaine injection: utility of concomitant injection of contrast material［J］. Foot Ankle Int，17: 566-568.

［108］Moustafa El-Sayed AM，2010. Arthroscopic treatment of anterolateral impingement of the ankle［J］. J Foot Ankle Surg，49（3）: 219-223.

［109］Mulier T，Pienaar H，Dereymaeker G，et al，2003. The management of chronic Achilles tendon ruptures: Gastrocnemius turn down flap with or without flexor hallucis longus transfer［J］. Foot Ankle Surg，9: 151-156.

［110］Murawski CD，Kennedy JG，2013. Operative treatment of osteochondral lesions of the talus［J］. The Journal of bone and joint surgery. American volume，95（11）: 1045-1054.

［111］Myerson M，1993. Posterior tibial tendon insufficiency［M］. Myerson M，ed. Current therapy in foot and ankle surgery. St. Louis，MO: Mosby-Year Book，123-135.

［112］Myerson MS，1999. Achilles tendon ruptures［J］. Instr Course Lect，48: 219-230.

［113］Myerson MS，2000. Foot and Ankle Disorders［M］. Philadelphia: WB Saunders.

［114］Navadgi B，Shah N，Jeer P，et al，2007. Rupture of the extensor hallucis longus tendon after ankle arthroscopy—An unusual complication［J］. Foot and ankle surgery，13: 45-47.

［115］Needleman RL，2016. Use of cannulated instruments to localize the portals in anterior ankle arthroscopy: A technique Tip［J］. J Foot Ankle Surg，55（3）: 659-663.

［116］Nery C，Umans H，Baumfeld D，2016. Etiology，clinical assessment and surgical repair of plantar plate tears［J］. Semin Musculoskelet Radiol，20（2）: 205-213.

［117］Niemeyer P，et al，2012. Autologous chondrocyte implantation for the treatment of chondral and osteochondral defects of the talus: a meta-analysis of available evidence［J］. Knee Surg Sports Traumatol Arthrosc，20（9）: 1696-1703.

［118］Nilsson-Helander K，Silbernagel KG，Thomeé R，et al，2010. Acute Achilles tendon rupture: A randomized，controlled study comparing surgical and nonsurgical treatments using validated outcome measures［J］. Am J Sports Med，38（11）: 2186-2193，20802094.

［119］O'Brien T，1984. The needle test for complete rupture of the Achilles tendon［J］. J Bone Joint Surg Am，66A: 1099-1101.

［120］Ogilvie-Harris D，Mahomed N，Demaziere A，1993. Anterior impingement of the ankle treated by arthroscopic removal of bony spurs [J]. The Journal of bone and joint surgery British volume, 75: 437-440.

[121] Ogilvie-Harris DJ, Reed SC, 1994. Disruption of the ankle syndesmosis: diagnosis and treatment by arthroscopic surgery [J]. Arthroscopy, 10 (5): 561-568.

[122] Osterman C, et al, 2015. Platelet-rich plasma increases anti-inflammatory markers in a human coculture model for osteoarthritis: 1474-1484.

[123] Parma A, Buda R, Vannini F, et al, 2014. Arthroscopic treatment of ankle anterior bony impingement: the long-term clinical outcome [J]. Foot & ankle international, 35: 148-155.

[124] Pinzur MS, et al, 2008. Orthopaedic knowledge update: Foot and ankle 4 [M]. Rosemont, IL: American Academy of Orthopedic Surgeons.

[125] Porter DA, Baxter DE, Clanton TO, et al, 1998. Posterior tibial tendon tears in young competitive athletes: Two case reports [J]. Foot Ankle Int, 19: 627-630.

[126] Postacchini F, Accinni L, Natali PG, et al, 1978. Regeneration of rabbit calcaneal tendon: A morphological and immunochemical study [J]. Cell Tissue Res, 195: 81-97.

[127] Pozo JL, Jackson AM, 1984. A rerouting operation for dislocation of peroneal endons: operative technique and case report [J]. Foot Ankle, 5: 42-44.

[128] Raikin SM, Garras DN, Krapchev PV, 2003. Achilles tendon injuries in a United States population [J]. Foot Ankle Int, 34 (4): 475-480.

[129] Rasmussen S, Hjorth Jensen C, 2002. Arthroscopic treatment of impingement of the ankle reduces pain and enhances function [J]. Scandinavian journal of medicine & science in sports, 12: 69-72.

[130] Redfern D, Myerson M, 2004. The management of concomitant tears of the peroneus longus and brevis tendons [J]. Foot Ankle Int, 25: 695-707.

[131] Ribbans WJ, Ribbans HA, Cruickshank JA, et al, 2015. The management of posterior ankle impingement syndrome in sport: a review [J]. Foot and Ankle Surgery, 21: 1-10.

[132] Riboh JC, et al, 2016. Effect of leukocyte concentration on the efficacy of platelet-rich plasma in the treatment of knee osteoarthritis [J]. The American journal of sports medicine, 44 (3): 792-800.

[133] Robinson DE, et al, 2003. Arthroscopic treatment of osteochondral lesions of the talus [J]. The Journal of bone and joint surgery. British volume, 85 (7): 989-993.

[134] Ronald McRae, 2010. Clinical Orthopaedic Examination (6th Edition) [M]. USA. Churchill Livingstone. 177.

[135] Ronga M, et al, 2015. Treatment of unstable osteochondritis dissecans in adults with autogenous osteochondral grafts (Mosaicplasty): long-term results [J]. Joints, 3 (4): 173-178.

[136] Rothrauff BB, RS Tuan, 2014. Cellular therapy in bone-tendon interface regeneration [J]. Organogenesis, 10 (1): 13-28.

[137] Rungprai C, et al, 2017. Management of Osteochondral Lesions of the Talar Dome [J]. The open orthopaedics journal, 11: 743-761.

[138] Russell JA, Kruse DW, Koutedakis Y, et al, 2012. Pathoanatomy of anterior ankle impingement in dancers [J]. Journal of Dance Medicine & Science, 16: 101-108.

[139] Sammarco GJ, Makwana NK, 2002. Treatment of talar osteochondral lesions using local osteochondral graft [J]. Foot Ankle Int, 23 (8): 693-698.

[140] Sarmiento A, Wolf M, 1975. Subluxation of peroneal tendons: Case treated by rerouting tendons under calcaneofibular ligament [J]. J Bone Joint Surg Am, 57: 115-116.

[141] Saw K, et al, 2009. Articular cartilage regeneration with autologous marrow aspirate and hyaluronicAcid: an experimental study in a goat model: 1391-1400.

[142] Schuberth JM, Jennings MM, Lau AC, 2008. Arthroscopy-assisted repair of latent syndesmotic instability of the ankle [J]. Arthroscopy, 24 (8): 868-874.

[143] Schuh A, et al, 2004. Results of fixation of osteochondral lesions of the talus using K-wires [J]. Zentralbl Chir, 129 (6): 470-475.

[144] Schuman L, Struijs PA, van Dijk CN, 2002. Arthroscopic treatment for osteochondral defects of the talus. Results at follow-up at 2 to 11 years [J]. J Bone Joint Surg Br, 84 (3): 364-368.

[145] Shang X, et al, 2016. Clinical and MRI outcomes of HA injection following arthroscopic microfracturefor osteochondral lesions of the talus [J]. Knee surgery, sports traumatology, arthroscopy: official journal of the ESSKA, 24 (4): 1243-1249.

［146］Sherman TI，Casscells N，Rabe J，et al，2015．Ankle arthroscopy for ankle fractures［J］．Arthrosc Tech，4（1）：e75-79．

［147］Shimozono Y，Hurley E T，Brown A J，et al，2018．Sesamoidectomy for hallux sesamoid disorders：A systematic review［J］．J Foot Ankle Surg，57（6）：1186-1190．

［148］Silver RL，de la Garza J，Rang M，1985．The myth of muscle balance：A study of relative strengths and excursions of normal muscles about the foot and ankle［J］．J Bone Joint Surg Br，67：432-437．

［149］Slater HK，2007．Acute peroneal tendon tear［J］．Foot Ankle Clin，12：659-674，vii．

［150］Smyth NA，et al，2013．Platelet-rich plasma in the pathologic processes of cartilage：review of basicscience evidence［J］．Arthroscopy：the journal of arthroscopic & related surgery：officialpublication of the Arthroscopy Association of North America and the InternationalArthroscopy Association，29（8）：1399-1409．

［151］Smyth NA，et al，2013．The effect of platelet-rich plasma on autologous osteochondral transplantation：an in vivo rabbit model［J］．The Journal of bone and joint surgery．American volume，95（24）：2185-2193．

［152］Sobel M，Pavlov H，Geppet MJ，et al，1994．Painful os perineum syndrome：A spectrum of conditions responsible for plantar lateral foot pain［J］．Foot Ankle Int，15：112-124．

［153］Soroceanu A，Sidhwa F，Aarabi S，et al，2012．Surgical versus nonsurgical treatmentof acute Achilles tendon rupture：A meta-analysis of randomized trials［J］．J Bone Joint Surg Am，94（23）：2136-2143，23224384．

［154］Stover CN，Bryan DR，1962．Traumatic dislocation of the peroneal tendons［J］．Am J Surg，103：180-186．

［155］Suchak AA，Bostick G，Reid D，Blitz S，et al，2005．The incidence of Achilles tendon ruptures in Edmonton，Canada［J］．Foot Ankle Int，26（11）：932-936，16309606．

［156］Sun S，Zhuang Z，Xu R，et al，2010．Ankle arthroscopy for ankle impingement syndrome through anterior and posterior passage［J］．Zhongguo gu shang＝China journal of orthopaedics and traumatology，29：1078-1083．

［157］Szeimies，Ulrike，Axel Staebler，Markus Walther，2015．Diagnostic imaging of the foot and ankle．Stuttgart New York：Thieme．Print．

［158］Takagi K，1939．The arthroscope［J］．J Jpn Orthop Assoc，14：359．

［159］Takao M，Uchio Y，Kakimaru H，et al，2004．Arthroscopic drilling with debridement of remaining cartilage for osteochondral lesions of the talar dome in unstable ankles［J］．Am J Sports Med，32（2）：332-336．

［160］Thompson TC，1962．A test for rupture of the tendo Achillis［J］．Acta Orthop Scand，32：461-465．

［161］Tol JL，Slim E，van Soest AJ，et al，2002．The relationship of the kicking action in soccer and anterior ankle impingement syndrome：a biomechanical analysis［J］．The American Journal of Sports Medicine，30：45-50．

［162］Trepman，Elly，George A．Arangio，2009．Instructional course lectures：foot and ankle．Rosemont：American Academy of Orthopaedic Surgeons．Print．

［163］Tuncer S，Aksu N，Isıklar U，2010．Delayed rupture of the extensor hallucis longus and extensor digitorum communis tendons after breaching the anterior capsule with a radiofrequency probe during ankle arthroscopy：a case report［J］．The Journal of Foot and Ankle Surgery，49（490）：e1-e3．

［164］Ucerler H，Ikiz AA，Uygur M，2007．A cadaver study on preserving peroneal nerves during ankle arthroscopy［J］．Foot Ankle Int，28（11）：1172-1178．

［165］Valderrabano V，et al，2013．Reconstruction of osteochondral lesions of the talus with autologous spongiosagrafts and autologous matrix-induced chondrogenesis［J］．The American journal of sports medicine，41（3）：519-527．

［166］Valderrabano，Victor，Mark E．Easley，2016．Foot and ankle sports orthopaedics［J］．Cham，Springer．

［167］van Dijk CN，van Bergen CJ，2008．Advancements in ankle arthroscopy［J］．J Am Acad Orthop Surg，16（11）：635-646．

［168］Vaseenon T，Phisitkul P，Wolf BR，et al，2011．Preventing damage to arthroscopic lens during surgery［J］．Arthroscopy：The Journal of Arthroscopic & Related Surgery，27：404-408．

［169］Wapner KL，Pavlock GS，Hecht PJ，et al，1993．Repair of chronic Achilles tendon rupture with flexor hallucis longus tendon transfer［J］．Foot Ankle，14：443-449．

［170］Watanabe M，1972．Selfoc-Arthroscope（Watanabe No．24 Arthroscope）（monograph）［M］．

［171］Watkins，Leon，2016．Watkins' Manual of Foot and Ankle Medicine and Surgery．Place of publication not identified：Wolters Kluwer Health．Print．

［172］Watkins，Leon，2016．Watkins' manual of foot and ankle medicine and surgery［J］．Wolters Kluwer Health．

［173］Willits K，Amendola A，Bryant D，et al，2010．Operative versus nonoperative treatment of acute Achilles tendon ruptures：A multicenter randomized trial using accelerated functional rehabilitation［J］．J Bone Joint Surg Am，92（17）：

2767-2775，2103702.

［174］Zanon G，DI Vico G，Marullo M.，2014. Osteochondritis dissecans of the talus［J］. Joints，2（3）：115-123.

［175］Zekry M，Shahban SA，El Gamal T，et al，2018. A literature review of the complications following anterior and posterior ankle arthroscopy［J］. Foot Ankle Surg：18.

［176］Zengerink M，van Dijk CN，2012. Complications in ankle arthroscopy［J］. Knee Surg Sports Traumatol Arthrosc，20（8）：1420-1431.

［177］Zengerink M，et al，2006. Current concepts：treatment of osteochondral ankle defects［J］. Foot and ankle clinics，11（2）：331-359，vi.

［178］Zengerink M，et al，2010. Treatment of osteochondral lesions of the talus：a systematic review. Knee Surg Sports Traumatol Arthrosc，18（2）：238-246.

［179］Zwiers R，Wiegerinck JI，Murawski CD，et al，2015. Arthroscopic treatment for anterior ankle impingement：a systematic review of the current literature［J］. Arthroscopy：The Journal of Arthroscopic & Related Surgery，31：1585-1596.